SCORPIO

Gabriele Baring

Die geheimen Ängste der Deutschen

Für Matthias und Katerina Teplow

mit den besten Wünschen

Ihre Gabriele Baring

19. April 2017

SCORPIO

FSC
www.fsc.org
MIX
Papier aus verantwortungsvollen Quellen
FSC® C014496

Umschlaggestaltung: David Hauptmann,
Hauptmann & Kompanie Werbeagentur, Zürich
Satz: BuchHaus Robert Gigler, München
Druck und Bindung: GGP Media GmbH, Pößneck
ISBN 978-3-942166-46-1

www.scorpio-verlag.de

Den Familien Baring, Rudolph und Wegner
mit allen, die dazugehören

Inhalt

2. Kapitel

OHNE WURZELN KEINE FLÜGEL

Warum wir unsere Familiengeschichte kennen sollten 55

3. Kapitel

DIE MACHT UNSERER VORFAHREN

Wie Familiengeheimnisse uns formen 93

Einleitung

Wir leben in Zeiten großer Ängste. Seit die globale Finanzkrise das Vertrauen in ein funktionierendes internationales Wirtschaftssystem erschüttert hat, fürchten immer mehr Menschen weltweit um ihre Existenz. Doch es scheint ganz so, als seien die Deutschen davon in besonderer Weise betroffen. Die Verunsicherung ist groß, und nicht erst seit den Turbulenzen von Eurokrise und drohender Inflation bestimmen Zukunftsangst und Weltuntergangsstimmung das deutsche Lebensgefühl. Was macht uns so anders? Warum sind wir notorisch unzufrieden, klagen viel und malen die Zukunft in dunklen Farben?

Über den deutschen Nationalcharakter ist viel spekuliert worden. Über die sprichwörtliche deutsche Tüchtigkeit ebenso wie über Größenwahn und den Hang zu Grübelei und Melancholie. Durch den populären Begriff der »German Angst«, die sogar in der Diagnose einer »German disease« gipfelt, attestieren uns andere Länder gleichsam eine kollektive Störung: Angst, Depression und Mutlosigkeit seien die Kennzeichen dieser sogenannten deutschen Krankheit – und wir müssen zugeben, dass diese Symptome mittlerweile Massenphänomene sind. Woher aber rührt unser Hang zu Pessimismus und Negativität? Um diese Frage zu beantworten, müssen wir den Blick auf die Vergangenheit richten. Denn es sind die Traumata des 20. Jahrhunderts, die bis heute nachwirken und in Gestalt von Ängsten und anderen ererbten Gefühlen in uns überdauern. Zwei Weltkriege und zwei Diktaturen sind an kaum einer deutschen Familie spurlos vorübergegangen. Wir alle sind mit den Erlebnissen unserer Vorfahren eng verbunden – ihr Leid und ihre Verfehlungen wirken bis in unsere Gegenwart. »Die Vergangenheit ist nicht tot, sie ist nicht einmal vergangen«, lautet der erste Satz in Christa Wolfs Erinnerungsbuch *Kindheitsmuster*. Es gibt keine Gnade der späten Geburt. Als seelisches Erbe tragen wir die Traumata tief in uns, Verlust und Todesangst ebenso wie die Scham einer als Tätervolk gebrandmarkten Gesellschaft. Sie wurden von Generation zu Generation weitergegeben und kommen durch diffuse Ängste, Depressionen, Gewaltneigung und Bindungsschwierigkeiten zum Ausdruck. Das betrifft den Einzelnen, die Familien und das gesellschaftliche Leben, bis hinein in die Spitzen der deutschen Politik.

Thematisiert wird das bisher nur am Rande. Ein unausgesprochenes Redeverbot über das Leid der Deutschen hatte sich in den Anfängen der jungen Bundesrepublik etabliert, auch ein Trauerverbot, das auf die Diagnose einer Kollektivschuld folgte. Noch immer ist es heikel, die Verletzungen zu benennen, die uns bis heute beschäftigen, oft im Verborgenen. Aber es ist höchste Zeit, dass wir uns aus der Erstarrung lösen. Zu schwerwiegend sind die Erfahrungen, die auf uns lasten, zu alarmierend die Zeichen, die signalisieren, dass etwas nicht stimmt mit uns.

Die Kriegsgeneration sowie die Kriegskinder, die während des Zweiten Weltkriegs geboren wurden, verstummten in der Phase des Wiederaufbaus. Sie wollten vergessen und richteten den Blick unverwandt auf die Zukunft. Ihre Kinder konnten nur ahnen, was ihre Eltern durchgemacht hatten. Sie spürten, dass es seelische Wunden gab, mit denen sich ihre Mütter und Väter insgeheim quälten. Erzählt wurde wenig, dennoch waren die Traumata präsent, bis in die feinsten Verästelungen des familiären Alltags hinein. So übernahmen die nächsten Generationen unbewusst die Lebensthemen ihrer Eltern und geben sie heute an ihre Kinder weiter.

Noch immer wird zu wenig gesprochen. Für viele ist das Dritte Reich eine tabuisierte Phase der deutschen Geschichte, in der das Böse aus den Menschen hervorbrach, gewalttätig, erschreckend, unbegreiflich. Viele grenzen aus, was sie beunruhigt. Solange aber verschwiegen und verdrängt wird, solange wir das ominöse »Böse« moralisch verurteilen und von uns weisen, haftet es uns umso hartnäckiger an.

Schon von Jugend an galt mein Interesse der Frage, warum wir so sind, wie wir sind. Ich wollte verstehen, warum wir uns manchmal so seltsam, unverständlich und widersprüchlich verhalten, woher die Blockaden kommen, die Ängste und Verunsicherungen. Meine jahrelangen Erfahrungen als Therapeutin führten mir vor Augen, dass wir in einem komplexen energetischen Geflecht agieren. Diese unsichtbare Matrix gibt uns Motive vor, die unser Verhalten und unsere Gefühle sowie unser Erleben steuern: Familiengeheimnisse, traumatische Erlebnisse der Vorfahren, Ausgrenzungen, die über Generationen hinweg im Einzelnen fortwirken.

In meiner familientherapeutischen Arbeit begegnen mir Klienten, deren gegenwärtige Anliegen weit zurück in der Vergangenheit wurzeln. Durch die Methode der systemischen Aufstellung zeigen sich dann häufig tief liegende, schmerzhafte Bindungen. Im Laufe der Zeit fiel mir auf, dass es oft Erlebnisse der Kriegszeit waren, die ihre langen Schatten auf das Leben meiner Klienten warfen: gefallene Väter, Brüder, Onkel, vergewaltigte Mütter und Großmütter, seelisch versehrte Familienmitglieder, die das Erlebte verschwiegen – meist aus Furcht und Scham, oft auch, weil die Erschütterung zu groß war.

In der systemischen Aufstellungspraxis werden Muster erkennbar. Alte, belastende Konflikte brechen hervor und können aufgelöst werden. Ganz bewusst verlasse ich dabei die Ebene der persönlichen Biografie und weite den Blick auf den familiären und historischen Kontext. Sosehr wir dazu neigen, uns als selbstbestimmte Individuen zu sehen, als Geschöpfe, die sich selbst erfinden, so illusionär ist diese Betrachtungsweise. Ohne den Blick auf die tiefere Dynamik der eigenen Familie, ohne die Einsicht in das dichte Gewebe von Individual- und Kollektivgeschichte sind weder Erkenntnis noch Heilung möglich.

Die Beschäftigung mit den Wurzeln geschieht allerdings noch viel zu selten. Viele Deutschen hadern mit ihrer Herkunftsfamilie und schneiden sich deshalb den tieferen Zugang zu sich selbst ab. Aus welcher verlässlichen Quelle aber sollen sie dann die Kraft holen, ihr Selbst zu befrieden und glücklich zu sein? Der Mechanismus der Verdrängung ist zu einer Normalität geworden, und damit die Unfähigkeit, inneren Widersprüchen auf den Grund zu gehen. Das führt zu emotionalen Störungen, deren Ursache uns oft nicht klar ist. »Ich weiß nicht, warum ich so traurig bin«, heißt es dann, »Ich kann meinen Ängsten nicht entkommen« oder: »Wohin mit meiner Wut?« Die Folgen äußern sich als psychische Störungen, oft auch als Krankheiten. Jede Krankheit aber ist gleichsam ein ungeöffneter Briefumschlag. Darin steckt in der Regel ein unbearbeitetes Thema aus dem Familiensystem, ein Mensch, dessen Verletzungen wir zu den unseren machen.

Dieses Buch enthält eine Fülle von anonymisierten Beispielen. Viele stammen aus meiner therapeutischen Arbeit, andere wurden mir privat anvertraut. Die Betroffenen sind mit der Veröffentlichung in der vorliegenden Form einverstanden. Ihr Vertrauen in mich machte das Buch erst möglich. Dafür gebührt ihnen mein tief empfundener Dank. Viele für die wesentliche Dynamik nicht relevanten Einzelheiten, die Hinweise auf Einzelne geben könnten, habe ich weggelassen oder verändert.

In den Beispielen spreche ich häufige Symptome an und zeige die verblüffenden Verbindungslinien zum Schicksal der Vorfahren. Dieses Schicksal ist das kollektive Massenschicksal der Deutschen und auch vieler Europäer. Die Klienten, die zu mir kommen, sind meist verstrickt mit den Lebensthemen von Familienangehörigen. Deren Schuld, deren Ängste, deren Leid vererben sich und hinterlassen in den Seelen der Nachkommen deutliche Spuren. Ohne dass es ihnen bewusst wäre, übernehmen sie Verhaltensweisen, unfähig, deren Ursache zu reflektieren. Angst, Depression, Krankheiten, Bindungsschwierigkeiten und Unwertgefühle empfinden sie als persönliches Problem und scheitern daran, selbstschädigende Strukturen zu verändern.

Sicherlich werden sich viele Leser dieses Buches in dem einen oder anderen Fallbeispiel wiedererkennen. Ich würde mich freuen, wenn dieses Buch dazu beitragen könnte, Perspektiven der Heilung aufzuzeigen. Ohne professionelle Hilfe können wir oft nur schwer begreifen, was uns ängstigt. Gewinnen wir jedoch Einsicht in unsere verborgenen Lebensthemen, haben wir die Chance, zu gesunden. In der intensiven Auseinandersetzung mit Familiengeschichten wurde mir klar: Es ist nie zu spät, eine glückliche Kindheit gehabt zu haben. Und ich bin davon überzeugt: Die Zeit ist reif, dass wir reden und uns einander anvertrauen.

Dabei geht es um mehr als individuelle Befindlichkeiten. Die politischen Implikationen des Themas sind nicht zu übersehen. Ich beobachte nicht nur ein tief greifendes Unbehagen, das sich im Privaten zeigt, sondern eine gesellschaftliche Dimension der Traumatisierung, die als weitreichende Verunsicherung sichtbar wird. Unsere politischen Entscheidungsträger sind davon nicht ausgenommen. Was den Einzelnen krank macht, wiederholt sich im Makrokosmos der politischen Kultur. Die gesellschaftlichen Konsequenzen sind offensichtlich: Es werden immer weniger Kinder geboren, diffuse Ängste und Vereinsamung lähmen den Alltag. Bei vielen herrscht Verwirrung und Lebensangst. Angst und Schuldgefühle sind schlechte Ratgeber. Sie verhindern eine gesunde Identitätsbildung, auch der Gesellschaft. Solange es dabei bleibt, ist

Deutschland auf dem unheilvollen Weg, sich selbst eine optimistische Zukunftsvision zu verbauen. Daher möchte ich eine neue Debatte über Schuld und Vergebung, Selbsthass und Selbstliebe anstoßen. Ich möchte dazu ermutigen, dass wir uns nicht nur mit der Geschichte auseinandersetzen, sondern sie anhand unserer Familienschicksale ganz konkret erfahren. Nur, wenn wir uns unserer Wurzeln bewusst werden, können wir Frieden mit uns selbst schließen. Und nur, wenn wir die Ursachen unserer geheimen Ängste ergründen, können wir aus dem Schatten der Vergangenheit treten und ein glücklicheres, selbstbestimmteres Leben führen.

1. Kapitel

Das verdächtigte Volk

Wie die Angst uns zerstört

Angst ist ein Begriff, der neuerdings wieder Konjunktur hat. Kein Wunder in einer Zeit, in der die ökonomische Instabilität vielen Menschen Sorgen bereitet. Sie bangen um ihre Existenz im Spannungsfeld von Staatsverschuldung und Eurokrise, sie fürchten den Ruin eines lange stabil geglaubten Wirtschaftssystems. Die Szenarien von Inflation und drohender Verarmung sind längst keine Schwarzmalerei mehr. Mit Händen ist zu greifen, dass unsere Finanzsysteme überdehnt sind und dass es vielleicht nur noch weniger kleinerer Krisen bedarf, bis ein großer Zusammenbruch Wirklichkeit wird.

Doch neben diesen konkreten Befürchtungen dringen noch ganz andere Ängste an die Oberfläche. Sie zeigen sich in allgemeiner Verunsicherung, in Zukunftsangst und mangelndem Selbstvertrauen. Gerade die Deutschen scheinen im Bann solch tief liegender Ängste zu stehen. Im angelsächsischen Sprachraum wurde dafür ein Etikett geprägt, das halb fasziniert, halb belustigt auf eine offenbar sehr deutsche Eigenart hinweist: die »German Angst«.

Mittlerweile erweist sich so manches lieb gewonnene Klischee als hinfällig, das noch viele Jahrzehnte nach dem Zweiten Weltkrieg überdauerte. Mit Erstaunen stellt man im Ausland fest, dass das Bild des selbstbewussten und tatkräftigen Deutschen deutliche Risse bekommen hat. Schon bei den kleinsten Erschütterungen, so bescheinigt man uns, neigen wir zu Überreaktionen, zu Klage und Panik.

Die Diagnose ist nicht neu. Schon in den Achtzigerjahren attestierte der damalige Bundeskanzler Helmut Schmidt seinen Landsleuten zunehmende Angst, die tief in der Seele verankert sei. Dadurch, so seine Interpretation, seien die Deutschen unfähig, reale Gefahren richtig einzuschätzen und von Problemen zu unterscheiden, die politisch ohne Weiteres in den Griff zu bekommen seien. Als Beispiele nannte er damals die Nachrüstungsdebatte und die Angst vor Arbeitslosigkeit. Vor Kurzem wiederholte Schmidt diesen Gedanken, erweiterte ihn aber um die historische Dimension: »Die Deutschen haben die Neigung, sich zu ängstigen. Das steckt seit dem Ende von Nazizeit und Krieg in ihrem Bewusstsein.«

Ist diese »German Angst« wirklich eine »zivilisatorische Errungenschaft«, wie der ehemalige Regierungssprecher Thomas Steg vor Kurzem in einem Essay mutmaßte? Verdanken wir die Angst einem »Lernprozess nach der Nazibarbarei und den beiden verheerenden Weltkriegen des vergangenen Jahrhunderts«? Wäre es tatsächlich so, könnten wir stolz auf unsere Ängste sein. Dann hätten wir aus der Geschichte gelernt, dann würden Ängste unsere Psyche stärken und uns für politischen Extremismus sensibilisieren. Auf hohem Reflexionsniveau könnten wir gesellschaftliche Gefahren aller Art abwehren.

Angesichts der um sich greifenden Mutlosigkeit und Zukunftsangst der Deutschen ist das allerdings wenig plausibel. Die Erfahrung des Dritten Reiches hat uns nicht gestählt, sondern geschwächt. Jene, die den Begriff der »German Angst« prägten, sehen nicht eine geläuterte, selbstbewusste Nation, sondern ein Volk, das im Bann übertriebener Befürchtungen und Schuldgefühle steht. Salopp gesagt: Wir mögen uns nicht.

In einer Rede, die Thomas Mann 1945 in Washington hielt, fügt er den üblicherweise genannten typisch deutschen Eigenschaften

Selbsthass hinzu: »Der Hang zur Selbstkritk, der oft bis zum Selbstekel, zur Selbstverfluchung ging«, sei »kerndeutsch.« Die deutsche Selbstkritk sei »böser, radikaler, gehässiger als die jedes anderen Volkes, eine schneidend ungerechte Art von Gerechtigkeit, eine zügellose, sympathielose, lieblose Herabsetzung des eigenen Landes«. Seither hat sich zwar einiges geändert, aber ein gesunder Stolz auf das eigene Land und seine Errungenschaften ist gesellschaftlich noch immer verpönt.

Rationale und irrationale Ängste

Angst ist ein Schutzmechanismus, der als Überlebensstrategie zu unserem evolutionären Erbe zählt. Hätten wir nicht die Fähigkeit, uns vor etwas zu fürchten, wären wir ernsthaft gefährdet. Erhebt jemand eine Waffe gegen uns, müssen wir uns schnell entscheiden: Angriff oder Flucht? Verhandeln oder Gegenwehr? Unsere Erfahrung leitet uns dabei, und so gleichen wir ähnliche Konstellationen mit der aktuellen ab. Wir lernen, Risiken einzuschätzen und gefährliche Situationen nach Möglichkeit zu meiden. Kennzeichnend ist dabei, dass es um konkrete Anlässe geht. In der psychologischen Terminologie ist hier von »Zustandsangst« die Rede, die nur situativ auftritt – etwa, wenn nachts ein Unbekannter neben dem Bett steht. Ist das einmal passiert, wird man fortan vorsorglich die Terrassentür abschließen. Insofern haben Ängste gewissermaßen eine präventive Funktion – sie helfen uns, Gefahren zu erkennen und zu vermeiden.

Nicht jede Angst ist allerdings rational begründet. Die Wahrscheinlichkeit beispielsweise, durch das Rauchen von Zigaretten lebensbedrohlich zu erkranken, ist statistisch gesehen ungleich höher als ein Flugzeugabsturz. Flugangst haben dennoch viele Menschen, die sich andererseits bedenkenlos eine Zigarette anzünden. Ängste entstehen also zuweilen entgegen aller Vernunft und entgegen aller Erfahrung. Sie folgen der seelischen Disposition, Dinge und Situationen mit Angst zu besetzen. Wird diese »Eigenschaftsangst« zur Obsession, sprechen wir von Angststörungen: Die Angst stellt sich auch dann ein, wenn keine Gefahr für Leib und Leben besteht. Wer eine Spinnenphobie hat, fürchtet schließlich nicht, von einer winzigen Spinne verletzt oder gar getötet zu werden.

Angststörungen und Phobien sind Verhaltensauffälligkeiten, die das Leben stark einschränken. Um Belastendes zu vermeiden, werden unaufhörlich neue Taktiken ersonnen, um bedrohlich empfundenen Situationen aus dem Wege zu gehen. Dennoch bleibt die Angst ein hartnäckiger Begleiter. Der Betroffene empfindet sich als ohnmächtig, weil er irrationale Ängste letztlich nicht mit sinnvollen, klärenden Handlungsweisen meistern kann. Er kann nicht aktiv werden, sondern bleibt seiner Angst und dem, was ihm Angst macht, ausgeliefert.

Was die »German Angst« betrifft, so handelt es sich um Eigenschaftsangst. Die Furcht ist da, auch ohne konkreten Anlass. Sicherlich wirken die kollektiven Ängste der Deutschen auf den ersten Blick durchaus begründet. Die Angst vor atomarer Verseuchung, vor dem Klimawandel, vor Datenmissbrauch, Terror und Gesundheitsgefahren hat schließlich jeweils ihren realen Kern. Doch immer wieder steigert sich die Furcht zur Hysterie, wie 2011 anlässlich der Atomkatastrophe von Fukushima zu beobachten war. Hamsterkäufe wurden getätigt, und die Nachfrage nach Geigerzählern stieg – obwohl Experten immer wieder beteuerten, dass keinerlei unmittelbare Gefahr für die Deutschen bestehe.

Noch deutlicher werden die Konturen der »German Angst«, wenn wir sie als Teil unseres Lebensgefühls betrachten. In einer Publikation der Friedrich-Ebert-Stiftung aus dem Jahr 2006 mit dem Titel »Gesellschaft im Reformprozess« heißt es, Verunsicherung sei eine »dominante gesellschaftliche Grundstimmung in Deutschland«.

Das zerstörerische Gen, das wir ins uns tragen, lässt uns jederzeit bereitwillig an den Untergang glauben. Eine apokalyptische Stimmung macht sich breit, sobald sich auch nur winzigste Anzeichen einer Gefahr am Horizont zeigen.

Was den Deutschen Angst macht

Die R + V Versicherung fragt regelmäßig die größten Ängste der Deutschen ab. In der jüngsten Studie von 2008 steht an erster Stelle die Angst vor steigenden Lebenshaltungskosten, weit vor anderen Sorgen. 76 Prozent der Deutschen haben Angst vor materiellen Verlusten und sozialem Abstieg durch starke Preissteigerungen. An zweiter Stelle kommt die Furcht vor einer Verschlechterung der Wirtschaftslage, die 58 Prozent der Befragten äußerten. Ebenfalls 58 Prozent schätzen Naturkatastrophen als bedrohlich ein, 51 Prozent befürchten, dass unsere Politiker die Herausforderungen nicht mehr meistern könnten. Die Angst vor Terror dagegen rangierte auf den hinteren Plätzen. Was verraten diese Zahlen über die Deutschen?

Zunächst einmal ist anzumerken, dass eine Grundangst vor Existenzverlust besteht. Diese Ängste sind nicht ganz abwegig. Sie wurden durch die Eurokrise in Folge des verschleppten griechischen Staatsbankrotts sowie den drohenden Staatsbankrott der USA weiter genährt. Unsere Wirtschaftssysteme beruhen auf Schulden, und es ist abzusehen, dass die globale Ökonomie vielleicht schon bald kollabiert. Was manche heute noch als Wohlstand empfinden oder sogar preisen, beruht im Wesentlichen auf einer Fehleinschätzung. Viele zweifeln mittlerweile an der Aussage, wir lebten in einem der reichsten Länder der Erde. Wir haben zwar weltweit eines der modernsten Sozialsysteme, doch es ist erkauft mit weiterer Verschuldung – auf Kosten der nächsten Generation. Der Anteil der Sozialausgaben am Bundeshaushalt ist zusammen mit den Zinslasten so groß, dass wir schon lange an den Rand an der Handlungsunfähigkeit geraten sind. Wir haben kaum noch politischen Spielraum, unsere Gesellschaft zu gestalten. Das macht die Protagonisten der Politik im Grunde zu Statisten. Keiner von ihnen kann das Rad noch anhalten. Insofern würde ich in diesem Kontext weniger von Ängsten als von berechtigten Sorgen sprechen.

Doch wie erklären wir uns die großen Wellen der Verunsicherung, wenn etwa Seuchen wie BSE, Vogelgrippe oder Schweinegrippe punktuell zum Ausbruch kommen? Selbstverständlich sind diese Gefährdungen unserer Nahrungsmittel ernst zu nehmen. Aber rechtfertigen sie die Panik, die sie erzeugen? Der Sozialwissenschaftler Ortwin Renn hält wissenschaftlich fundierte Korrekturen für nötig: »Als Risikoforscher haben wir die Aufgabe zu sagen, dass wir sicherer leben und nicht unsicherer. Die Lebenserwartung steigt, die Unfälle gehen zurück. Nur unsere virtuelle Umwelt will uns das Gegenteil einbläuen. Wir müssen zu dem Bewusstsein kommen, zwischen einer abstrakten Gefahr, einer ständig gegenwärtigen virtuellen Realität und unserem tatsächlichen Lebensumfeld zu unterscheiden.«

Renns Unterscheidungen leuchten ein. Doch an den Symptomen der kollektiven deutschen Angst wird er wenig ändern, weil es hier nicht um Vernunft geht, sondern um ein emotionales gesellschaftliches Klima. Der Psychoanalytiker Michael J. Froese nennt »eine Neigung zur Ängstlichkeit, Umständlichkeit, Risikovermeidung« und »Empfindungen von Unterlegenheit und Minderwertigkeit« als Signale der deutschen Krankheit. Eine Atmosphäre macht sich breit, die Sabine Bode in ihrem Buch *Die deutsche Krankheit – German Angst* als ein Konglomerat »diffuser Gefühle des Bedrohtseins« definiert. Sie zweifelt nicht daran, dass unverarbeitete Kriegserlebnisse diese kollektiven Ängste verstärken.

Krieg zerstört. Kann er aber auch Menschen zerstören, die viele Jahre oder Jahrzehnte nach dem Krieg geboren wurden? Und könnte es sein, dass sie seelisch ebenso geschädigt sind, ja, oft sogar schlimmer als die Generationen, die den Krieg erlebt haben? Ganze Forschungszweige widmen sich diesen Fragen, Historiker, Psychologen, Soziologen, Genetiker. Sie sind sich einig: Nichts ist vergangen, was in den Annalen der Familien gespeichert ist, sei es durch Erzählen oder Verschweigen. Alles ist gegenwärtig, alles löst Reaktionen in den Nachgeborenen aus. »Wir haben eine Geschichte, und wir sind Geschichte«, sagt der Psychoanalytiker Hartmut Radebold, der sich seit vielen Jahren mit kriegsbedingten Traumata beschäftigt. Damit gehört er zu den ersten Vertretern seines Fachs, die dieses Thema überhaupt erkannten. Im Jahr 2004 stellte er fest: »Die psychischen Auswirkungen des Zweiten Weltkrieges bei der deutschen Bevölkerung beginnen erst jetzt für die Psychoanalyse ›entdeckt‹ zu werden, nachdem sie vier Jahrzehnte lang mehr oder weniger redundant geblieben sind.«

Angststörungen und Depression

Die ererbten Traumata sind mächtig. Wir Deutschen stehen psychisch auf brüchigem Boden. Deshalb ängstigen uns konkrete Bedrohungen weit intensiver, als es bei anderen Nationen der Fall ist. Äußere Anlässe vergrößern die Summe der Ängste. Ererbtes, Gegenwärtiges, Erlebtes und Erwartetes addieren sich zu einem angstbesetzten Grundgefühl.

Die wirtschaftliche Lage bereitet uns zu Recht Sorgen. Doch die Tatsache, dass die Gesellschaft bisweilen wie gelähmt von Ängsten scheint, hat andere Gründe. Als Volk sind wir nicht in unserer Mitte, weil wir die Ängste unserer Vorfahren übernommen haben. Wir haben ihre Erlebnisse tief in uns gespeichert, vor allem die belastenden Erfahrungen des vergangenen Jahrhunderts. Wir Nachfahren sollten wissen, dass Flucht, Vertreibung, Vaterlosigkeit,

Gewalt und Vergewaltigung auch in den nächsten Generationen für Störungen sorgen können, als Lebensangst und Resignation. Die vererbte Angst, die keinen konkreten Anlass hat, zeigt sich durch Panikattacken, Phobien, Zwangshandlungen, auch durch Verzicht auf Lebensglück, auf Partnerschaft und Familie. Viele trauen sich einfach nichts mehr zu.

Der Verstand kann hier allerdings wenig ausrichten. Wir haben es mit Ängsten zu tun, die tief im Unterbewusstein eingelagert sind. Dort sind jene Gefühle gespeichert, die wir nicht einordnen können und die uns bedrohlich erscheinen. Dort entfalten sie ihre dunklen Kräfte, unbemerkt von Bewusstsein und Ratio. Der Psychoanalytiker Tilmann Moser verweist in diesem Zusammenhang auf das »Fortwirken von Holocaust, Krieg, Gewalt, Rassismus im Bereich des Unbewussten« und auf die »fortdauernde Anstrengung der Abwehr, der Verfremdung, der Kompensation«.

Alles, was uns ängstigt, wehren wir ab – die Psychoanalyse spricht in diesem Zusammenhang von Verleugnung, Verschiebung, Spaltung und Sublimierung. Auf diese Weise wollen wir bedrohliche Gefühle von uns fernhalten. Gleichwohl formen sich aus den Ängsten, die ins Unterbewusstsein verlagert werden, innere Bilder, die auf die bewussten und akzeptierten Gefühle Einfluss nehmen.

In meiner Arbeit stoße ich überwiegend auf Dynamiken, die weit in frühere Generationen zurückreichen. Es sind gleichsam Altlasten, die sich in den unterschiedlichsten Verkleidungen zeigen. Deshalb sind sie ohne Hilfe auch so schwer zu durchschauen. Wer würde schon bei der Angst, unter einer Brücke hindurchzufahren, an die Vergangenheit seiner Familie denken? An Flucht, Vertreibung, Bombenhagel, Gefallene, Konzentrationslager?

Angst hat viele Ausprägungen. Schlägt sie sich körperlich nieder, sind oft chronische Erkrankungen die Folge. Irgendwann wird der seelische Druck zu einem körperlichen Symptom, zu einer funktionellen Störung. In diesem Stadium können psychotherapeutische Interventionen noch helfen, organische Krankheiten zu verhindern. Allerdings geschieht das äußerst selten, denn sich mit den eigenen Gefühlen zu konfrontieren macht den meisten Patienten große Angst. Ärzte, die chronische Schmerzpatienten behandeln, verschreiben zuweilen lieber schwere Medikamente, als Hinweise darauf zu geben, dass eine Suche nach seelischen Ursachen sinnvoll sein könnte. Wahrscheinlich tun sie es auch, weil ihre Hinweise in den seltensten Fällen befolgt werden.

Angst und Scham der bereits Erkrankten sind groß. Die Patienten mögen nicht so genau hinschauen, und Ärzte, die aus derselben Generation wie ihre Patienten stammen und somit nicht dagegen gefeit sind, ähnliche Probleme zu haben, halten sich meist zurück. Dabei wissen sie meist: Medikamentöse Therapien allein können in vielen Fällen nur wenig ausrichten. Liegen schwere Ängste oder chronische Krankheiten vor, geht es oftmals um Traumata, um schmerzliche Erfahrungen, die wir körperlich ausdrücken. Da hilft nur Hinschauen, Annehmen, Trauern, Sprechen. Oder, um es mit Shakespeare in *Macbeth* zu sagen: »Der Kummer, der nicht spricht, nagt leise am Herzen, bis es bricht.«

Je intensiver wir unser Unbewusstes erforschen, desto größer wird die Kontrolle über uns, auch die Kontrolle über unsere Ängste. Gelingt die Integration des Unbewussten nicht, kann uns das Unterdrückte buchstäblich den Atem nehmen. Körperliche Störungen zeigen sich, von Asthma bis hin zu schweren Erkrankungen wie Krebs oder Alzheimer. Der Arzt und Psychotherapeut Ruediger Dahlke weist in seinen Publikationen eindringlich auf diese Zusammenhänge hin. Beeinträchtigungen wie Alzheimer sind Signale dafür, dass sich der Betreffende für den seelischen Rückzug aus dem Körper entschlossen hat. Er begibt sich in eine innere Welt, um sich vor übermächtig empfundenen äußeren Einflüssen zu schützen, denen er sich nicht mehr gewachsen fühlt.

Zum Wesen von Traumata gehört es, dass sie in ihrer Bedrohlichkeit als derart belastend empfunden werden, dass sie nur verdrängt, im Unterbewusstsein ertragen werden – bis möglicherweise von außen ein heilender Impuls kommt. Sobald jemand den Mut findet, sich der ererbten Traumata anzunehmen, verlieren sie ihre zerstörerische Kraft. Dann kann auch der Köper gesunden.

Was dem heute noch entgegensteht, ist die Tatsache, dass wir Deutschen eine tiefer gehende Auseinandersetzung mit dem Leid unserer Vorfahren ablehnen. Deshalb sind uns diese Zusammenhänge nicht bewusst, und die Ängste bleiben wirkmächtig. Warum aber sprechen wir so wenig darüber, dass Ängste aus den schlimmsten Phasen unserer Geschichte täglich neu aufleben und uns lähmen?

Unausgelebte Trauer führt zu Angst. Wir Deutschen haben verinnerlicht, dass wir uns nicht als Opfer des Nationalsozialismus sehen und deshalb auch nicht trauern dürfen. Nach wie vor gilt es als nicht opportun, daran zu erinnern, in welch dramatischem Ausmaß deutsche Familien von schrecklichen Schicksalen betroffen waren und sind. Es ist ein großes Hindernis für unsere seelische Entwicklung und für die Zukunft dieses Landes, dass wir uns bis zum heutigen Tag nicht auch als Opfer anerkennen dürfen. Dass wir die Tragödien nicht beweinen dürfen, die schuldige wie unschuldige Deutsche erleiden mussten. Diese Einschätzung ist heute Allgemeingut. Woher aber rührt sie?

Historische Zäsuren wie das Ende des Zweiten Weltkriegs ziehen Umbruchszeiten nach sich, in denen die gesamten Werte und Überzeugungen einer Gesellschaft neu verhandelt werden. Mit dem Wechsel des politischen Systems nach 1945 übernahm eine neue meinungsbildende Elite die Deutungsmacht in Deutschland. Gerade war die Kriegsgeneration den Schrecken ihrer leidvollen Erfahrungen entronnen, als sie auch schon mit den neuen Maßstäben politischer Moral konfrontiert wurden. Alles, was sie erlebt und erlitten hatten, sollte plötzlich bedeutungslos sein angesichts der vielen Millionen von Toten, die Hitlers »totaler Krieg« und die Vernichtung unendlich vieler Menschen hinterlassen hatten – Juden, Polen, Russen, Ukrainer, »Zigeuner«, Behinderte, alle, die den Nationalsozialisten lebensunwert erschienen.

Das »Tätervolk«

Was die Aufarbeitung der deutschen Kriegstraumata so schwierig macht, ist ein Generalverdacht, der bis heute auf uns lastet: Wir seien ein, ja, *das* Tätervolk. Niemand wird die historische Schuld der Deutschen leugnen wollen. Weitgehend unberücksichtigt bleibt aber immer noch, dass auch Millionen von unschuldigen Deutschen bedroht, gedemütigt, verletzt und getötet wurden.

Die Demarkationslinie zwischen Tätern und Opfern wurde bald nach Ende des Zweiten Weltkriegs gezogen. Stellvertretend dafür steht ein Buch, das im Jahre 1969 erschien: *Die Unfähigkeit zu trauern* von Alexander und Margarete Mitscherlich. Es setzte einen moralischen Standard – und einen Spielraum erlaubter Reflexion. Mit der Unfähigkeit zu trauern war nicht etwa die individuelle Trauer um Väter, Mütter, Kinder, um Freunde und Verwandte gemeint. Es ging unter anderem um den Vorwurf, die Deutschen seien nicht in der Lage, angemessen um die Opfer des Naziterrors zu trauern. Ihnen fehle jenes humane Verhalten der Einfühlung, das Voraussetzung für das Eingeständnis von Schuld sei.

Die Autoren, beide Psychoanalytiker, gingen mit den Deutschen hart ins Gericht. Hin- und hergerissen zwischen Allmachtsfantasien und Minderwertigkeitsgefühlen, würden diese sich insgeheim nach der Autorität ihres Führers zurücksehnen, dessen Widersprüche sie nicht wahrnehmen wollten. Stattdessen sei ein »manischer Wiederaufbau« zu beobachten. Gleichzeitig wurde den Deutschen die Legitimation abgesprochen, sich selbst zu betrauern – den Ehemann, der im Kriegsgefangenenlager verhungerte, die Schwester, die in den Wirren der Flucht ihr Kind verlor, die Großmutter, die von den Russen vergewaltigt wurde. Dieses Leid wurde nicht anerkannt. Das düstere Bild des Menschen, das Alexander und Margarete Mitscherlich als Schlussfolgerung entwerfen, spricht für sich. Es sei keinesfalls entschieden, resümieren sie, ob der Mensch nicht »einen der folgenschwersten Fehlwege der Evolution darstellt, durch den das Prinzip des Lebendigen seiner Aufhebung entgegenstrebt«.

Ein Satz wie ein Todesurteil, geschärft an der Beschäftigung mit deutscher Schuld. Das negative Menschenbild, das hier ausgebreitet wird, erscheint als logische Folge der Auseinandersetzung mit der deutschen Geschichte. Psychoanalytische und moralische Kategorien vermischen sich dabei auf eine befremdliche Art und Weise. Es fehlt nicht viel, und man könnte den Eindruck gewinnen, hier würde einem ganzen Volk das Lebensrecht aberkannt. Der Deutungshoheit des Autorenpaars tat dieser überhebliche Satz keinen Abbruch. Auch wenn sich durchaus Kontroversen an dem Buch entzündeten, gehörte es zum stichwortgebenden Repertoire des Redeverbots, mit dem sich die Deutschen belegten. Tilmann Moser meint denn auch, die deutsche Nachkriegsanalyse habe »nur wenig dazu beigetragen, die seelische Aufarbeitung der NS-Zeit voranzutreiben«. Im Buch der Mitscherlichs sei überdies »die Vorwurfshaltung so stark, dass selbst viele Psychotherapeuten sich nicht mehr trauten, wenigstens vorübergehend mit verstrickten Tätern und deren Familien sich soweit fragend zu identifizieren, dass die Arbeit an Selbstmitleid, Verdrängung, Scham, Schuld und Trauer hätte beginnen können«.

Das politisch korrekte Denken diktierte eisernes Schweigen über das eigene Leid. Ein Tabu war errichtet, und es sollte Jahrzehnte dauern, bis es vorsichtig infrage gestellt wurde.

Lockerung der Redeverbote

Erst im Jahr 2000 wurden erste ideologische Barrieren beiseitegeräumt. Der Schriftsteller Peter Schneider weist in diesem Zusammenhang auf den Essay *Luftkrieg und Literatur* von W. G. Sebald hin, der einen ganz neuen Ton anschlug, was die Bewertung der deutschen Literatur nach 1945 betraf. Sebald warf den deutschen Schriftstellern vor, sie hätten nach dem Krieg über das Leiden der Deutschen während der alliierten Luftangriffe geschwiegen. Und in der Tat: Dem selbstverordneten Vergessen hatten sich gut dreißig Jahre zuvor ausgerechnet zwei Amerikaner widersetzt: Kurt Vonnegut 1969 in *Schlachthof 5*, einem Roman über die Bombardierung Dresdens, und Thomas Pynchon in *Die Enden der Parabel*, 1973 erschienen.

Schneider erwähnt auch die heftig diskutierte Studie *Der große Brand* des Militärhistorikers Jörg Friedrich. Er thematisierte 2003 erstmals die Verheerungen der Bombardements deutscher Städte aus der Perspektive der Opfer. Ganz offen stellte er die Frage nach der Rechtfertigung einer Kriegstaktik, die seiner Einschätzung nach auf die Vernichtung der deutschen Zivilbevölkerung abgezielt hatte. Vor allem aber: Erstmals wurde die Aufrechnungslogik entkräftet, nach der jede noch so schreckliche Erfahrung der Deutschen zu ignorieren sei angesichts der Opfer des Nationalsozialismus.

Im selben Jahr, 2003, veröffentlichte Günter Grass seine Novelle *Im Krebsgang*. Offenbar hatte er in seinem Geschick, geschmeidig auf den Zeitgeist zu reagieren, die Relevanz des Themas erkannt. *Im Krebsgang* erinnert an ein Flüchtlingsdrama, den Untergang des NS-Kraft-durch-Freude-Passagierschiffs *Wilhelm Gustloff*. Mehr als neuntausend Flüchtlinge, die meisten von ihnen Frauen, Kinder und Greise, ertranken im Frühjahr 1945 in der eisigen Ostsee, als sowjetische Torpedos das Schiff trafen. Lange war dieses Ereignis weitgehend verdrängt worden. Zum Vergleich: Beim Untergang der

Titanic ertranken um die 1500 Menschen. Dennoch gilt diese Katastrophe immer noch als das größte Schiffsunglück der Welt.

Die Reaktionen auf die Novelle von Grass waren zwiespältig. Die *taz* witterte ein »gesellschaftstherapeutisches Unternehmen«, das selbstverständlich ein Geschmäckle habe. Neben der bemängelten literarischen Qualität zeigte sich die Kritik verstimmt vom vorsorglichen Bemühen des berühmten Autors, das heikle Thema durch Warnungen vor einer angeblich neu erstarkenden NS-Ideologie zu entschärfen. Sofort entbrannte aber auch eine Debatte darüber, ob man am Beispiel dieser Schiffskatastrophe derart konsequent die Deutschen als wehrlose, hilflose Opfer zeigen dürfe.

Ungeachtet dessen wurden die Fernsehanstalten aktiv. Sie kamen dem neuen Bedürfnis nach Enttabuisierung mit einigen TV-Filmen nach, die für höchste Einschaltquoten sorgten. 2006 thematisierte der Film *Dresden* die Luftangriffe auf die Stadt im Februar 1945. Auch wenn der Plot mit allerlei Ungereimtheiten und einer überaus kitschigen deutsch-englischen Liebesgeschichte aufwartete, löste er beim Publikum Begeisterung und Erleichterung aus. Endlich dürften Deutsche als Leidende, als Opfer gezeigt werden, hieß es einhellig. In vielen Familien, so wurde berichtet, fühlte sich die Kriegsgeneration ermutigt, ihre Erfahrungen nach jahrzehntelangem Schweigen preiszugeben.

Ein anderer Film des neuen Historiengenres war *Die Flucht*. In bewegenden Bildern wird darin die fiktive Geschichte einer jungen adligen Gutsbesitzerin erzählt, die einen Flüchtlingstreck Richtung Westen führt, auf der Flucht vor der heranrückenden Roten Armee. Bei der Erstausstrahlung des ARD-Zweiteilers im Frühjahr 2007 saßen über elf Millionen Zuschauer vor den Fernsehern. Die deutsche Öffentlichkeit zeigte sich kollektiv erschüttert. Erstmals hatte eine öffentlich-rechtliche Anstalt gewagt, das Thema Flucht und Vertreibung hochemotional zu inszenieren – ohne dass man eine Auftragsarbeit der Vertriebenenverbände vermuten musste. Freilich enthielt das Drehbuch auch deutliche Hinweise auf die Schuld der Deutschen.

Zahlreiche TV-Dokumentationen folgten, die über die schrecklichen Erlebnisse der Deutschen berichteten. Über das Grauen der eingekesselten deutschen Soldaten in Stalingrad, über das Elend deutscher Kriegsgefangener, die Nöte an der »Heimatfront«. Zeitzeugen wurden befragt, zuvor nie gezeigtes Filmmaterial aus den Archiven geholt. Die Zeit schien überreif für eine Korrektur der historischen Metaerzählung, kein Deutscher dürfe eine Anerkennung seines Leids beanspruchen.

Doch die Debatte dauert an. Das Redeverbot gehört zum Inventar des politisch korrekten Diskurses und wird immer wieder lautstark eingeklagt. Wer es nicht strikt befolgt, muss sich den Vorwurf des Revanchismus gefallen lassen. Ungeschehen macht man damit nichts. Gefühle lassen sich nicht entsorgen, nur weil ein moralischer Konsens es verordnet. Daher bleiben wir gefangen in dem Dilemma, dass wir mit den Schrecken der Vergangenheit leben müssen, ohne sie artikulieren zu dürfen.

Unterdrückte Gefühle

Der Psychoanalytiker Hans-Joachim Maaz hat für solcherart gefesselte Emotionen den Begriff »Gefühlsstau« verwendet. In dem gleichnamigen Buch untersucht er die Folgen der DDR-Repression auf die emotionale Verfasstheit der Bevölkerung. Was er herausarbeitet, die Unterdrückung authentischer Gefühle durch den SED-Staat, lässt sich durchaus auf die verhinderte Aufarbeitung des Kriegsleids aller Deutschen übertragen. Der natürliche Impuls, einander zu betrauern und sich der Schrecken von Krieg, Diktatur und Massenmord zu erinnern, wurde systematisch unterdrückt.

Fast jeder Deutsche ist davon betroffen. In jeder Familie gibt es sie, die Ermordeten, die Gefallenen, die Vergewaltigten, die Verschollenen, jene, die auf der Flucht umkamen oder die Odyssee in den Westen nur unter entsetzlichsten Bedingungen überlebten. Unzählige mussten mit ansehen, wie ihr Haus in Schutt und Asche fiel. Unzählige lebten in nackter Angst, hungerten, sahen ohnmächtig zu, wie ihre Kinder starben. Es ist eine unfassbare Zahl von Schicksalen, die in der Geschichte der Bundesrepublik nicht gesehen und nicht gewürdigt werden durften.

Die Wortführer dieser »historical correctness« waren zahlreich. Mit dem Hochmut der moralisch Überlegenen machten sie jeden mundtot, der einen Anspruch auf Trauer um die Deutschen anmeldete. Zu den erbittertsten Apologeten des Trauerverbots zählten viele 68er. Ihr Protest gegen die Generation der Väter trug Züge blanken Hasses. Niemals hätten sie zugegeben, dass sie ähnlich undifferenziert vorgingen wie ihre Väter. Sie ignorierten, dass die Eltern eine Diktatur aushalten mussten, ein Klima der Unterdrückung und Denunziation. Mit ihrer Strategie der Entlarvung stellten sich die Nachgeborenen zugleich einen Unbedenklichkeitsschein aus. Sie taten so, als hätte ihnen nicht das Gleiche passieren können wie ihren Eltern: glühende Verehrung für den Führer, die Bereitschaft, sich für sein Morden instrumentalisieren zu lassen oder sich zumindest in lauem Mitläufertum einzurichten.

Den selbsternannten Wächtern über die politische Moral spreche ich eine ausreichende Fähigkeit zur Empathie ab. Sie multiplizierten das Böse, statt es zu eliminieren. Auch sie »mordeten« im übertragenen Sinne, wenn auch subtiler: Sie begingen einen Mord an den Seelen der Überlebenden und ihrer Kinder, sie unterbanden neue Identitätsbildungen, neue, positive Selbstbilder. Auch das ist Gewalt.

Ich verhehle nicht, dass mich dieses Thema auch persönlich betrifft. Das öffentliche Klima des Schweigens war einer der Gründe dafür, dass bei uns zu Hause nie über die beiden behinderten Kinder meiner Familie mütterlicherseits gesprochen wurde. Sie waren in der Nazizeit aus dem heimatlichen Dorf abtransportiert worden, und man hätte sie getötet, wenn nicht couragierte Mitarbeiter der Heilanstalt Bethel sie versteckt und gerettet hätten. Und ich bin noch immer tief erschüttert darüber, dass das Verbrechen an einer Tante aus der Familie meines Mannes totgeschwiegen wurde. Der größte Teil der Familie wusste nicht einmal, dass diese Tante unter den Nazis zwangssterilisiert worden war. Es empört mich, dass kaum Beachtung fand, dass der erste Mann meiner damals neunzehnjährigen Mutter drei Wochen nach der Hochzeit fiel – das Lebenstrauma meiner Mutter. Und auch das Schicksal meiner Schwester, die als Halbwaise aufwuchs, erfuhr kaum eine Würdigung. Ich bin traurig, dass mein Lieblingsonkel seine beiden Brüder im Krieg verlor und sich nie traute, darüber zu sprechen. Und ich bin entsetzt, dass die Qualen meines Vaters, der sein Studium auf einem Bein mit Krücken absolvierte und lebenslang unter Phantomschmerzen litt, als gerechte Kriegsfolgen angesehen wurden und kaum Mitgefühl hervorriefen. All das sind Demütigungen, die tiefe Wunden hinterlassen haben. Müssen wir uns wundern, wenn unsere Gesellschaft heute in vielem wie gebrochen wirkt? Dass wir vor schier unlösbaren Problemen stehen und ihnen wenig mehr entgegenzusetzen haben als unsere »German Angst«?

Nur allmählich werden Zweifel laut an der pauschalen Schuldzuweisung, die uns Deutsche daran hindert, offenen Auges in die Vergangenheit zu schauen. Nach Einschätzung des amerikanischen Historikers und Völkerrechtlers Alfred de Zayas ist es »kaum zu begreifen, weshalb die Kollektivschuldthese Jahrzehnte nach dem Krieg noch mehr verbreitet scheint als vor 66 Jahren«. Sie trage zu »Diskriminierung, Hass, sogar Selbsthass« bei. Die Beschuldigung eines ganzen Volkes sei »schlechthin rassistisch, verletzt die Menschenwürde, die Identität und Ehre der betroffenen Menschen«. Wann dürfen wir uns endlich von der Schuld befreien, ohne uns den Vorwurf einzuhandeln, wir würden uns aus der historischen Verantwortung stehlen?

Ich stimme Gesine Schwan zu, wenn sie in ihrem Buch *Politik und Schuld* schreibt: »Moralische Schuld vererbt sich nicht – aber die psychischen und moralischen Folgen ihres Beschweigens beschädigen noch die folgenden Generationen und den Grundkonsens einer Demokratie.« Und ich würde ergänzen: So wie die verschwiegene Schuld beschädigt auch das verschwiegene Leid die folgenden Generationen.

»Selbstabschaffung«

»Deutschland schafft sich ab«, mit dieser provokanten These geriet Thilo Sarrazin 2010 ins Kreuzfeuer einer leidenschaftlich geführten Diskussion. Nach Meinung Sarrazins sind wir nicht in der Lage, unseren gesellschaftlichen Zusammenhalt zu wahren, weil ein Teil der muslimischen Zuwanderer es energisch ablehne, sich hierzulande aktiv zu integrieren. Diese Entwicklung betrachtet er vor dem Hintergrund des Geburtenrückgangs der Deutschen und prognostiziert eine Überfremdung unserer christlich-abendländischen Kultur. Er sieht darin ein Versäumnis, offenbar auch eine Schwäche, da er meint, dass wir Toleranz mit Selbstverleugnung verwechselten. Die Deutschen hätten so wenig Selbstbewusstsein, dass sie nicht wagten, ihre Werte und Lebensweisen als verbindlich auch für Einwanderer darzustellen.

Wie auch immer man die Bestandsaufnahme Sarrazins bewertet: Seine Prognose einer »Selbstabschaffung der Deutschen« hat einen beklemmenden Wahrheitsgehalt. Allerdings interpretiere ich die Symptome anders. Ich sehe Anzeichen einer Selbstabschaffung der Deutschen, die fünfundsechzig Jahre nach Kriegsende ihre Traumata noch immer nicht überwunden haben. Wir vermitteln weithin den Eindruck einer vaterlosen, beziehungsunfähigen Gesellschaft, deren Grundmotiv die Angst vor Verlust und Verlassenwerden ist. Nach wie vor verhalten sich viele von uns wie Getriebene, innerlich immer noch auf der Flucht.

Ich selbst gehöre zur Generation der Nachkriegskinder, die zwischen 1950 und 1960 geboren wurden. Ich habe nicht nur erlebt, was es heißt, mit traumatisierten Eltern aufzuwachsen. Ich weiß aus meiner Arbeit und aus umfangreichen Studien auch, welche Risse und Brüche durch meine Generation gehen. Viele entwickelten als Grundhaltung Misstrauen statt Vertrauen. Wie die Kriegskinder sind meine Jahrgänge und die etwas jüngeren Kriegsenkel oft von Scham und Zweifeln erfüllt, unfähig, selbstständig und eigenverantwortlich zu handeln. Schuld- und Minderwertigkeitsgefühle gewinnen immer wieder die Oberhand und unterbinden die Fähigkeit, eigenen Antrieben frei zu folgen. Das Selbstvertrauen, etwas Nützliches oder Gutes schaffen zu können, liegt bei vielen brach. Unzählige Angehörige der Kriegsenkelgeneration sind sich nicht sicher, wie sie in dieser Gesellschaft oder auch nur in einer Beziehung ihren Platz finden könnten. Sie suchen vergeblich eine soziale Rolle, in der sie sich wohlfühlen, und neigen zum Rückzug.

Diese beschädigte Identität wirkt weiter fort auf ihre Kinder – soweit sie überhaupt Kinder haben. Ich beobachte heute massive Isolierungstendenzen bei jungen Erwachsenen. Ihnen fehlt die Voraussetzung, in Beziehungen Unterschiede und Widersprüche in den Hintergrund treten zu lassen. Sie handeln nach dem Entweder-oder-Prinzip: gut oder böse, richtig oder falsch, Freund oder Feind. Daher bleiben sie unfähig, stabile Beziehungen einzugehen oder sich Gruppen, Vereinen, Parteien dauerhaft anzuschließen. Die Modeworte heißen spontan und individuell. Nur kurzfristig bindet man sich für einen bestimmten Zweck an andere, dann läuft man wieder auseinander.

Das alles verhindert den Aufbau von Freundschaften, hemmt die Liebesfähigkeit, die innere Identifikation mit Gemeinschaften, mit den wachsenden Lebenskreisen: der Familie, der Schule, der Gemeinde, der Stadt, der Region, des Landes, der Welt.

Viele Kriegsenkel haben auch die Fähigkeit, sich um zukünftige Generationen zu kümmern, nicht ausbilden können. Wenn sie Eltern werden, fällt es ihnen oft schwer, sich dabei nicht aus den Augen zu verlieren. Zwischen Selbstaufgabe in der Kinderpflege und dem achtlosen, frühzeitigen Abschieben des Kindes finden viele kein gesundes Mittelmaß. So bleiben sie Strauchelnde, denen es nicht gelingt, ihr Leben anzunehmen und dabei das Misslungene und das erlebte Glück nebeneinander stehen zu lassen.

Trotz dieser offensichtlichen Zusammenhänge fehlt die angemessene Reflexion der Ursachen. Fassungslos stehen wir vor den Problemen der Wohlstandsgesellschaft, in der brutale Gewalt auflodert, in der Kindesvernachlässigung und Kindesmisshandlung an der Tagesordnung sind. Depression und Burn-out haben mittlerweile den Status von Volkskrankheiten erlangt. Auch die Familie, einst der Kern allen gesellschaftlichen Lebens, ist bedroht. Ein hoher Prozentsatz der Ehen zerbricht, immer mehr Menschen entscheiden sich gegen Kinder. Es sieht ganz so aus, als ob uns der Lebensmut verlässt, das Vertrauen in uns und unsere Existenz. Daher ist es längst überfällig, dass wir nicht nur das Leid der anderen spüren, sondern auch unser eigenes Leid. Solange wir den unterschwelligen Selbsthass zulassen, sind wir eine Gefahr für uns und andere. Solange wir uns nicht lieben können, zerstören wir uns und auch andere. Bundesverfassungsrichter Udo di Fabio stellte dazu in einem *Spiegel*-Interview fest: »Wir sind uns der eigenen Grundlagen nicht mehr gewiss und deshalb so unsicher im Umgang mit anderen Kulturen.«

Das betrifft in gesteigertem Maße die Jahrgänge ab 1950, die Nachkriegskinder und ein Jahrzehnt später dann die Kriegsenkel.

Diese Generation ist es, die heute arbeitet und die Gesellschaft aktiv gestaltet. Sie ist es, die wesentlich das soziale Klima bestimmt, die Kultur, die politische Willensbildung. Doch im Grunde sind die Kriegsenkel dazu nicht ausreichend in der Lage. Zu schwer wiegt die Last unbearbeiteter Traumata, zu offensichtlich sind die Deformationen. Psychische Störungen aller Art prägen diese Generation, und wer nicht im klinischen Sinne krank ist, ist von diffusen Ängsten geplagt.

Die Kehrseite der »German Angst« ist eine seltsame Angstlust und eine Vorliebe fürs Makabre. Selbst die scheinbar harmlose modische Vorliebe für Totenköpfe würde ich hier einordnen. Mich befremdet es, wie leichtfertig sich Jugendliche, aber auch Erwachsene mit diesem Vanitassymbol schmücken, das einst zur Ikonografie der SS gehörte – auf der Kleidung, als Anstecker, als Tattoo. Selbst teure Designer boten zwischenzeitlich T-Shirts und Seidentücher mit dem Totenkopfemblem an. Was für eine Art von »Coolness« ist es, die sich hinter dieser Entgleisung verbirgt?

Psychische Störungen als Massenphänomen

Nun ließe sich vermuten, dass ich als Therapeutin einen eher düsteren Blick auf die Wirklichkeit werfe. Und man könnte anmerken, dass diejenigen, die den Weg in meine Praxis finden, eben ein besonders schweres Familienschicksal hätten – verallgemeinern aber könne man meine Beobachtungen nicht. Dem möchte ich vehement widersprechen. Unzählige Menschen leiden, oft versteckt, und quälen sich mit unaufgearbeiteten Familienschicksalen. Es geht nicht um Einzelfälle, sondern um traurige Realität in der Breite der Gesellschaft. Die Zahlen sind zu erdrückend, um sie zu ignorieren.

Beginnen wir mit den eher harmloseren Indizien. Auf dem Zufriedenheitsranking von 2011 rangieren die Deutschen im internationalen Vergleich auf Platz 32. Und das, obwohl unser Lebensstandard weltweit mit am höchsten ist. Darüber hinaus haben wir ein noch immer funktionierendes soziales Netz, weitgehend kostenlose Bildung, staatliche Krankenversorgung, preiswerte Nahrung im Überfluss, innere Stabilität. Dennoch sind der begleitenden Studie des Rankings zufolge die Deutschen unzufrieden, haben Angst vor der Zukunft und können ihr Leben nicht genießen.

Die aktuelle Studie der Hamburger Stiftung für Zukunftsfragen kommt zu einem ähnlich niederschmetternden Ergebnis. Mehr als ein Drittel der befragten Deutschen gab an, sie seien mit ihrem Leben nicht glücklich. Bei unseren dänischen Nachbarn dagegen sind 96 Prozent der Befragten glücklich, und bei den Griechen, obwohl gebeutelt von ihrer desolaten Wirtschaftslage, sind es 80 Prozent. Die Deutschen dagegen rangieren mit 61 Prozent an drittletzter Stelle in Europa.

Weit alarmierender noch sind die Zahlen massiver Auffälligkeiten. Aggression und Autoaggression sind heute Massenerkrankungen. Ist die vorhandene Aggressivität nicht nach außen gerichtet, richtet sie sich nach innen. Dann schaden diese Menschen sich selber. Jugendliche bringen das verstärkt durch Praktiken wie das Ritzen zum Ausdruck, die Selbstverletzung mit scharfen Gegenständen. Der steigende Konsum von Drogen, Alkohol und anderen Suchtmitteln passt ebenfalls in das Bild gestörter Selbstliebe, ja, es zeigt die Neigung zu Selbsthass und Selbstzerstörung. Von Scham, Angst und Wut getrieben, verzichten viele auf ein erfülltes Leben.

Hinzu kommen Depressionen, durch nachlässigen Lebenswandel hervorgerufene Krankheiten, Kriminalität, Gewalt. Nach einer Untersuchung der Krankenkasse KHK Allianz vom Sommer 2011 wurden im ersten Halbjahr dieses Jahres 14,3 Prozent der Arbeitnehmer wegen Burn-out und Depressionen krankgeschrieben, die Tendenz ist steigend. Laut Gesundheitsreport der Betriebskrankenkassen von 2010 steigerten sich die Arbeitsunfähigkeitstage von

100 Pflichtversicherten aufgrund psychischer Störungen von durchschnittlich 57 Tagen im Jahr 1980 auf 168 im Jahre 2009. Allein von 2004 bis 2009 erhöhten sich die Fehlzeiten wegen Burn-outs bei 100 Pflichtversicherten von 4,6 Tagen auf 47,1 Tage. Die Ursachen sind oft schwer zu benennen. Aufschluss gibt beispielsweise Miriam Meckel, die in ihrem Buch *Brief an mein Leben* sehr offen schildert, wie es zu ihrem Burn-out kam. »Ich war ein Neonomade«, bekennt sie darin, »immer auf Reisen, rund um die Uhr telefonisch ereichbar. Was einem fehlt, kann man so verdrängen. Meine innere Beheimatung ist mir unbekannt.« Es sind Sätze, die recht genau das Verlorenheitsgefühl einer Generation beschreiben, der es – gemessen an äußerlichen Kriterien wie guter Ausbildung und materiellem Wohlstand – besser gehen müsste als den vom Krieg geprägten Generationen. Miriam Meckel spricht von ihrer Sehnsucht nach Zugehörigkeit wie auch dem Bedürfnis, gebraucht zu werden. Ihren Burn-out charakterisiert sie als einen »Kategorienfehler, der mit gesellschaftlichen Kategorienfehlern einher geht«.

Ernsthafte Störungen setzen allerdings schon wesentlich früher ein. Ein Drittel aller Schüler werden nach einer Studie der DAK als depressiv eingestuft. Sie fühlen sich unverstanden, sehen keine Perspektiven und tragen sich zuweilen mit Suizidgedanken. Ohne schwarzmalen zu wollen: Ich sehe eine negativ codierte Gesellschaft, die unfähig ist, sich vom ererbten Selbsthass und übernommenen Schuldgefühlen zu befreien. Was davon an die Oberfläche dringt, sind Verhaltensmuster, die sich nicht mehr am Ziel des Gelingens ausrichten.

Deutschland »schafft sich nicht nur ab«, es zerstört seine Basis. Das beginnt bereits bei jeder Form schlechten Umgangs mit sich selbst: Wir schaffen uns ab, wenn wir täglich Alkohol oder Drogen konsumieren. Wenn wir uns schlecht ernähren, wenn wir durch riskantes Autofahren unser Leben aufs Spiel setzen. Nie in der Geschichte unseres Landes war es einfacher, ein glückliches und gesundes Leben zu führen. Doch stattdessen haben Ängste von uns Besitz ergriffen, die wir unablässig betäuben müssen.

Selbst die scheinbar Starken werden ihrer Nöte nur noch Herr durch alle Arten von Abhängigkeiten. Nicht immer fällt das auf den ersten Blick ins Auge. Zu dieser Kategorie zählt eine Sucht, die als solche bisher noch nicht ausreichend wahrgenommen wurde: die Flucht in exzessive Arbeit. Sogenannte Workaholics genießen ein hohes Renommée. Sie gelten viel in einer Gesellschaft, in der Leistung – und mehr noch: Erfolg – die Voraussetzung für soziale Anerkennung sind. Die Angst vor dem Verlust des Arbeitsplatzes unterstützt die Entwicklung dieser Krankheit. Dass es sich tatsächlich um eine Krankheit handelt, bestätigen nicht zuletzt die Bestrebungen der WHO, »workaholism« in die nächste Ausgabe des internationalen statistischen Diagnosekatalogs ICD10 aufzunehmen. Auch in Deutschland sind alle Kassenärzte dazu verpflichtet, ihre Diagnose nach ICD10 zu verschlüsseln. Damit wird offiziell bestätigt, dass unmäßiges Arbeiten als Sucht einzustufen ist, auch wenn sie bekanntlich gesellschaftlich höchstes Ansehen einbringt. So mancher, den wir bewundern, hat sich »großgeängstigt«.

Noch ist diese Einschätzung ungewohnt. Workaholics wirken fleißig und diszipliniert, können mit hohem Druck umgehen und private Ansprüche hintanstellen. Sie nehmen gesundheitliche und familiäre Defizite in Kauf, ohne auf ihre ureigensten Bedürfnisse zu achten. Man kann diese gravierende Störung zugleich als einen zwanghaften Selbstheilungsversuch betrachten, um den Folgen von schweren Schicksalen, depressiven Stimmungen, Beziehungsstörungen, aber auch Trauer und seelischem Schmerz auszuweichen und Ängste zu lindern. Arbeiten bis weit über den Rand der Erschöpfung hinaus ist gerade bei der sogenannten Leistungselite die Regel. Einer 2011 im Auftrag des Wirtschaftsmagazins *Capital* durchgeführten Umfrage des Instituts für Demoskopie Allensbach zufolge gibt die überwiegende Mehrheit der Leistungsträger aus Politik und Management an, zu wenig zu schlafen. Man hatte unter anderem Spitzenpolitiker, Firmenchefs und Behördenleiter zu ihrem Schlafverhalten befragt. Im Schnitt sind es lediglich etwa sechs Stunden, die sich diese Entscheider für die Ruhephase gönnen. 57 Prozent gaben an, dass die Qualität ihrer Arbeit zuweilen unter Müdigkeitsattacken leide.

Hinzu kommt immenser Stress, die multiplen Anforderungen eines Arbeitslebens, das keine Rhythmen von Anspannung und Entspannung mehr zulässt. 40 Prozent der Arbeitnehmer gaben in einer Studie von 2011 an, dass sie auch am Wochenende und im Urlaub für den Arbeitgeber erreichbar sein müssten. Eine wahre Arbeitswut scheint sich derer bemächtigt zu haben, die in diesem Land Verantwortung tragen. Im Grunde wiederholen sie die Muster ihrer Eltern, die mit zusammengebissenen Zähnen, ohne Rücksicht auf ihre seelischen Verletzungen, den Wiederaufbau schafften. Das Wirtschaftswunder war eben kein Wunder, sondern das Ergebnis einer enormen kollektiven Anstrengung. Keine Arbeit war zu schwer oder wurde als würdelos betrachtet. Dieser unbedingte Arbeitswille war damals der blanken existenziellen Not geschuldet. Heute haben sich die Verhältnisse geändert, doch die Nachgeborenen setzen fort, was für ihre Eltern normal und notwendig war. Der Workaholic handelt wie seine Eltern aus Not, aber nicht aus finanzieller, sondern aus innerer Not.

Was Workaholics einerseits als Erfolg für sich verbuchen können, bleiben sie auf der anderen Seite ihrem Familiensystem schuldig. Faktisch fliehen sie ihre Familie. Schaut man hinter die Fassaden, sind Arbeitssüchtige oftmals getrieben von Angst, und ihr übertriebenes Engagement ist im Grunde nichts weiter als blindes Wegtauchen aus der sozialen Verantwortung. Verlassene Familien bleiben zurück, gescheiterte Beziehungen, verstörte Kinder. Niemand regt sich darüber auf. Das sogenannte »Twentyfourseven«, die Arbeit rund um die Uhr, sieben Tage die Woche, gibt vielen den Rhythmus vor. Wer mit dem hohen Tempo nicht Schritt halten kann, handelt sich leicht den Ruf ein, er sei faul oder ein geborener Verlierer.

Zukunftsangst und Kinderlosigkeit

Wenn ich die These vertrete, dass ein geheimer Hang zur Selbstzerstörung die Deutschen ergriffen hat, so ist das mehr als eine feuilletonistische Zuspitzung. Die Beschädigung der Volksseele zeigt sich am offensichtlichsten in der verbreiteten Weigerung, Kinder zu bekommen. Sehen wir uns die Fakten an. Die Deutschen gehören im internationalen Vergleich zu den Schlusslichtern, was die Geburtenrate betrifft – sie hat sich seit den Sechzigerjahren halbiert. Laut Auskunft des Statistischen Bundesamts ist ein Drittel aller Frauen des Jahrgangs 1965 kinderlos. Aktuell hat eine deutsche Frau, statistisch gesehen, 1,3 Kinder. Das reicht bei Weitem nicht aus, um die Bevölkerungszahl auch nur konstant zu halten. Es ist wenig wahrscheinlich, dass dies lediglich Auswirkungen der Pille sind.

Über die Gründe der sinkenden Geburtenzahlen wird viel spekuliert, etwa über veränderte Erwerbsbiografien von Frauen, über ein neues weibliches Rollenverständnis oder deutlich instabilere Beziehungen. Auch fehlende Kindertagesstätten und allgemeine Kinderfeindlichkeit werden als Erklärung herangezogen. In einer vom Meinungsforschungsinstitut Allensbach für die Zeitschrift *Eltern* durchgeführten Studie »Familien-Analyse 2005« nannten die Befragten überwiegend ein familienfeindliches Umfeld als Grund dafür, dass sie keine Kinder wollten. Die Leiterin der Studie, Renate Köcher, prägte den Begriff einer allgemeinen »Kinderdistanziertheit«. Kinder gehören nicht mehr selbstverständlich dazu, sie gelten als Herausforderung, der man sich nicht gewachsen fühlt.

Im Rahmen einer Forsa-Umfrage aus dem selben Jahr für die Zeitschrift *Eltern* und *Eltern for Family* befragte man 40 000 Frauen und Männer, warum sie sich gegen Kinder entschieden hätten. An erster Stelle wurde genannt, dass es keinen geeigneten Partner gebe. An zweiter Stelle stand das Argument, man sei zufrieden mit einem kinderlosen Leben. An dritter Stelle kam die Angst, den Arbeitsplatz zu verlieren. Dem steht gegenüber, dass damals 90 Prozent der Deutschen die Familie als erstrebenswert betrachteten. Man kann also von einem Zwiespalt sprechen: auf der einen Seite die Sehnsucht nach Freude und Geborgenheit innerhalb der Familie, auf der anderen Zweifel und Blockaden.

Die pragmatischen Gründe, die für sinkende Geburtenraten vorgebracht werden, treffen im Großen und Ganzen auf alle Industrienationen zu. Doch Deutschland nimmt aufgrund seiner Geschichte eine Sonderrolle ein. Daher lohnt es sich, diese Erklärungsebene zu verlassen und nach psychischen Ursachen zu suchen. Hochinteressant ist in diesem Zusammenhang die Beobachtung, dass Nationen mit einer faschistischen Vergangenheit signifikant weniger Nachkommen haben als andere. Am Beispiel Deutschlands, Italiens und Japans wird dieses Phänomen belegt. Was aber wirkt dabei? Wie kann Vergangenes die Entscheidung für oder gegen Kinder beeinflussen?

Eine depressive Gesellschaft, die im Schatten unverarbeiteter Kriegserfahrungen steht, kann kaum in der Lage sein, Zukunft positiv zu denken und das durch Kinder zu manifestieren. Ein Zusammenhang zwischen der belastenden Vergangenheit und dem Rückgang der Geburtenquote ist nicht von der Hand zu weisen. Wer sich schuldig fühlt, wird kaum den Impuls verspüren, in Kindern fortleben zu wollen. Wer sich selbst hasst, wird sich auch in seinen möglichen Kindern nicht unbefangen lieben können. Scham macht klein und unsicher. Sie verhindert aktive Zuversicht. Lebensbejahung dagegen findet ihren Ausdruck nicht zuletzt durch Kinder. Sie sind ein Zeichen dafür, dass man an sich und die Zukunft glaubt. Damit scheint es bei uns nicht weit her zu sein.

Auslaufmodell Familie?

In den Siebzigerjahren lautete ein beliebtes Argument gegen Kinder, es sei verantwortungslos, sie in eine dermaßen schlechte Welt zu setzen. Von welcher Welt sprach man damals? Die Siebzigerjahre waren unbestritten eine blühende Phase der Bundesrepublik. Allenfalls die Ölkrise erschütterte zeitweise den Glauben an ökonomische Stabilität. Auch der Verweis auf Kriege und Umweltverschmutzung erscheint nicht ganz plausibel. Es ist sicherlich richtig, dass viele damals einen Atomkrieg befürchteten – der Kampf gegen die Nachrüstung mobilisierte in jenen Jahren Millionen Menschen. Auch die Umweltbewegung erhielt immer mehr Zulauf. Doch letztlich war die Ablehnung von Nachwuchs ein Motiv, das aus den elterlichen Traumata erwuchs und anhand der realen Ereignisse lediglich rationalisiert wurde. Schwerer wog: Viele Kriegsenkel wollten auf keinen Fall so werden wie ihre Eltern. Sie wollten keine Familien gründen, aus Furcht, darin könnte es womöglich so zugehen wie in ihrer Herkunftsfamilie. Familie war gleichbedeutend mit Hierarchie, Enge, Spießigkeit, unverzeihlicher Schuld.

Insofern spielen die zwiespältigen Kindheitserfahrungen von Nachkriegskindern und Kriegsenkeln eine entscheidende Rolle für die heutige Situation. Der strikte, autoritäre Erziehungsstil der Eltern, die noch den Krieg erlebt hatten, ihre emotionale Verschlossenheit, das Geheimnis möglicher Schuld, das alles war wenig dazu angetan, Familie als etwas Positives zu erleben. Man ahmt nur bewusst nach, was sich für das eigene Empfinden bewährt hat. Und man führt nur fort, was Glück und Befriedigung verspricht. Beides war nicht der Fall in den vielen vom Krieg verdüsterten Familien.

Eine weitere Facette der Kinderverweigerung ist das Bild der Mutter, das heute vorherrscht. Besonders Mütter, die keinen Beruf ausüben, gelten als gesellschaftlich deklassierte Verliererinnen, die ihre Karriere aufs Spiel setzen und ihre intellektuellen Fähigkeiten der Betreuung des Nachwuchses opfern. Die verächtliche Haltung, die man ihnen häufig entgegenbringt, ist kein Zufall. Sie hat ihre Wurzeln in den Sechziger- und Siebzigerjahren, als die Auseinandersetzung mit dem Dritten Reich auch das Frauenbild umfasste, das die Nazis propagiert hatten. Rückblickend meinten viele, Frauen seien zu Gebärmaschinen degradiert worden, denen man bei erfolgreicher Reproduktion – ab dem vierten Kind – ein Mutterkreuz verlieh. Es muss eine enorme Kränkung für die Frauen und ihre Kinder gewesen sein, dass sie sich nachträglich als Objekt des politischen Willens missbraucht fühlten.

Der von den Nationalsozialisten politisch gewollte Kinderreichtum diskredierte die Mutterrolle aber auch für die Nachgeborenen. Besonders staatskritisch eingestellte Anhänger der 68er und anderer gesellschaftskritischer Bewegungen gingen davon aus, der Wunsch nach einer Familie sei ein spätes Erbe der verhassten Naziideologie. Dass man »denen da oben« keine Kinder schenkte, verstand sich mittlerweile von selbst. Man blendete aus, dass der Kinderwunsch ein natürliches Bedürfnis von liebenden Paaren sein könnte. Daher wurde die Weigerung, Kinder zu bekommen, im Umkehrschluss zu einem Akt des Widerstands stilisiert.

Mit Leidenschaft griff die Frauenbewegung dieses Thema auf. Es gehört seither zum Kern des feministischen Selbstverständnisses. Widerstand gegen veraltete Rollenbilder zu leisten hieß ganz selbstverständlich, dass man nicht Mutter wurde. Als ich Ende der Achtzigerjahre heiratete und Kinder wollte, äußerte eine frauenbewegte Kollegin aus dem Medienbetrieb den denkwürdigen Satz: »Das hätte ich von *dir* nicht gedacht!« Mein Kinderwunsch erschien ihr völlig absurd. Und noch im Jahre 2006 antwortete Alice Schwarzer in einem *Spiegel*-Interview mit dem Titel »Panik im Patriarchat«, ob die Kinderlosigkeit der Deutschen ihr Sorgen bereite: »Nicht die Bohne. Wir müssen doch im Jahre 2006 dem Führer kein Kind mehr schenken.«

Subtile Kinderfeindlichkeit

Wir sind ein Volk, das die denkbar ungünstigsten Bedingungen für Kinder schafft. Zu erkennen ist das oft erst auf den zweiten Blick. Die Ablehnung von Kindern und die damit verbundene Gebärverweigerung maskiert sich gern als zeitgemäßer Lebensstil, vorzugsweise propagiert von kinderlosen Frauen, die in der Öffentlichkeit stehen. Sie gelten als Leitfiguren eines emanzipierten Frauenbilds und haben Zugang zu den Medien, wo sie ihren Feldzug gegen Kinder antreten.

Es sind unter anderem prominente Moderatorinnen, die sich als tough und selbstbestimmt inszenieren. Sie erheben Kinderlosigkeit, für die man Paare einst bedauerte, zu einem lebenswerten Modell, das mehr Vorteile als Nachteile bereithalte. Nach meiner Erfahrung jedoch tragen sie in sich eine Lebenswunde, die sie offensiv zu kompensieren versuchen. Weil sie selbst innere Widerstände spüren oder den Beruf über eine mögliche Familie stellen, werden sie nicht müde, die Segnungen ihrer kinderlosen Existenz zu preisen. Sie konstruieren sich ein gelungenes Leben, ängstlich bemüht, nicht am Tabu ihres unausgelebten Kinderwunschs zu rühren. Aus dem eigenen Scheitern bauen sie Tabus für andere auf.

Bezeichnend ist, dass diese Frauen nur zu gern auf ihr Engagement für Kinderhilfsorganisationen hinweisen, ein Fall der Fernstenliebe. Sehr beliebt ist es deshalb auch, auf anderen Kontinenten ein Patenkind zu unterstützen, ihm beispielsweise die Schulausbildung zu ermöglichen. Eine bekannte Autorin erzählte vor einiger

Zeit voller Stolz, sie habe sogar zwei solcher Patenkinder. Ein befreundeter Familienvater, der ihr zuhörte, bemerkte trocken: »Na ja, mir würde es schon reichen, wenn du nett zu unseren Kindern wärst.« In dieser Hinsicht nämlich hatte sie sich noch nie besonders hervorgetan. Auch mich ergreift eine starkes Befremden angesichts dieser kinderlosen Frauen, die sich in der Kunst der Selbstdarstellung üben und sich zu Vorkämpferinnen für UNICEF oder andere Kinderprojekte stilisieren.

Wie könnte nun eine Bewusstseinsveränderung eingeleitet werden? Zum einen sollten wir den Respekt vor dem Leben zurückgewinnen, die Achtung vor der Familie, die Anerkennung geborenen und ungeborenen Lebens. Zum anderen ist eine Revision der öffentlich kommunizierten Frauenbilder überfällig. Ein substanzieller Bewusstseinswandel aber wird erst einsetzen, wenn wir uns mit unserer Geschichte aussöhnen. Wenn wir uns nicht mehr vorschreiben lassen, wie wir uns sehen sollten. Zugewandtheit Kindern gegenüber setzt voraus, dass wir uns selbst achten, ja, sogar lieben können.

Diese Liebe aber bleibt uns verwehrt, stattdessen sind wir gefangen in Ängsten. Der Theologe und Psychoanalytiker Oskar Pfister hat dafür eine schlüssige Begründung. Angst, so schreibt er, sei eine Folge »gestauter Liebe«. Damit gelingt ihm eine ebenso verblüffende wie scharfsinnige Analyse, die auch für die »German Angst« tragfähig ist. Unsere Unfähigkeit, uns selbst zu lieben, als Individuum wie als Volk, bedingt demnach geradezu Ängste. Umgekehrt scheint möglich, dass wir uns von der Angst befreien können, sobald wir uns respektieren und lieben lernen. Ohne das aufklärte, von Schuldgefühlen befreite Bewusstsein für unsere Geschichte wird das nicht gelingen können.

Pfister weist in diesem Zusammenhang darauf hin, dass unsere säkulare, oft achtlose und perspektivlose Verfasstheit unmittelbar mit dem Identitätsverlust zu tun habe, den die allgemeine Geschichtslosigkeit nach sich ziehe. »Die Unverbundenheit mit dem Vorher und Nachher hat den Fall in die Materie zur Folge«, so seine These. »Um die Seelenanteile der Vorfahren in unseren Seelen nicht wahrnehmen zu müssen, sind wir zu Atheisten geworden, haben das Geistige bewusst aus den Augen verloren.«

Von Verbundenheit sind wir weit entfernt. Nein, wir können uns nicht lieben, und viele haben sicherlich auch verinnerlicht, dass wir uns gar nicht lieben sollten. Lauert in der Selbstliebe nicht ignoranter Nationalstolz und peinliche Großmannssucht?, fragen Warner und Mahner, wenn jemand zugibt, er sei stolz auf Deutschland. Mit dieser Haltung sind wir in Gefahr, uns langfristig selbst aufzugeben. Allein der signifikante Geburtenrückgang müsste tiefe Erschütterung auslösen. Doch das ist weit und breit nicht der Fall. Vor einiger Zeit fragte ein bekannter Publizist wahllos Zeitgenossen – alte und junge, gebildete und ungebildete, reiche und arme –, wie sie sich Deutschland in hundert Jahren vorstellten. Er war überrascht, dass nahezu alle spontan antworteten, dann gebe es uns doch gar nicht mehr.

Deutschland am Rande der Selbstaufgabe – ich weiß, dass diese Feststellung einigen Sprengstoff enthält. Und doch ist sie eine unbestreitbare Tatsache. Betrachten wir das desolate Lebensgefühl der Kriegsenkel, dann sehen wir, wie neben den offenkundigen Härten der heutigen Arbeitswelt ererbte, übernommene Unwertgefühle zu Verunsicherung und Zukunftsangst beitragen. Wir sind ein Volk, das seine fatale Lektion gelernt hat – schuldig gesprochen, für immer stigmatisiert.

Zwölf schreckliche Jahre stehen gegen tausend Jahre, in denen die Deutschen eine insgesamt herausragende, positive Rolle gespielt haben. Ja, es stimmt, dass wir auch große Katastrophen in unserer Geschichte erlebt haben: das Scheitern der Stauffer, den Dreißigjährigen Krieg, zuletzt die Hitlerzeit, vielleicht der furchtbarste Einschnitt. Aber auch die vielen Nachkriegsjahrzehnte, die

Deutschland zu einem der weltweit beliebtesten Länder gemacht haben, gehören ins Bild. Natürlich relativiert diese Sicht nicht die Massenverbrechen des Nationalsozialismus. Aber sie führt doch dazu, in ihnen und in der Zeit zwischen 1933 und 1945 nicht den einzigen Orientierungspunkt Deutschlands zu sehen – sondern eine historisch zwar unvergleichliche Katastrophe, die aber eingerahmt wird von helleren, positiven, ja bewundernswerten Zeiten Deutschlands.

Der Verleger Wolf Jobst Siedler sagte einmal, Hitler habe die Juden physisch und die Deutschen seelisch umgebracht. Ich würde hinzufügen: Wir waren und sind derart demoralisiert, dass wir uns nur noch im Schatten der Schuld wahrnehmen konnten. Meine gesamte Jugend lang habe ich mich für mein Land geschämt, auch für die seelenlose Hässlichkeit meiner hastig wiederaufgebauten Heimatstadt Hannover. Zugehörig habe ich mich dort nie fühlen können. Während ausgedehnter Ferienfahrten durch Frankreich entdeckte ich unzerstörte Dörfer, Städte und Landschaften, in denen ich mich heimischer fühlte als zu Hause. Ich fühlte mich erst als Französin, dann als Russin, je weiter weg, desto besser. Das hieß auch, die Berührung zu vermeiden. Heute spreche ich oft von meiner damaligen Fernstenliebe.

Erst jetzt, nach vielen Jahrzehnten, können wir uns langsam aus der Schockstarre des hitlerschen Vernichtungsimpulses lösen. Aber noch immer meinen viele, wir hätten unser Daseinsrecht als aufrechte, selbstbewusste Menschen verwirkt und könnten nur akzeptiert werden, wenn wir uns schweigend ducken. Das spiegelt sich bis in die höchsten Ebenen der Politik wider. Die Rolle von uns Deutschen innerhalb der Eurozone überfordert immer mehr unsere Leistungskraft. Wir riskieren mittlerweile unseren eigenen finanziellen Untergang. Würde ein Familienvater derart desaströs mit Geld umgehen, wie es Deutschland in der Völkerfamilie der EU tut, man würde ihn entmündigen lassen.

Versäumte Trauer

Vor dem Hintergrund solcher starken Gefühle von Minderwertigkeit und Schuld sind Depressionen nicht von ungefähr inzwischen zu einem Massenphänomen geworden. Das sagt viel über die Gemütsverfassung der Deutschen. Depressionen scheinen mir ein weiteres Zeichen dafür zu sein, dass Angst als Symptom ungelebter Trauer die Lebenskraft so sehr bindet, dass viele die eigenen, die deutschen Interessen nicht mehr vertreten können oder wollen. Ja, wir schaffen uns ab. Die emotionale Verwahrlosung und innere Zerrissenheit der Deutschen hat ein unerträgliches Maß erreicht.

Wir blicken zurück auf ein Jahrhundert mit zwei Weltkriegen, mit Massenmord und Vertreibung. Fast ein Viertel derer, die Mitte der 30er-Jahre bis Mitte der 40er-Jahre zur Welt kamen, wuchsen kriegsbedingt vaterlos auf. Noch immer haben wir heute mit den Folgen der vaterlosen Gesellschaft zu kämpfen. Das ist von größter Bedeutung, bisher aber kaum erkannt worden. Was passierte mit den vaterlosen Söhnen, was mit den Töchtern?

Über die Auswirkung der Vaterentbehrung bei den Söhnen während und nach dem Zweiten Weltkrieg gibt es nur einige wenige Untersuchungen, vor allem aus dem psychoanalytischen und systemisch-familientherapeutischen Blickwinkel. Zu den Töchtern wurden noch keine Arbeiten veröffentlicht, von den biografischen abgesehen. Umso wichtiger sind Forschungsprojekte wie das von Barbara Stambolis, in dem es um weibliche Verlusterfahrungen bei Kindern des Zweiten Weltkriegs geht. Mit Fragebögen und »narrativen interviews« möchte sie ergründen, wie Vaterlosigkeit sich beispielsweise auf Beziehungen und Familie auswirkt. Schon jetzt stellt sie fest, dass Unsicherheit, Einsamkeit und fehlende Selbstsicherheit signifikant für vaterlose Töchter sind.

Eine der Befragten schildert eine frühe Erfahrung, die spüren lässt, wie sehr die Töchter geprägt sind: »Wir sprachen zusammen mit meiner Mutter jeden Abend ein Gebet, dann wurde der Satz angeschlossen: ›Bring bald unseren lieben Papi wieder!‹ Aber ich wollte die Sache nicht dem lieben Gott allein überlassen, sondern selbst handeln. Ich war wohl vier Jahre alt. Da packte ich einen kleinen Koffer, machte mich reisefertig und sagte zu meiner Mutter: ›So, jetzt fahre ich selbst nach Russland und hole den Papi.‹«

Projekte wie das von Barbara Stambolis sind noch die Ausnahme. Wir leben in einer beispiellosen Verdrängungskultur, immer noch. Den Vater an einem unbekannten Ort gestorben zu wissen, gefallen, gefoltert, misshandelt oder einfach verschwunden, nicht zu wissen, ob er vielleicht doch noch lebt, das alles prägt tief. Zusätzlich prägt der familiäre und kollektive Umgang mit dem Verlust. Durfte das Kind trauern? Durfte es Fragen stellen?

Ich habe gerade eine Freundin beerdigt. Sie war eine Woche älter als ich, Jahrgang 1954. Länger hatte ich sie nicht mehr gesehen, wusste aber, dass sie Alkohol und Antidepressiva brauchte. Nach der Beisetzung sagte ihre Schwester: »Sie konnte nicht um ihren Vater trauern. Ich auch nicht. Ich träume heute noch davon. Mutter hat nicht erlaubt, dass wir trauern.« Diese Schwester leidet an einer psychosomatischen Krankheit, die ihren Körper zerstört.

Durch mein Nachfragen erfuhr ich von einem Familienschicksal, das mich sehr bewegte. Die Großeltern väterlicherseits waren im Krieg bei einem Bombenangriff ums Leben gekommen. Der schwersttraumatisierte Vater meiner Freundin war zu diesem Zeitpunkt fünfzehn Jahre alt. Er konnte nicht trauern, weil die Umstände der Nachkriegszeit das nicht zuließen. Als er später an Leukämie erkrankte und ebenfalls früh starb, war seine eigene Tochter – meine Freundin – ebenfalls fünfzehn Jahre alt. Auch sie durfte nicht trauern, ihre Mutter hatte es ihr verboten. Sie hinterlässt jetzt einen fünfzehnjährigen Sohn. Das nennt man ein Familienmuster: zwei Generationen versäumter Trauer, drei Generationen, in denen Halbwüchsige einen Elternteil verloren.

Als Familientherapeutin weiß ich: Die Angst, der Verlust, die nicht zugelassene Trauer, das Wissen um das gesamte Schicksal der Ahnen wird vererbt. In einer einzigen Zelle liegen sämtliche wesentlichen Informationen über die Familiengeschichte. Sie werden weitergegeben von Generation zu Generation. Da diese Informationen in uns vorhanden sind, unser Bewusstsein aber nur das Bekannte erfolgreich bearbeiten kann, äußert sich Unbearbeitetes und Ungelöstes als Angst, oft auch als Wut oder Hass.

Angesichts der massiven Beeinträchtigungen, die die Deutschen inzwischen zu einem Volk der Ängste und der Leiden haben werden lassen, möchte ich betonen: Jeder Mensch führt mit seinem Geist und seiner Seele Regie über seinen Körper. Ich glaube, dass wir endlich trauern dürfen sollten. Trauer ist ein starkes Gefühl, das ausgelebt werden muss. Niemand sollte den Deutschen aus Gründen der »political correctness« mehr ausreden, ehrlich und authentisch ihre Toten zu beweinen.

Den Entwicklungsgrad vergangener Kulturen beurteilen wir heute danach, wie sie mit ihren Toten umgingen. Spätere Zivilisationen werden herausfinden, dass wir unsere Angehörigen zunehmend anonym verscharren ließen. Unsere Toten haben heute oftmals keine Grabsteine mehr, keine Kreuze, keinen Ort des Gedenkens. Für mich ist das eine der traurigen Konsequenzen des Trauerverbots, das seit Ende des Zweiten Weltkriegs auf den Deutschen lastet. In unserer Gedenkkultur nehmen wir uns immer weniger wichtig.

Wir sollten damit beginnen, unsere versäumte Trauer nachzuholen. Die heute in vielen Kreisen so modische Empfehlung, im Hier und Jetzt zu leben und den Blick zurück zu vermeiden, halte ich für eine Spätfolge jener Auffassung, die viele Deutsche über Jahrzehnte emotional gefesselt hat. Die Einteilung in Täter und Opfer hat uns ebenso wenig weitergebracht wie das Tabu, unser Leiden zu benennen. Die Vergangenheit ist nicht wirklich vergangen.

Sie prägt uns weiter. Nichts ist vorüber. Wir müssen die Stabübergabe des Unaufgearbeiteten endlich unterbrechen. Sonst werden wir uns, sarkastisch gesagt, aus Angst vor dem Tod umbringen.

Mir geht es um den aktiven Versuch, das Schweigen in den mehrfach traumatisierten deutschen Familien zu beenden. Durch Hinschauen, durch Anschauen, durch zugewandtes Interesse. In Momenten, in denen diese Öffnung gelingt, kann Heilung beginnen. In solchen Prozessen werden die Ausgeschlossenen, die Leidenden, die nicht Gewürdigten, die nicht Gesehenen über authentische Gefühle ins eigene System hereingeholt. Das führt zu großen Erschütterungen beim Einzelnen, aber anschließend kann endlich auch die Liebe wieder fließen. Denn das ist entscheidend: Liebe fließt dorthin, wo vorher Distanz und Unterbrechung vorherrschten.

Wir sind alle miteinander verbunden. Die Informationen über die nicht Gekannten und Abwesenden stecken in uns. Wenn wir uns ihnen widmen und um ihr Schicksal trauern, sie in Liebe unserem inneren Familienbild hinzufügen, wird uns auch ihre Kraft geschenkt. Sie gehören alle dazu. Auch die, die Schlimmes getan haben. Das für uns Schädlichste, was wir tun können, ist, jemanden aus dem Familiensystem auszugrenzen – besonders dann, wenn das unserer moralischen Überheblichkeit und Besserwisserei geschuldet ist.

Unsere emotionale Unfähigkeit zu trauern war von außen diktiert, ein Trauerverbot. Unsere Scham tat das Übrige. Nur um die fremden Opfer durften wir trauern. Dieser fatale Zustand hat uns bis heute daran gehindert, ein freieres und selbstbestimmteres Leben zu führen, als Individuum und als Gemeinschaft. Bis heute hat das Trauerverbot uns verwehrt, uns und unsere Vorfahren zu lieben, und es hindert uns, neue Generationen entstehen zu lassen. Es ist längst an der Zeit, diese Hintergründe zu beleuchten. Es ist noch nicht zu spät.

2. Kapitel

Ohne Wurzeln keine Flügel

Warum wir unsere Familiengeschichte kennen sollten

Jedes Volk ist eine Schicksalsgemeinschaft. Die Taten und Erfahrungen der Vorfahren prägen das Selbstverständnis jedes Einzelnen, mag er sich nun mit seiner Herkunft identifizieren oder nicht. Die Deutschen bilden da keine Ausnahme. Kaum ein Volk jedoch hadert derart mit seiner Vergangenheit wie wir. Denn es ist zweifellos ein ambivalentes historisches Erbe, das wir antreten. Vor allem die inneren Verwüstungen des vergangenen Jahrhunderts wirken weiter.

Wohl jeder sehnt sich nach einem gelingenden Leben, und doch fällt es heute immer mehr Menschen schwer, diesem Ideal nahezukommen. Man kann inzwischen von massiven Problemen sprechen, und sie wiegen weit schwerer, als man annehmen möchte. Von leichten Auffälligkeiten kann leider keine Rede sein. Es sind vielmehr Zeichen psychischer Defekte, die auf schwere Traumatisierungen schließen lassen.

Die Leiden der Kriegskinder

Wir betrachten in Deutschland heute mehrere Generationen, die direkt und indirekt durch den Krieg beeinträchtigt sind. Als Kriegsgeneration bezeichnet man jene Generation, die den Zweiten Weltkrieg im Erwachsenenalter erlebte – etwa als Soldaten oder auch als Widerstandskämpfer –, deren aktive Zeit in diese Phase fiel. Sie haben Leid erlitten und Leid verursacht, etwa 6,8 Millionen Menschen dieser Generation starben. 1,3 Millionen Angehörige der Kriegsgeneration werden bis auf den heutigen Tag vermisst. Die Überlebenden blieben zurück als Witwen und Waisen.

Es schließt sich die Generation der Kriegskinder an, die zwischen 1930 und dem Ende der Vierzigerjahre geboren wurden. Sie haben als Kinder die Bombennächte erlebt, spürten die Ängste der Eltern und Großeltern, auch die Angst vor den Repressalien der Nazis. Viele von ihnen wurden Zeuge von Vergewaltigung ihrer Mütter und älteren Schwestern, vom oft gewaltsamen Einmarsch der Sieger, litten Not und Hunger.

Eine besondere Generation sind die Jahrgänge, die in den Fünfzigerjahren geboren wurden, die Nachkriegskinder. Ich hebe sie deshalb besonders hervor, weil oft verkannt wird, wie intensiv sie noch unter den Folgen des Krieges litten. Typisch für diese Generation ist, dass sie mit einer »kalten Mutter« aufwuchs, die unter dem Schock des abrupten Verlusts von Vätern, Onkeln, Brüdern, Verlobten stand. Diese Mütter waren oftmals emotional unzugänglich, verfangen in ihrem eigenen Schmerz. Ihre Väter hatten den Krieg zwar überlebt, aber häufig äußerlich und innerlich verwundet und traumatisiert. Die Ehen waren vielfach problematisch. Die Männer rangen um die während des Krieges verloren gegangene Autorität, als die Frauen allein für die Familie gesorgt hatten. Damals durften Frauen ohne Erlaubnis des Ehemanns nicht einmal ein Arbeitsverhältnis eingehen. In diesem Spannungsfeld, häufig zwischen Trümmergrundstücken, wuchsen die Nachkriegskinder auf, oft bis an die Grenzen des Erträglichen unverstanden, vereinsamt und mit einem Schlüssel um den Hals, weil beide Eltern voll berufstätig sein mussten.

Erst seit wenigen Jahren beschäftigt man sich damit, welche Folgen der Krieg für die unterschiedlichen Generationen hat und wie weit der Einfluss reicht – bis hin zu den sogenannten Kriegsenkeln. Sie sind die Kinder der Kriegskinder. Die meisten von ihnen wurden in den Sechziger- und Siebzigerjahren und bis heute geboren. Im Laufe meiner therapeutischen Arbeit habe ich mir ein Bild machen können, welche Symptome die Kriegsenkel aufweisen: Erfolglosigkeit im Beruf, Bindungsstörungen, unkontrollierbare Wutausbrüche, freiwillige oder unfreiwillige Kinderlosigkeit, Arbeitswut und Daueranspannung. Sie tun sich schwer damit, die Fülle des Lebens anzunehmen.

Ihre Eltern, die Kriegskinder, hatten es zweifellos schwer gehabt. Sie wurden ausgebombt und vertrieben, verloren nahe Angehörige. Hunger und Armut bestimmten ihren Alltag. Entsetzliche Szenen von Demütigung und Gewalt belasten, oft verdrängt, bis heute das Unbewusste. Wenn überhaupt über das Erlebte gesprochen wurde, dann mit einer eigentümlichen emotionalen Distanz. Kaum jemand aus der Kriegsgeneration zeigte offen seine Verzweiflung, weil jedes Eingeständnis von Schwäche ihn im Kern bedroht hätte. Wer seelisches Leid allzu freimütig zeigte, galt in der Nachkriegszeit als Schwächling oder gar als Simulant. Er gefährdete die Aufbauanstrengungen der anderen. Auf Verständnis für innere Nöte konnte man unter diesen Bedingungen nicht rechnen.

Professionelle Hilfe gab es kaum. Die Hausärzte verschrieben nach dem Krieg nahezu flächendeckend diazepamhaltige Medikamente wie Valium, das bei Spannungs- und Erregungszuständen, Nervosität sowie Angststörungen angewendet wird. Viele Eltern wurden von ratlosen Medizinern in eine lebenslange Medikamentenabhängigkeit verführt. Hätte ihnen jemand gesagt, dass ihre Seele behandlungsbedürftig sei, so hätten sie darauf mit heftigen Abwehrreflexen reagiert. Die Psychologie war der Naziideologie zufolge ohnehin eine »jüdische Scheinwissenschaft«, wie mit antisemitischem Ressentiment behauptet wurde. Außerdem galt die Existenz seelischer Probleme immer noch als verdächtig, da im

Dritten Reich geistig Behinderte als »unwertes Leben« geächtet und im Rahmen des Euthanasieprogramms mitleidlos getötet worden waren. Lieber hielt man sich für gesund und stritt jede psychische Deformation ab.

So entstand der Mythos des unzerstörbaren Deutschen, ganz im Sinne des Propagandawahlspruchs der Hitlerjugend: »Zäh wie Leder, schnell wie Windhunde, hart wie Kruppstahl«. Ein Deutscher hatte keine Schwächen zu haben, hatte überlegen zu sein, stets gewappnet für extremste Herausforderungen. Die Durchhalteparole »Augen zu und durch« galt auch nach dem Krieg als probates Mittel, das tägliche Leben zu meistern und Existenzängste zu überwinden.

Die Vorstellung, dass ein normaler Mensch Erlebnisse, wie sie zum Krieg, zu Diktaturen gehören, folgenlos verarbeiten kann, hat sich bis auf den heutigen Tag erhalten. Als es kürzlich in einer Talkshow um die Behandlung traumatisierter Afghanistan-Heimkehrer ging, wurde ein prominenter Bestsellerautor und Teilnehmer des Zweiten Weltkriegs um seine Stellungnahme gebeten. Er äußerte lapidar, dass Krieg zu einem Männerleben nun mal dazugehöre. Da gebe es nicht viel zu jammern. Sein Vater und er hätten schließlich auch keinen Schaden davongetragen. Dass er kinderlos geblieben war, seine Ehefrau alkoholkrank ist, dass er außerdem eine deutlich narzisstische Persönlichkeitsstörung aufweist – all das hat seiner Meinung nach nichts mit seinen Kriegserlebnissen zu tun.

Unwissenheit und Ignoranz zählen immer noch zu den häufigsten Ursachen der Verdrängung. Sie unterbinden eine Aufarbeitung, die diesen Begriff verdient. Bis vor knapp zehn Jahren herrschte selbst in der Therapieszene die Ansicht, dass Kriegskinder keine psychischen Deformationen davongetragen hätten. Schließlich seien sie nur Kinder gewesen, hätten das Erlebte lediglich als aufregendes Spektakel wahrgenommen und einfach weggesteckt. Scheinbar war ja auch alles in bester Ordnung. Die

Kriegskinder funktionierten bestens in den Zeiten des Wiederaufbaus. Ihr Leistungsethos war ungewöhnlich hoch. Momente des Innehaltens gab es nicht, und die ließ der Existenzkampf der Aufbaujahre ja auch gar nicht zu.

Dabei spiegeln sich die Traumata der Nation in unseren Beziehungen wider: in den Beziehungen zu uns und den Beziehungen zu anderen, in unserem Selbstbild und in unserem Weltbild, in der Beziehung zu unserem Körper. Bei der posttraumatischen Belastungsstörung wird das einstige Leid durch Erinnerung lebenslänglich zur ständigen Bedrohung. Die Betroffenen sind nicht mehr dieselben. Sie finden keine Ruhe mehr, können keine Nähe mehr zulassen.

In den Familien, in denen beispielsweise Flächenbombardements überlebt wurden, wird oft noch geschwiegen. In ihren Kindern und Enkeln wird das Erlebte, das sie nicht auszusprechen vermögen, zum sichtbaren Leid. Auf die leidenden Eltern haben viele mit Abkapselung, Wut und Distanzierung reagiert. Dabei hatten sie wiederum Schwierigkeiten, ihr Selbst, ihre eigene Identität zu entwickeln. Ich verstehe, warum Kinder von Traumatisierten sich von ihren Eltern zurückziehen. Das bedeutet nicht, dass sie sie nicht lieben oder nicht verstehen wollen. Aber sie schrecken davor zurück, das elterliche Leben mit seinem Unglück zu wiederholen. Sie haben Angst, deren Schicksal zu dem ihren zu machen, ihre Ängste in sich zu fühlen. Nicht selten hilft ihnen nur die »Elternaustreibung«, über die Bernhard Schlink in seinem Essay *Vergangenheitsschuld* schreibt. Bei den Kindern der Opfer könne das »bis zur Aufkündigung des Verständnisses und der Liebe gehen«. Das gilt in gleicher Weise für die Kinder von Tätern wie auch für Ehepartner von Traumatisierten, für die die Erinnerungen des Partners zur eigenen Folter werden.

Die Schrecken des vergangenen Jahrhunderts beschweren und belasten die Betroffenen bis zum heutigen Tage – besonders jetzt, da die Kriegskinder seit einigen Jahren ins Pensionsalter kommen. Sie befinden sich in einer Lebensphase, in der alles, was ihnen jahrzehntelang Halt gab, sukzessive wegbricht: der Beruf, nahe Verwandte, Freunde, vertraute Aktivitäten. Gleichzeitig wird ihre mentale Abwehr schwächer. In der Stille des Alters steigen vergessen geglaubte Erinnerungen hoch und werden übermächtig. Die Furcht, jahrzehntelang verdrängt, kehrt zurück. Aus der Demenzforschung ist bekannt, dass alte Menschen dann ihren Ängsten ausgeliefert sind. Sie wähnen sich wieder im Krieg, wollen fliehen und geraten in Panik, weil überwältigende, unerträgliche Gefahren sie wieder packen.

Vor Kurzem las ich die Schilderung einer Altenpflegerin über die Folgen von Kriegsgewalt, Flucht, Vergewaltigung und Vertreibung. Sie berichtete, dass schlimme Erfahrungen bei alten Frauen plötzlich wieder aufbrechen und im Pflegealltag zu einem bedrückenden Problem werden. Man schätzt, dass allein beim Einmarsch der Roten Armee etwa zwei Millionen deutsche Frauen vergewaltigt wurden – die größte Massendemütigung der Weltgeschichte, wie der englische Publizist Antony Beevor schreibt. Im Alter, fast ein Menschenleben später, wird die lange verdrängte Gewalterfahrung wieder bewusst. Die Schrecken der Flucht, der Bombenhagel, die brennenden Städte, der Feuersturm stehen den Greisinnen vor Augen.

Ältere Männer dagegen werden von ihrer Kriegsvergangenheit eingeholt. Der Vater einer Bekannten, der wegen seiner Alzheimer-Erkrankung in einem Heim untergebracht war, wies die Schwestern wiederholt an, sie sollten ihm rasch seine Uniform bringen. Die Russen stünden vor der Tür, rief er voller Panik. Es war unmöglich, ihn von dieser Zwangsvorstellung zu befreien. Zu gegenwärtig war das Erlebte, zu real der Schrecken.

Die Universität Greifswald stellte vor Kurzem eine Studie vor, die den Titel »Posttraumatsiche Belastungsstörungen als Spätfolge von Kindheiten im Zweiten Weltkrieg« trägt. Darin wurde untersucht, wie sich die Traumata des Krieges im hohen Alter auswirken. Das Zahlenmaterial der Studie macht nachdenklich. 40 Prozent der sogenannten »Spätkriegskinder« des Jahrgangs 1945, 30 Prozent der »Frühkriegskinder« des Jahrgangs 1935 und 20 Prozent der Nachkriegskinder des Jahrgangs 1955 zeigen seelisch bedingte Erkrankungen.

Die Gesundheitswissenschaftlerin Heide Glaesmer, Mitarbeiterin der Abteilung für Medizinische Psychologie und Medizinische Soziologie am Universitätsklinikum Leipzig, stützt sich in ihrer Habilitationsschrift auf Zahlen aus eigenen Erhebungen. 12,2 Prozent der Älteren seien von posttraumatischen Störungen betroffen, etwa zweieinhalb Millionen Menschen. Sie leiden an Depressionen, Schlafstörungen, Schreckhaftigkeit, Konzentrationsschwierigkeiten, sozialem Rückzug. »Die Untersuchungen machen deutlich«, so Glaesmer, »dass der Krieg nicht mit dem Friedensschluss endet, sondern noch Jahrzehnte in den Beteiligten nachwirkt.« Körperlich zeigte sich ein deutlich erhöhtes Risiko von Herz-Kreislauf-Erkrankungen, Rheuma und anderen Leiden. Erkrankungen der Herzkranzgefäße, Bronchitis und Schlaganfälle sind in dieser Gruppe dreimal häufiger zu beobachten.

Die Autorin Sabine Bode, die sich schon länger mit der Problematik beschäftigt, nennt weitere Zahlen: »Acht bis zehn Prozent der älteren Menschen in Deutschland sind aufgrund ihrer erlittenen Traumata seelisch krank«, stellt sie fest. »Zum Vergleich: In der Schweiz, ein Land ohne Krieg, sind es in den entsprechenden Jahrgängen nur 0,7 Prozent.« Der Psychoanalytiker Michael Ermann schätzt, dass ein Viertel der zwischen 1933 und 1945 Geborenen »in seinem psychosozialen Lebensgefühl eingeschränkt« ist. Und nicht nur die Seele bewahre die Kriegserfahrungen unauslöschlich auf, auch der Körper tue es. An einem eindringlichen Beispiel erläutert Ermann dieses Phänomen: »So gibt es heute ältere Menschen, die an einem sonnigen Septembernachmittag auf das Brummen eines Flugzeugs mit Panik reagieren, ohne zu wissen, warum. Ihre Erinnerung an die Flieger im Krieg ist längst verblichen, und doch reagiert der Körper.«

Ermann spricht hier vom »Körpergedächtnis«, das frühere Erregungszustände speichert und bei ähnlichen Bedingungen reaktiviert. Dann können spontan wieder Schmerzen ausgelöst werden, wie bei dem sechzigjährigen Patienten, der nach dem Verlust seines Betriebs und seiner Familie unter unerträglichen Kopfschmerzen litt. Als Ermann erfuhr, dass der Patient als Einjähriger seine ganze Familie bei einem Bombenangriff verloren hatte, wurde ihm die Ursache klar.

Viele derer, die in den Jahren des Krieges oder kurz danach geboren wurden, haben bis heute an traumatisierenden Erinnerungen zu tragen. Ich würde Demenz deshalb als innere Flucht bezeichnen, als einen Rückzug des Ichs aus der Welt der Sinneseindrücke, als eine Flucht aus dem Körper in den Nebel, der sie für die Außenwelt nicht mehr erreichbar sein und diese erlösend verschwimmen lässt.

Wenn die Erinnerungen zu belastend werden und die Umgebung weder nachfragt noch Verständnis aufbringt, ist Demenz gewissermaßen der letzte Ausweg. Demente sind wieder und wieder, sind immer noch auf einer Flucht, die sich unendlich fortsetzt. Ihr Leid ist unübersehbar. Sie sollten auf Empathie, auf einfühlsames Verständnis setzen dürfen, da die Gründe ihrer Angstvorstellungen ja auf der Hand liegen. Im Pflegealltag geht man bis jetzt kaum darauf ein. Das Personal ist nicht dafür geschult, und es fehlt an Zeit, diese Störungen durch Gespräche aufzufangen. So setzt sich das Leid der Betroffenen fort, die unverstanden und unerlöst ihren Traumata ausgesetzt sind.

Das Erbe der Kriegskinder und Kriegsenkel

Weitgehend unbekannt ist, welche Schäden auch die nächste Generation davongetragen hat. Noch wird wenig darüber gesprochen, in welch dramatischem Ausmaß Kriegskinder ihre Erfahrungen und Verletzungen vererbten. Ihre Verdrängungsstrategie führte nicht nur zu einer harten, von Disziplin und Leistungsdruck geprägten Haltung sich selbst gegenüber, sondern beeinflusste auch die Erziehung ihrer Kinder. Bekanntlich sind die ersten vier Jahre eines Menschen entscheidend für seine spätere seelische Gesundheit. Doch die Kriegsgeneration konnte die Voraussetzungen für eine gesunde psychische Entwicklung ihrer Kinder oft nicht erfüllen. Diese Eltern hatten weder die Kraft noch die innere Stabilität, ihren Kindern zu geben, was nötig war, um sie zu seelisch intakten Menschen heranwachsen zu lassen. Vor allem plagte sie die Scham, und so konnten sie sich ihren Söhnen und Töchtern nicht mitteilen.

Eine gläserne Wand lag zwischen Eltern und Kindern. Und der politische Mainstream bestätigte das Schweigen. Nur nicht dran rühren, lautete der Appell, nur nicht erzählen, was geschehen ist. Gerade das Unausgesprochene aber vererbt sich weiter und prägt das Leben der Nachgeborenen. Kriegsenkel fühlen sich häufig wertlos. Sie haben Schuldgefühle, wenn es ihnen gut geht, und führen oftmals unbewusst ihr eigenes Scheitern herbei. Nicht selten hegen sie übertriebene Selbstzweifel. Ihr Selbstvertrauen liegt brach. Zum Teil finden sich die Gründe dafür in ihrer Kindheit, in ihren Biografien, zum Teil handelt es sich um Belastungen, die unbewusst von den Eltern übernommen wurden.

Das Kind eines Kriegskinds ist also nicht minder betroffen als das Kriegskind selbst. Die Kriegsenkel jedoch sehen keinerlei Zusammenhang zwischen ihren Problemen und den Erfahrungen der Eltern. Die meisten halten es für persönliches Versagen, wenn sie nicht zurechtkommen. Sie schämen sich, dass sie es nicht schaffen, ein normales Leben zu führen, und mutmaßen, dass sie Außenseiter seien, alleingelassen mit ihren Defiziten. Daher suchen sie in sich selbst die Quelle ihrer Beschwerden und verzweifeln oft daran.

Im familiären Umfeld nimmt man ihre Symptome ohnehin nicht ernst. Das Verhalten insbesondere vieler Eltern zeigt wiederkehrende Reaktionsmuster, mit denen sie bereits ihre eigenen Nöte verdrängten. Meine Klienten klagen oft darüber, dass die Eltern ihre Not nicht erkennen könnten und schon gar nicht anerkennen wollten. Alles werde vielmehr kleingeredet, abgewehrt: »Mein Gott, heutzutage haben aber auch alle Leute Probleme! Worüber du dich beschwerst! Was hast du denn schon erlebt? Du hast doch gar nichts aushalten müssen! Nimm doch nicht alles so schwer! Schau dir mal unser Leben an! Und, haben wir gejammert? Wir haben die Ärmel hochgekrempelt und getan, was getan werden musste. Wir haben es auch geschafft, und gerade du hast davon am meisten profitiert. Vielleicht bist du einfach nur zu faul, dich genauso anzustrengen. Lass dich nicht immer so hängen!«

Viele Kriegsenkel fallen ihren Eltern mit ihren unlösbar erscheinenden Dauerproblemen, ihrer Zwanghaftigkeit und ihren Depressionen auf die Nerven. Oft stehen sich Kriegskinder und Kriegsenkel verständnislos gegenüber. Und wieder kehrt Schweigen ein in die familiären Beziehungen. Wer schon das eigene Leid nicht artikulieren konnte, gesteht es noch weniger seinen Kindern zu. »Weil nicht sein kann, was nicht sein darf«, um Christian Morgenstern zu zitieren.

Ablehnung der »Tätereltern«

Eher selten wird Ursachenforschung in der Familie betrieben. Wie auch? Unser Selbstverständnis definiert sich zunehmend jenseits der Familie. Die Herkunft wird weit geringer geachtet als die Gegenwart mit ihren Wahlverwandtschaften aus Freunden und Bekannten. Viele finden ihre Eltern peinlich und anstrengend. Immer mehr Menschen erklären rundheraus, sie hätten mit ihrer Familie abgeschlossen oder allenfalls losen Kontakt.

Diese sehr deutsche Haltung hat eine Geschichte, deren Anfänge in die sogenannte Wirtschaftswunderzeit reichen. Viele Jugendliche rebellierten damals gegen ihre »Nazieltern«, warfen ihnen Mitläufer- oder gar Mittäterschaft vor und grenzten sich konsequent ab. Vor allem Anhänger der Studentenbewegung propagierten den radikalen Bruch mit der Elterngeneration. Zu schwer wog der Vorwurf, diese habe menschlich und politisch versagt. Mit großem Nachdruck versuchte die erste Nachkriegsgeneration, für ihre Zeit eine moralische »Stunde null« anzusetzen, die 1945 nicht stattgefunden habe. Ein Klima der Verdächtigung breitete sich aus. Das grundsätzliche Misstrauen gegen die Eltern vergiftete familiäre Beziehungen. Familie wurde zum Synonym für einen Kampfplatz, auf dem es letztlich nur Verlierer gab. So zerbrachen viele Familien und ließen abgewiesene Eltern und selbstgerechte Kinder zurück.

Als ich in den Siebzigerjahren in Frankreich studierte, war ich beschämt, wie selbstverständlich dort große Familienfeste gefeiert wurden. Alle saßen zusammen an einer Tafel, es wurden Anekdoten erzählt, man lachte viel. Ich kannte so etwas nicht. Stattdessen hatte ich die Entfremdung kennengelernt, das Unbehagen, sich als Teil einer Familie zu fühlen, in der es nicht warm, heiter und vertrauensvoll zuging, sondern gehemmt, voller unausgesprochener Probleme. Auch meine Eltern hatten sich wie selbstverständlich darüber ausgeschwiegen, warum sie nur insgeheim trauerten und daher keine Nähe zulassen konnten.

Heute ist das familiäre Band so locker wie nie zuvor. Nicht zuletzt die geforderte Mobilität der Arbeitswelt reißt Eltern und Kinder auseinander. Doch das ist eher eine oberflächliche Betrachtung.

Ganz allgemein wird in den Familien über Small Talk hinaus immer weniger miteinander gesprochen. Das sogenannte »family story telling«, eine wichtige kulturelle Technik der Selbstvergewisserung, unterbleibt. Als Verlust wird das nicht wahrgenommen, eher als Errungenschaft von Freiheit und Selbstbestimmung.

Was dabei verloren geht, ist das essentiell wichtige Wissen um die Wurzeln. Viele haben nie erfahren, was sich in ihren Familien zugetragen hat, sei es in der Eltern- oder in der Großelterngeneration. Zum Schweigen der Kriegskinder gesellt sich daher heute das Desinteresse für die Familiengeschichte. Das ahistorische Denken im Privaten ist längst soziale Realität, ebenso wie das Verstummen der familiären Erzählkultur. Angesichts der vielen tragischen Vorkommnisse, die sich in deutschen Familien während des Zweiten Weltkriegs zugetragen haben, ist diese Unwissenheit fatal. Kommen Klienten in meine therapeutische Praxis, beziehen sie ihre Beschwerden allein auf sich selbst. Nie kämen sie auf die Idee, dass Vorfälle innerhalb des Familienverbands Ursache ihrer Leiden sein könnten.

Ein bekannter deutscher Publizist sagte kürzlich, als er von meinem Thema erfuhr: »Stimmt. Ich habe sicherlich mehr als hundert Bücher über Hitler gelesen, aber die Tagebücher und Briefe meines Großvaters, der in der Ukraine am Don eingesetzt war, habe ich nicht gelesen.« Er dachte kurz nach. »Das habe ich meinem Vater nicht antun können«, fuhr er fort. »Er ist inzwischen achtundsiebzig Jahre alt und wirkt, offen gestanden, wie ein traumatisiertes Kleinkind.«

Folgen der Traumatisierung

Das Alter der Kriegsenkel – also der Kinder der um die Zeit des Zweiten Weltkriegs Geborenen – schwankt zwischen dreißig und fünfzig Jahren. Äußerlich führen sie ein weitgehend unauffälliges Leben. In meine Praxis kommen sie meist wegen eines vorgeschobenen Grundes. Es geht zum Beispiel um eine Ehekrise, um ein Coaching in beruflichen Fragen oder um eines der Symptome, die immer mehr Menschen beeinträchtigen: seelische Verstimmungen bis hin zu Depressionen, Ängste, Blockaden, Schamgefühle, Selbstmordfantasien, psychosomatische Krankheiten oder schwere Erkrankungen wie Rheuma, Krebs oder Multiple Sklerose.

In der therapeutischen Arbeit entpuppen sich die Beschwerden in der Regel als Auswirkungen verdrängter elterlicher oder großelterlicher Lebensthemen. Es bedarf allerdings einer intensiven Beschäftigung mit der Familiengeschichte, um sie ins Bewusstsein zu heben. Oft ist es erschütternd, welche Verbindungslinien dabei ans Licht geraten. Ich möchte an dieser Stelle ein typisches Beispiel schildern, das zeigt, wie stark selbst weit zurückliegende Ereignisse aus früheren Generationen nachwirken.

Eines Tages lernte ich eine Psychologin kennen, die in einem multinationalen Unternehmen für die innerbetriebliche Persönlichkeitsentwicklung der Mitarbeiter zuständig war. Ihr fiel es zunehmend schwer, adäquat mit dem Leid von Frauen umzugehen. Irritiert stellte sie fest, dass sie dabei schnell an eine Grenze geriet, begriff aber nicht, warum. Hin und wieder veranstaltete sie Gruppenseminare, die nur für weibliche Betriebsangehörige konzipiert waren. Die Frauen kamen aus allen Bereichen des Betriebs. Sobald sich die Psychologin auf deren Geschichten einließ, wurde sie schwermütig, und eine tiefe Erschöpfung erfasste sie. Manchmal lag sie nach ihren Seminaren tagelang im Bett. Erklären konnte sie sich nicht, warum die Beschäftigung mit den Themen der Frauen sie derart auslaugte. Hatte sie etwa nicht genügend professionelle Distanz? Machte sie etwas falsch?

In einer Supervisionsgruppe unter Kollegen nahm sie sich des Problems an. Bei genauerer Betrachtung stellte sich heraus, dass es in ihrer Familie schweres Frauenleid gab, das nie thematisiert worden war. Auf Nachfragen erfuhr die Psychologin, dass ihre Großmutter am Kriegsende mehrfach von Russen vergewaltigt worden war. Dieses unausgesprochene, nie bearbeitete Frauenschicksal in der eigenen Familie wurde ihr wieder schmerzlich gegenwärtig, sobald sie als Gruppenleiterin mit vergleichbaren Geschichten von Mitarbeiterinnen konfrontiert wurde. Das machte es für sie so erschöpfend, sich mit dem Leid von Frauen zu beschäftigen.

Dies ist kein Einzelfall. Ich veranstalte regelmäßig Seminare, in denen es um gestörte Körpergefühle von Frauen geht. Manche haben Essstörungen, andere sind unfähig, sexuell befriedigende Beziehungen zu leben. Häufig lässt sich ein Zusammenhang mit Müttern und Großmüttern herstellen, die im Krieg oder auf der Flucht vergewaltigt wurden. Vergewaltigungstraumata vererben sich unerkannt über Generationen weiter, sodass sogar ganz junge Mädchen heute davon betroffen sind, Mädchen, die an Magersucht und Bulimie leiden, sich selbst verletzen und Angst vor körperlicher Nähe haben.

Übertragung von Traumata

Wie aber findet die Übertragung statt? Auf einer pragmatischen Ebene werden Erfahrungen eher unterschwellig kommuniziert. Wurde die Großmutter beispielsweise auf der Flucht vergewaltigt, so musste sie nicht davon erzählen, um ihr negatives Männerbild weiterzureichen. Es genügte schon, dass sie in kleinen Bemerkungen abfällige Einschätzungen von Sexualität vermittelte. »Männer wollen immer nur das eine« ist solch ein Satz. Der Subtext lautet: »Männer sind brutal. Sie wollen ihren Spaß, Frauen aber macht Sexualität keine Freude. Also vermeide nach Möglichkeit jede sexuelle Begegnung. Und wenn es doch dazu kommt, lass es eben über dich ergehen.«

Dass auch Frauen »das eine« wollen könnten, wird implizit ebenso abgestritten wie die Lust, die sie dabei empfinden könnten.

Eine Klientin beispielsweise überlieferte den angeblich launigen Ausspruch ihrer Mutter: »Wenn dich die bösen Buben locken, bleibt zu Hause und stopf Socken.« Hier die bösen Buben, dort die braven Mädchen, die geduldig Hausarbeit verrichten – solche Bilder sind wirkmächtig und beeinflussen nachhaltig eine Einstellung zur Sexualität, die als böse gebrandmarkt ist. Als Therapeutin frage ich daher oft die typischen Sprüche und Merksätze ab, die in einer Familie kursieren. Sie geben zuverlässig Hinweise auf die dahinterliegenden Erlebnisse, ohne dass explizit darüber gesprochen wurde.

Auch Verhaltensmuster gehören in die Kategorie der beiläufigen Übertragungen. Wenn etwa die Mutter in Gegenwart ihrer pubertierenden Tochter das Fernsehprogramm wechselt, sobald sich ein Filmpaar küsst, hat das unmittelbare Auswirkungen. Sie könnte die Szene schließlich auch mit dem Seufzer kommentieren: »Sieh doch, wie schön.« Stattdessen vermittelt sie das Gefühl, dass solche Dinge peinlich seien. Sie löscht das Bild der Zärtlichkeit, als habe es keine Berechtigung und als dürfe man sich nicht an ihm erfreuen. Unzählige Frauen sind mit solchen Gehemmtheiten ihrer Eltern aufgewachsen, ohne sich dessen bewusst zu sein.

Warum aber sind Familienangehörige selbst über große zeitliche und geografische Entfernungen hinweg schicksalhaft miteinander verbunden? Warum sind es zuweilen Vorkommnisse aus weit zurückliegenden Generationen, die vielen Nachkommen zu schaffen machen?

An der Beantwortung dieser Frage arbeiten mittlerweile Wissenschaftler unterschiedlichster Forschungsdisziplinen. Pionierarbeit leistete die Quantenphysik, die sich mit Informationstransfers beschäftigt. Inzwischen widmet man sich an einigen Max-Planck-Instituten dem Thema. Unter anderem forscht Hans-Peter Dürr, Träger des Alternativen Nobelpreises, an der Schnittstelle von Geist und Materie. In einem Interview betonte Dürr: »Im Grunde gibt es Materie gar nicht. Jedenfalls nicht im geläufigen Sinne. Es gibt nur ein Beziehungsgefüge, ständigen Wandel, Lebendigkeit. Primär existiert nur Zusammenhang, das Verbindende ohne materielle Grundlage. Wir könnten es auch Geist nennen. Etwas, was wir nur spontan erleben und nicht greifen können. Materie und Energie treten erst sekundär in Erscheinung – gewissermaßen als geronnener, erstarrter Geist.« Es scheint also eine geistige Ebene von Informationsübertragungen zu geben. Eine bestimmte Art des Vorgehens in der Familienaufstellung wird ganz in diesem Sinne »Aufstellung des Geistes« genannt.

Zunehmend gewinnt die These Beachtung, dass Erfahrungen im Erbgut gespeichert werden. Schon der französische Biologe Jean-Baptiste Lamarck hatte im 18. und beginnenden 19. Jahrhundert über diese Möglichkeit spekuliert. Mittlerweile kann die Genforschung detailliert belegen, dass sich starke biografische Eindrücke tatsächlich auf der genetischen Matrix einprägen und als Information in jeder Zelle enthalten sind. Besonders Stress und schockhafte Erlebnisse verändern das Erbgut. Solche epigenetischen Prozesse werden körperlich spürbar als funktionelle, dann als organische sowie psychische Funktionsstörungen.

Der Molekularbiologe Peter Gruss, Präsident der Max-Planck-Gesellschaft, hielt über dieses Thema im Juni 2011 einen viel beachteten Vortrag. In ihm ging er auf das Phänomen der deutschen Ängste ein. Er fragte: »Liegt die Ursache der German Angst also in den Traumata, entstanden durch erlebtes Leid, aber auch durch die kollektive Schuld Nazideutschlands?« Es war eine rhetorische Frage. Am Max-Planck-Institut für Psychatrie ist man schon länger den Folgen auf der Spur, die traumabedingte Erbgutveränderungen nach sich ziehen. In Studien wurden sie beobachtet und systematisiert, sodass sich ein schlüssiges Bild ergibt: Eine genetisch vererbte Traumatisierung ist tatsächlich die Regel.

Frühe Prägungen

Was wir als gespeichertes Familienerbe in uns tragen, wissen wir meist nicht. Die Frage stellt sich daher, in welcher Weise ererbte Lebensthemen transparent gemacht werden können, selbst dann, wenn es kein bewusstes Wissen über sie gibt. Hier setzt die Familienaufstellung an. Ihr Ziel ist es, verborgene Linien offenzulegen, um sie ins Bewusstsein dringen zu lassen und für Klärung zu sorgen. Das Familienstellen ist aufgrund seiner lösenden Kraft eine nicht zu unterschätzende Methode, die auf oft verblüffende Weise verschüttetes Familienwissen erlebbar macht.

Dass ich diese Therapiemethode entdeckte, hat biografische Gründe. Mein Interesse für transgenerationelle Übertragungen von Traumata hat, wie bereits angedeutet, auch einen persönlichen Hintergrund. Ich wuchs in Hannover auf, in einer Familie, die unübersehbar vom Krieg gezeichnet war. Als mein Vater aus Russland heimkehrte, war er körperlich und seelisch ein gebrochener Mann. Er hatte ein Bein verloren und wurde zu einem leicht reizbaren, unter ständigen Schmerzen und Bitterkeit leidenden Patriarchen. Ich litt außerdem unter und mit einer depressiven Mutter, deren erster Mann, ihre große Liebe, drei Wochen nach der Hochzeit gefallen war. In der Hochzeitsnacht war sie – gerade aufgeklärt – schwanger geworden. Daher war auch meine sehr viel ältere Halbschwester traumatisiert, das Kind dieser jäh zerstörten Liebesbeziehung. Bis zur zweiten Heirat meiner Mutter war sie vaterlos aufgewachsen und hatte früh Trauer und Verzweiflung ihrer engsten Bezugsperson erleben müssen, hin und her geschoben zwischen den Verwandten der Familie, die den Krieg überlebt hatten.

Dies waren die Rahmenbedingungen meiner Kindheit, in einer fast völlig zerstörten Stadt. Natürlich hielt ich diese Umstände als Kind für normal, ich kannte ja nichts anderes. Dennoch verunsicherten mich die vielen Gebote und Verbote, die Wut, die Sorgen, die Sprachlosigkeit. Der tief in meinen Eltern verschlossene Schmerz machte sie für mich unerreichbar. Sie waren unfähig, Liebe entgegenzunehmen. Vergeblich suchte ich nach Nähe, Vertrauen, Leichtigkeit. Ich hatte das Gefühl, dass meine Eltern nicht richtig anwesend waren, konnte ihr Verhalten aber nicht einordnen, so wenig wie den Mangel an Zugewandtheit, der mich einsam machte. Der beste Schulaufsatz, den ich je geschrieben habe, lautete: »Allein in meinem Zimmer«. Ich wusste nicht einmal, welchen Platz ich im Familiengefüge hatte. Das verwirrte und erschreckte mich. Ich hatte Angst, unüberwindliche Angst.

Inzwischen habe ich oft von den ein oder zwei Generationen nach dem Krieg geborener Kinder Ähnliches gehört. Ihre Mütter hatten als junge Frauen ihre Väter, Brüder, Verlobten verloren, oder, was fast noch schlimmer war, immer noch auf deren Rückkehr gewartet. Der vergebliche Wettstreit um die Aufmerksamkeit und Liebe ihrer innerlich abwesenden und mit sich beschäftigten Eltern belastete auch das Geschwisterverhältnis vieler Nachkriegskinder schwer. Sie waren zwar ausreichend bis gut versorgt, aber seelisch nie satt geworden. Verloren und einsam wie ihre Mütter, oft vernachlässigt, wuchsen sie miteinander auf und vermuteten die entbehrte Zuwendung jeweils beim konkurrierenden Geschwisterkind.

Als Jugendliche litt ich an den typischen Symptomen zurückgewiesener Kinder: Depressionen, Dauerschnupfen, Kopfweh, Allergien, Rückenschmerzen, Darmentzündung, entzündete Knie. Es waren sich chronifizierende Krankheiten, die mit den Mitteln der Schulmedizin nicht geheilt werden konnten. Schlug doch einmal eine Therapie an, meldete sich sogleich die nächste Krankheit. Heute weiß ich, dass eine verwundete Seele Signale nach außen setzt, indem sie den Körper krank werden lässt. Auch wenn meine Beschwerden medizinisch zuweilen im Griff waren, blieb die darunterliegende Thematik bestehen. Der seelische Druck suchte sich gewissermaßen ein anderes Ventil. Deshalb blieben meine vielen Arztbesuche sinnlos.

Heute weiß ich, dass jedem Organ unterschiedliche seelische Dynamiken zugeordnet werden können. Darüber haben Autoren wie Thorwald Dethlefsen und Ruediger Dahlke eingehend geforscht. Aus Erfahrungswerten kann ich mittlerweile Vermutungen über die seelischen Konflikte anstellen, wenn ein Klient mir seine Symptome schildert. Hat jemand beispielsweise Hautprobleme wie Ekzeme oder starke Akne, vermute ich eine Abgrenzungsproblematik, da die Haut ein Abgrenzungsorgan ist. Es deutet auf Ängste hin, vielleicht auch auf den verdrängten Wunsch nach Nähe. Möglicherweise besteht eine zu enge, symbiotische Bindung an ein Familienmitglied. Liegt eine Schleimbeutelentzündung in den Knien vor, was den Klienten zu gehen hindert, ist das für mich ein Signal, dass er den eingeschlagenen Weg nicht mehr gehen will, oder, auf der symbolischen Ebene, dass es so mit ihm nicht weitergehen kann.

Die schulmedizinische Therapie sieht leider davon ab, Krankheiten als Botschaften zu deuten, und auch die Betroffenen sehen meist nur das isolierte Symptom. Jede Krankheit ist jedoch eine Aufgabe, die uns gestellt wird und die wir möglicherweise bewältigen können. Wenn die Krankheit medikamentös »bekämpft« wird, werden sich die auslösenden Konflikte einen anderen Körperteil suchen. Letztlich geht es immer um das Gleiche: Etwas will ans Licht, will gesehen und gelöst werden.

In diesem Vorgang zeigt sich ein Gesetz: das Streben nach Ganzheit. Das nicht Gesehene, das Ausgegrenzte macht krank und drängt an die Oberfläche. Offensichtlich bilden wichtige Themen, die nicht gesehen wurden, oder gar Menschen, die nicht dazugehören durften, so lange Unruheherde, bis sie integriert sind. Wir stehen immer im Dienst unseres Familiensystems, ob wir es wollen oder nicht. Besonders die Sensiblen und Feinfühligen in der Familie ziehen neuralgische Themen an sich und stellen sich als Symptomträger zur Verfügung – und zwar so lange, bis das System ausgeglichen ist. Normalerweise wissen sie nicht, dass sie in ihre familiäre Geschichte verstrickt sind. Ihre Chance auf Heilung besteht darin, genau zu erforschen, was im Hintergrund wirkt. Sonst werden sie nicht zur Ruhe kommen.

Diese Mechanismen kann ich deshalb beschreiben, weil ich das große Glück hatte, Bert Hellinger und seine Methode der Familienaufstellung kennenzulernen. Es geschah relativ spät, ich war bereits eine erwachsene Frau, verheiratet und hatte Kinder. Nach meinem zweiten Bandscheibenvorfall machte mich meine Physiotherapeutin auf ein Buch aufmerksam, das von Familienaufstellungen handelte: *Ohne Wurzeln keine Flügel* von Bertold Ulsamer. Sie erzählte mir auch von einem Aufstellungsseminar, das sie besuchen wollte. So fand ich mich wenig später in einem Seminar von Bert Hellinger wieder, an dem Hunderte von Menschen teilnahmen. Die Aufmerksamkeit im Saal war so gespannt, dass man in der Stille eine Stecknadel hätte fallen hören können.

Das Konzept der Familienaufstellung

Die Arbeit, in die Hellinger zweieinhalb Tage lang Einblick gab, war faszinierend. Auf der Bühne fanden eine Reihe von Familienaufstellungen mit Teilnehmern aus dem Publikum statt. Ich erfuhr, dass in der Methode der Familienaufstellungen die Gesetze von Systemen grundsätzlich sichtbar werden. In den Aufstellungen Hellingers konnte man das Anliegen des einzelnen Menschen in seinem relevanten familiären Kontext erkennen. Dabei war es wichtig, wie der Klient sein Anliegen formulierte, welche Themen er selbst zuließ und wie groß seine Bereitschaft war, sich zu öffnen. Sichtbar wurde dann, was sein Leid verursachte, welche Schranken sein Handeln bestimmten. Auf diese Weise gelangte man zu den Ursachen, warum sich jemand abweichend, oft sogar zerstörerisch oder selbstzerstörerisch verhielt. Während ich atemlos das Geschehen auf der Bühne verfolgte, wurde mir bewusst, dass jeder Mensch sehr widersprüchliche Persönlichkeitsanteile in sich tragen kann. Er versucht zum Beispiel, das Leid der Mutter oder des Vaters zu lindern, ist aber gleichzeitig verstrickt mit der Person, die dieses Leid verursacht hat.

Hellinger gilt als Pionier der Aufstellungsarbeit, seine Erkenntnisse sind wegweisend. Sein Konzept enwickelt er seit den Siebzigerjahren beständig weiter. Er ging davon aus, dass die Ursache vieler Störungen und Schwierigkeiten im Familienhintergrund zu suchen sind, auch dann, wenn der Klient solche Zusammenhänge von sich weist. Die Teilnehmer benötigen keinerlei Vorkenntnisse. Dennoch können sie unter guter Anleitung Aufschluss über ihr Familiensystem und über die in ihm wirksamen Vorkommnisse erhalten.

Daraufhin rekapitulierte ich meine Kindheit, auf der Suche nach dem Grund, warum ich so sehr litt. Aus heutiger Perspektive kann ich ein Resümee ziehen: Es war ungeheuer belastend, mit Eltern aufzuwachsen, die ein Leben in tiefer Depression führten. Damals war mir das nicht bewusst. Ich hatte mich einfach nicht getraut, ja, mir kam der Gedanke gar nicht, tiefer in die Geschichte meiner Eltern einzudringen und sie nach den Auslösern ihres unverständlichen Verhaltens zu fragen. Ihr hartnäckiges Schweigen schüchterte mich ein. Instinktiv spürte ich, dass ich besser nicht an alte Wunden rührte.

Die Begegnung mit Bert Hellinger veränderte mein Leben. Beeindruckt von dem ungeheuren Erkenntnisgewinn, ließ ich mich zur Therapeutin ausbilden, um mit Familien zu arbeiten und selbst Aufstellungen zu leiten. Anschließend gründete ich eine Praxis für systemische Familien-, Paar- und Einzeltherapie. Das Beiwort »systemisch« weist darauf hin, dass ich mich nicht allein mit dem

Problemträger befasse, sondern sein gesamtes Familiensystem in den Blick nehme. Von Hellinger hatte ich gelernt, dass das Wesen und die Vielschichtigkeit unserer Vorfahren – wie auch deren Erfahrungen – maßgeblich unsere Gefühlswelt und unsere Handlungsmöglichkeiten beeinflussen.

Es war der Psychoanalytiker Helm Stierlin, der der Therapie im Allgemeinen in den Sechzigerjahren einen völlig neuen Impuls gab, als er Erkenntnisse der Psychoanalyse mit der Mehrgenerationenperspektive und der Paartherapie verknüpfte. Der systemische Ansatz war damals völlig neu. Als einer der Ersten erweiterte er die Einzeltherapie und bezog das Umfeld der Klienten in die therapeutische Arbeit mit ein. Ihm war während der obligatorischen Lehranalysen aufgefallen, dass Therapien oft zum Bruch von Beziehungen führten. Deshalb suchte er nach einer Methode, die Paarbeziehungen und Familien stabilisierte, statt sie aus den Angeln zu heben. Mit einer Therapie, bei der die Familie weitgehend einbezogen war, so hoffte er, könnten sich alle Beteiligten gleichzeitig weiterentwickeln. Er wollte die Systeme in Bewegung geraten lassen, aber erhalten. Hellingers Familienaufstellungsmethode und Stierlins systemischer Ansatz ergänzten sich, und es wurde ein neuer Weg eröffnet, lösungsorientierte Gruppentherapien zu entwickeln. Sie sind heute bekannt unter dem Namen »Neue Heidelberger Schule der systemischen Therapie und Beratung«.

Erfahrungen in der Gruppe

Die Aufstellung ermöglicht dem Klienten, situativ Einsicht in seine familiäre Verstricktheit zu nehmen. Die Sitzungen finden zumeist in einer Gruppe statt. Der Klient wird vom Aufstellungsleiter gebeten, für relevante Familienangehörige – auch verstorbene – Stellvertreter aus der Gruppe zu benennen. Wichtig ist, dass

Stellvertreter für alle Schlüsselpersonen ausgewählt werden, die ihn geprägt haben: geprägt durch das, was Mütter taten, und das, was sie unterließen; durch das, was Väter sagten, und das, was sie nicht sagten; durch die Geschichten, die Großväter erzählten oder verschwiegen; durch die Liebe, die Großmütter gaben oder den Enkeln vorenthielten. So kann jeder seine individuelle Konstellation aufspüren, ihr nahekommen.

Die Stellvertreter werden vom Klienten spontan, instinktiv auf frei gewählte Positionen gestellt, von wo aus sie intuitiv in dem Beziehungsgeflecht agieren, das sich ergibt. Ihre Wahrnehmungen sind beeinflusst durch den Platz, den sie einnehmen, durch den Abstand zueinander und die Blickrichtungen. Sie bekommen weder Informationen noch Anweisungen, sondern überlassen sich ganz der entstehenden Situation. Der Therapeut greift zunächst nicht ein, sondern beobachtet lediglich, was geschieht. Sobald sich weitere wichtige Themen abzeichnen, können auch sie von Stellvertretern besetzt werden – beispielsweise Sehnsucht oder Traurigkeit, Krankheit oder Tod, Misserfolg oder Wut. Diese Themen erhalten einen Platz im System und ordnen sich meist bestimmten Personen zu. Oft tauchen während der Aufstellung auch weitere Familienmitglieder auf, die der Klient nie bewusst wahrgenommen hatte. Dann werden auch sie mit Stellvertretern besetzt.

Das Bild, das als lebende Skulptur mit Stellvertretern entsteht, lässt sich vom Aufstellungsleiter durch räumliches Umstellen und Lösungssätze Schritt für Schritt schärfen. Die Stellvertreter werden wiederholt gefragt, wie es ihnen an ihrem Platz geht, wo sie sich in Beziehung zu den anderen Stellvertretern befinden. Nach meiner Erfahrung handeln sie erstaunlich hellsichtig, als könnten sie plötzlich denken und fühlen wie die Personen, die sie darstellen. Hellinger benutzt für dieses Phänomen den Begriff des »wissenden Felds«, an dem die Gruppe partizipiert. Der englische Biologe Rupert Sheldrake hat dafür den Begriff des »morphogenetischen

Felds« geprägt. Sheldrake ist überzeugt, dass Informationen über Zeit und Raum hinweg zirkulieren und jederzeit aufgenommen werden können. Das mag ein wenig esoterisch klingen, in der Praxis aber zeigt sich, dass es dieses Feld und seine Wirkung tatsächlich geben muss. Anders ist das erstaunlich »passende« Verhalten der Stellvertreter schwerlich erklärbar. Da keiner der Teilnehmer Vorinformationen erhält, folgt jeder ausschließlich seinen spontanen Impulsen und wird auf einer unbewussten Ebene Teil des Systems, das der Klient durch sein Anliegen vorgibt. Matthias Varga von Kibéd und Insa Sparrer verwenden den Begriff der »repräsentierenden Wahrnehmung«, wenn bislang verborgene Verbindungen durch Stellverteter sichtbar werden.

Eine große Bedeutung kommt hier dem Raum zu, der von den Stellvertretern in frei gewählter Weise besetzt wird. Räumliche Beziehungen lassen bestimmte Blickrichtungen zu und verraten viel über Beziehungen. Der systemische Familientherapeut Gunthard Weber weist darauf hin, dass ohnehin »unsere Beziehungsmetaphorik zum überwiegenden Teil am Raum und an Blickrichtungen orientiert« sei, und gibt einige Beispiele: »Wir stehen uns nah«, »Sie gehen auf Distanz zueinander«, »Er steht hinter ihm«, »Sie würdigt mich keines Blickes«.

Das »wissende Feld« erzeugt ein untrügliches Gespür für familiäre Zusammenhänge, bis in körperliche Symptome hinein. Bei den Aufstellungen kommt es immer wieder vor, dass die Stellvertreter dann überraschend Reaktionen zeigen, die der Klient nur in seiner Familie erlebt hat.

Vor einiger Zeit kam eine etwa sechzigjährige Klientin zu mir. Wir arbeiteten an ihrem Herkunftssystem, und bei der Aufstellung wählte sie unter anderem einen Stellvertreter für ihren Vater. Der Stellvertreter klagte während der gesamten Gruppensitzung über eiskalte Beine bis zu den Knien. Er jammerte so sehr, dass wir ihm schließlich ein Kissen auf die Füße legten. Die Klientin saß währenddessen am Rand und beobachtete das merkwürdige Verhalten des Stellvertreters. Schließlich stand sie auf und sagte: »Ich kann es kaum glauben – mein Vater hatte auch immer ein Kissen auf den Füßen, weil er unter kalten Beinen litt!«

Manchmal werden aber auch ganz neue Dinge offenbar. Gunthard Weber schreibt dazu: »Nicht selten weist das von den Stellvertretern Gesagte über das hinaus, was der Aufstellende wissen kann. Zum Beispiel werden klare Hinweise über nachweisbare und wichtige Geschehnisse in der Vergangenheit der Familie auftauchen, die lange zurückliegen und beim Nachfragen bestätigt werden.«

Wie sind solche Übertragungen möglich, selbst bei ganz zufälligen Teilnehmern eines Seminars? Hellinger ist überzeugt, dass wir intuitiv Gefühle und Ordnungen wahrnehmen und reproduzieren können. Zugleich gebe es eine anthropologisch verankerte Sensibilität für das Gewissen und die Zugehörigkeit innerhalb einer Familie. Als Schicksalsgemeinschaft habe jede Familie ein »Sippenwissen«, das von Generation zu Generation weitergegeben werde.

Für jemanden, der keinerlei Erfahrung mit Familienaufstellungen hat, mag das eher irrational klingen. Es hat sich aber gezeigt, dass durch Aufstellungen Erkenntnisse möglich werden, die sich dann tatsächlich auf Nachfragen in der Realität bewahrheiten. Ein Beispiel mag das erhellen. Ich erinnere mich an eine nicht mehr ganz junge Frau, die vor Jahren an einem meiner Seminare teilnahm. Ihr Anliegen war ein unerfüllter Kinderwunsch. Zu ihrem großen Kummer hatte sie bereits mehr als ein halbes Dutzend Fehlgeburten gehabt, und sie fragte sich, warum sie nicht Mutter werden konnte. Bei der Aufstellung verhielt sich die Stellvertreterin einer der Großmütter auffällig aggressiv. Sie flößte der Klientin Angst ein, obwohl die reale Großmutter immer nett zu ihr gewesen war. Ich fragte, ob die Klientin Näheres erzählen könne. Alles, was sie wusste, war, dass eine ihrer Großmütter Hebamme gewesen sei.

Der Hinweis erwies sich als klärend. Hebammen nannte man

früher Engelmacherinnen. Häufig leisteten sie nicht nur Geburtshilfe, sondern nahmen auch Abtreibungen vor. Daraufhin zeigte sich eine Verbindung, die die Fehlgeburten schlüssig erklärte. Die Enkelin war offensichtlich identifiziert mit den abgetriebenen Kindern, denen die Großmutter das Leben genommen hatte. Ihre Verbundenheit mit den getöteten Kindern führte dazu, dass ihr Körper Schwangerschaften ablehnte und sie zum Verzicht auf Kinder zwang. Das Familiengewissen verbot ihr gleichsam, Mutter zu werden.

Das Motiv des Verzichts taucht in Aufstellungen außerordentlich häufig auf. Immer dann, wenn im Familiensystem ein Unrecht geschehen ist, eine ungesühnte Verfehlung oder gar eine Untat, verbindet sich ein Nachfahre damit. Diese Person versteht dann nicht, warum ihr bestimmte Dinge nicht gelingen wollen – Beziehungen zum Beispiel oder beruflicher Erfolg. Erst wenn sie erkennt, dass sie unbewusst verzichtet, lösen sich die Blockaden. Verzicht ist eine Haltung, die sich speziell bei Frauen häufig in Form von Magersucht zeigt. Diese Erkrankung ist letztlich eine Selbstabschaffung durch Hungern und Erbrechen – als wollte die Betreffende signalisieren: »Ich verzichte auf mein Leben, ich gehe wie du« oder auch »Ich gehe an deiner Stelle«. Kommen die Betroffenen in meine Praxis, kann die Ursache ihrer Erkrankung geklärt werden. Oft geht es um Abtreibungen, aber auch um Selbstmorde, vorzeitigen Tod oder Ausgrenzungen in früheren Generationen. Sobald das belastende Thema zutage tritt, kann sich der Zustand der Klientin zuweilen erstaunlich rasch bessern.

Heilung durch Aussöhnung

Familienaufstellungen, das erlebe ich seit mehr als zehn Jahren, verhelfen zu heilenden Einsichten. Sie bereiten den Weg zur Versöhnung mit allem Belastenden, indem sie den damit verbundenen

Emotionen Raum geben. Zuverlässig leitet die Aufstellungsarbeit innere und äußere Veränderungen ein. Insofern ist die Aufstellung keine Therapie, sondern erlaubt Prozesse des Bewusstwerdens. Sie stößt damit Entwicklungen an, die in Einzelgesprächen vertieft und begleitet werden können. Schritte in Richtung Lösung werden möglich, Heilung rückt näher.

Im Gegensatz zu analytischen Therapieformen nähert sich die Familienaufstellung den Lebensthemen auf tiefenpsychologische Weise. Den Unterschied zwischen analytischer und tiefenpsychologischer Therapie kann man an einem Bild erläutern. Der Analytiker fährt sozusagen mit dem U-Boot am Grunde des Meeres umher und sucht Stück für Stück nach Trümmern des gesunkenen Schiffes. Der tiefenpsychologisch arbeitende Therapeut dagegen geht am Strand entlang und schaut, was von den Trümmern des Schiffes angeschwemmt wird. Er ergreift diese Trümmer und arbeitet damit.

Man rechnet mit einem zeitlichen Rahmen von etwa zwei Jahren, in dem sich die Wirkungen einer Aufstellung nach und nach bemerkbar machen. Die Entwicklung, die ausgelöst wird, spielt sich auf körperlicher, emotionaler, intellektueller und energetischer Ebene ab. In ihrer Mehrdimensionalität ist sie als ganzheitlicher Akt der Gesundung sichtbar und fühlbar.

Ein zentrales Anliegen von Aufstellungen ist die Aussöhnung mit den Eltern. Wir können uns nur dann lieben, wenn wir unsere Vorfahren annehmen und respektieren. Gerade im vollen Bewusstsein der Versäumnisse und Verfehlungen, zu denen es in der Familie kam, kann ein Ausgleich bewerkstelligt werden. Hellinger bezeichnet das Grundprinzip dieser Aussöhnung als »Achtung vor den Mächten des Schicksals«. Angesichts der Schuld, in die im Dritten Reich viele Millionen aktiv oder passiv verstrickt waren, ist das von größter Bedeutung. Die durch Schuldzuweisungen der Nachgeborenen verbreitete Missachtung aller Mitglieder dieser

»Tätergeneration« wird ganz von selbst ins Wanken gebracht. Die Nachgeborenen, die sich gern als Richter aufspielen, können das Leben und die Taten ihrer Vorfahren besser verstehen. Während der Aufstellung können die Klienten ihre Eltern als Menschen anerkennen, die weder nur gut noch nur böse, sondern lediglich in die Schicksalsmühlen des 20. Jahrhunderts geraten waren. Das Böse wird also nicht ausschließlich dem Wesen der Eltern zugeordnet, sondern im Licht der historischen Umstände und familiären Zusammenhänge betrachtet.

Die Nachfahren werden auf diese Weise in die Lage versetzt, die vielfältigen Verstrickungen der Eltern zu erfassen. Das bedeutet keineswegs, dass nicht mehr als kriminell gilt, was einst kriminell war. Aber es ermöglicht uns, die Ebene ständigen Richtens, Verfolgens und Verurteilens zu verlassen. Wir werden frei von unserem Abgrenzungsdrang, der uns dazu verführt, uns fortwährend als bessere Menschen zu fühlen, eine Haltung, die neues großes Unrecht erzeugt. Dann werden Aussagen möglich wie: »Mein Vater ist nicht böse, er hat lediglich Handlungen begangen, die wir heute als falsch bewerten. Trotzdem bleibt er mein Vater, trotzdem kann ich ihn als einen wertvollen Menschen akzeptieren.«

Diese Aussöhnung halte ich für unumgänglich, gerade im Hinblick auf unsere problematische Geschichte. Findet dieser Wandlungsprozess nicht statt, verharren wir in Wut und Vorwurf. Unerklärliche Ängste, Hemmungen und Störungen bauen sich auf.

Das Amfortas-Syndrom

Selbstverständlich wäre es auch ein gangbarer Weg, endlich mit den Eltern zu reden, endlich die Fragen zu stellen, die man immer vermieden hat. Doch dieser Weg bleibt dem Gros der Kriegsenkel verschlossen. In der Fachterminologie spricht man vom Amfortas-

Syndrom. Es leitet sich aus der Parsifal-Legende her. Als Parsifal vor dem todkranken Amfortas steht, wagt er nicht, die eine Frage zu stellen, die Amfortas retten könnte: »Woran leidest du?« So bleibt Amfortas unerlöst.

Es geht also um ein verhängnisvolles Zusammentreffen von Schweigen und Angst. Ich bin sicher, dass viele Angehörige der Kriegsgeneration vergeblich auf die Fragen ihrer Kinder gewartet haben. Ich selber habe meinen Vater nicht gefragt, ob und wie viele Russen er seiner Meinung nach auf dem Gewissen hatte. Die Angst vor der Antwort und auch vor meinem Vater war so groß, dass ich die Frage gar nicht erst stellte. Kinder lernen rasch, heikle Punkte zu umgehen. Sie fürchten instinktiv die Abgründe, die sich auftun würden, wenn sie die Eltern zum Reden brächten. Deshalb verfallen sie in eine andere Taktik: Unbewusst tragen sie das Leid mit. Genau das tat auch ich. Mein ganzes Bestreben war darauf angelegt, es meinen traumatisierten Eltern recht zu machen, um ihnen nicht noch mehr Kummer zu bereiten. Ich wollte ihnen positive Momente schenken, sie aufheitern. Deshalb übte ich mich in Wohlverhalten. Ich war lieb und artig, bastelte und strickte mit Feuereifer, saß gerade und wusch mir den Hals, wozu ich absurderweise unablässig aufgefordert wurde. Übrigens: Seit Jahrzehnten, seit dem Tod meiner Eltern, habe ich mir meinen Hals nie wieder gewaschen.

Das Wohlverhalten, das die Angst vor dem Nachfragen begleitete, betrifft die meisten Angehörigen meiner Generation. Man möchte Dinge tun, die den Eltern gefallen, damit es ihnen besser geht. Man versucht gleichsam, als Kind eine fürsorgliche Elternrolle einzunehmen und damit die Probleme von Mutter und Vater auf die eigenen kleinen Schultern zu laden. Diese Strategie kann bis zur Selbstverleugnung gehen. Es dürfte klar sein, dass ein Kind unter solchen Umständen kein Selbstbewusstsein ausbildet und keinerlei eigene Ansprüche stellt.

Werden die Kinde älter, so verschärft sich bei manchen das

Dilemma. Dann findet die notwendige Emanzipation von den Eltern nicht statt, weil auch das erwachsene Kind nicht wagt, sich aus der Rolle zu lösen. Es fühlt sich unersetzlich. Daher fehlt ihm die Kraft, sein Leben selbst in die Hand zu nehmen, es frei zu gestalten. Das verdeckte Motiv dafür ist wiederum der Verzicht. So, wie die Eltern auf ihr Lebensglück verzichten mussten, tut es dann auch das Kind, zuweilen lebenslänglich.

Parentifizerung und Schuldgefühle

Häufig machen Kinder das Schicksal der Eltern zum eigenen Lebensmodell, im Guten wie im Bösen. Sehr wahrscheinlich wird das erwachsene Kind dann die elterlichen Traumata an die nächste Generationen weitergeben – es sei denn, es hat die Chance, im Rahmen einer therapeutischen Behandlung zu den Ursachen vorzudringen. Ich persönlich hatte mein Aha-Erlebnis während meiner ersten Psychoanalyse. Ich war 22 Jahre alt und verstand zum ersten Mal, dass ich eine symbiotische Mutterbeziehung hatte, von der ich dringend Abstand gewinnen musste. Mein Mit-Leiden ging so weit, dass ich Zahnschmerzen in der rechten Backe bekam, wenn meine Mutter mir am Telefon erzählte, sie sei am Morgen mit Zahnschmerzen in der rechten Backe aufgewacht. Offenbar wollte ich alles Leid mit ihr teilen. Ich habe vieles für meine Eltern getragen, und auch heute werden Kinder von schwachen, leidenden Eltern automatisch versuchen, für Mutter und Vater in die Elternrolle zu schlüpfen.

Lassen Sie mich diesen Mechanismus an einem Beispiel erläutern, das der Psychoanalytiker Michael J. Froese in einem Vortrag vorgestellt hat. Froese arbeitet in einer psychohistorischen Arbeitsgruppe, die dem Ostberliner Psychoanalytischen Institut angegliedert ist. Darin beschäftigt er sich mit der Aufarbeitung der

DDR-Vergangenheit, ist aber oft mit Phänomenen konfrontiert, die bis in die Zeit des Zweiten Weltkriegs zurückreichen.

Froese selbst gehört der Kriegsenkel-Generation an. Ihn interessiert, woher die Angst vor der direkten Konfrontation mit der Schuld der Eltern rührt. Auch er hat seinem eigenen Vater nie die Frage gestellt, die ihm auf der Zunge brannte: Hast du im Krieg getötet? Einer seiner Erklärungsansätze für das Amfortas-Syndrom besteht darin, dass Kinder keine Scham- und Schuldgefühle bei den Eltern auslösen möchten. Sie möchten die Eltern nicht in Verlegenheit oder in eine schwache Position bringen. Eine zweite Erklärung ist die unbewusste Angst der Kinder, dass Eltern durch negative Informationen entzaubert werden könnten. Kinder brauchen für ihre Entwicklung das Bild der wunderbaren, starken Eltern. Alles, was dieses idealisierte Bild beschädigen könnte, wird daher vermieden.

In Froeses Fallbeispiel geht es um die Tochter eines Stasioffiziers, die an Bulimie erkrankt war. Unmittelbarer Auslöser war eine sexuelle Erfahrung mit einem Dozenten gewesen. Sie hatte ihn lange von Weitem verehrt, doch nach der Liebesnacht meldete er sich nicht mehr. Die Schuld für sein Verschwinden suchte die junge Frau bei sich. Nach eigener Auskunft verfiel sie daraufhin in Selbsthass und Depressionen und begann, sich »effizient« zu erbrechen, wie es im Fachjargon heißt.

Im Laufe der Therapie wurde deutlich, dass der Kern ihrer Störung in der Beziehung zu den Eltern lag. Ihre Pubertät hatte während der Wendezeit stattgefunden, in einer Phase also, in der sie ihre Eltern verunsichert und schwach erlebte. Deren Welt stürzte mit dem politischen System zusammen. Alles, was ihnen blieb, waren die Kinder. Während eine Tochter heiratete und sich auf diese Weise der Herkunftsfamilie entzog, wurde die Klientin zur unentbehrlichen Stütze ihrer Eltern. Sie war parentifiziert, hatte also im Familiensystem die elterliche Rolle übernommen. Deshalb gelang ihr auch nicht die entwicklungsgerechte Ablösung vom Elternhaus.

Bis hierhin klingt die Geschichte der Klientin so einleuchtend, dass man sie auch ohne therapeutisches Fachwissen leicht nachvollziehen kann. Viele Kinder schwacher Eltern lassen sich funktionalisieren und werden schließlich völlig vereinnahmt. Doch an dieser Stelle weitet Froese den Blick auf die Familiengeschichte, und schon verlagert sich der eigentliche Konfliktherd in die Kriegsgeneration. Sowohl die Mutter als auch der Vater der Klientin hatten früh ihren Vater verloren. Der Großvater väterlicherseits hatte ein Konzentrationslager überlebt, verließ dann aber früh seine neu gegründete Familie. Der Großvater mütterlicherseits war durch eine Tante bei den Russen wegen seiner Nazivergangenheit denunziert worden. Aus der anschließenden Lagerhaft war er völlig verstört zurückgekommen.

Froese folgert aus diesem Familienschicksal, dass die beschädigten Vaterfiguren der Familie zum Lebensthema der Klientin wurden. Die Großväter hatten großes Leid erlebt und es an den Vater der Klientin weitergegeben. Sie fühlte nun eine moralische Verpflichtung zu unbedingter Loyalität. Den eigenen Vater zu verlassen kam daher für sie nicht infrage. Das glich einem Tabu, das zu brechen ihr aufgrund der vererbten Erfahrungen unmöglich war. Letztlich hätte sie sich in diesem Fall mit jener Tante identifiziert, die den Großvater angezeigt hatte. Daher verzichtete sie auf ein selbstbestimmtes Leben in gesunder Distanz zu ihren Eltern.

Typischerweise mied sie die Auseinandersetzung mit ihrem Vater, aus Furcht, sie könne bei ihm Aggressionen auslösen oder selbst aggressiv werden. So trug sie seine Schuldgefühle als Stasioffizier mit, ohne jemals selbst schuldig geworden zu sein. Sie schonte ihn und bemühte sich um Harmonie. Deshalb thematisierte sie sein Fehlverhalten nie, ganz in der Logik des Amfortas-Syndroms.

Verzichthaltungen

Viele meiner Klienten zeigen eine vergleichbare Symptomatik. Wenn die Beziehung zu den Eltern gestört ist, offenbaren sich in der Aufstellung oft belastende Konstellationen innerhalb der vorangegangenen Generationen. Dann ist es eine bestimmte Person, deren Defizite übernommen und ausgelebt werden, oft Mutter oder Vater, Tante oder Großvater. Diese Prägung führt dazu, dass ein befriedigender Lebensentwurf in Selbstbestimmtheit unmöglich scheint. Unaufgelöste Konflikte mit den Eltern stehen wie eine Barriere zwischen dem Betreffenden und möglichen eigenständigen Perspektiven.

Kriegsenkel werden regelmäßig zu Opfern, weil ihre Eltern Opfer wurden. Die polnische Schriftstellerin Bozena Keff hat diesen Opfern der zweiten Generation in einem Theaterstück mit dem Titel *Ein Stück über Mutter und Vaterland* ein bewegendes Denkmal gesetzt. Darin schildert sie die tragische Beziehung zur Mutter, wobei die ganze Verzweiflung einer Kriegsenkelin zum Ausdruck kommt, die sich nicht aus den Fängen einer schwer traumatisierten Mutter befreien kann. Die Mutter floh vor Hitlers Armee in die Sowjetunion. Ein Leben lang war sie geradezu manisch mit ihren furchtbaren Erlebnissen beschäftigt, mit der Flucht, dem Hunger, den Vergewaltigungen.

In einer Rezension von Helga Hirsch in *Die Welt* hieß es: »Die Tochter, selbst schon Mutter eines erwachsenen Sohnes, wird zur ›akustischen Kabine‹ ihres nie endenden Klagegesangs. Nur das Ohr soll die Tochter ihr leihen, nur jederzeit bereit sein, ihr als gesichtsloses Gegenüber zur Verfügung zu stehen – als Nichts, das mit den ewig gleichen Jammertiraden überschüttet werden kann. Antwort wird nicht erwartet, Trost ist nicht erwünscht. Denn nur wenn die Mutter ungetröstet und unverstanden bleibt, kann sie die Tochter zur ständigen Fürsorge erpressen. Nur wenn ihr Schmerz anhält, kann sie Empathie einfordern und die Tochter gleichzeitig abwerten: Denn welche Daseinsberechtigung hat eine Angehörige der zweiten Generation, der Schmerz und Unrecht des Lebens nicht widerfuhren?«

Auch hier entgleitet das Leben in psychische Abhängigkeit, doch anders als bei den meisten deutschen Kriegsenkeln ist es die offensive Klage der Mutter, ihre völlige Verfallenheit an eine schreckliche Vergangenheit, die die Tochter körperlich und seelisch zerrüttet. Was die letztgenannten Beispiele verbindet, ist die Unfähigkeit der Tochter, sich von der Mutter loszusagen, um eine eigene Existenz zu führen. Dann würde sie sich schuldig fühlen, zur Täterin werden, die Mutter ein zweites Mal vernichten – so jedenfalls empfindet es die Tochter. Anders als in vielen deutschen Familien, wo systematisch geschwiegen wird, erzeugt die Abhängigkeit von der stets klagenden Mutter Wut, ja, am Ende sogar offenen Hass.

Unterdrückte Wut

Die deutschen Kriegsenkel sind sich im Allgemeinen solcher Gefühle nicht bewusst. Ihre Aggressionen bleiben verdeckt, weil die Kriegskinder, ihre Eltern, nicht reden. Es gibt keinen Adressaten, den sie verantwortlich machen könnten. Beide, Eltern wie Kinder, agieren ihre Gefühle auf Umwegen aus. Die Muster ähneln sich. Entsprechend richtet sich die Aggression meist nicht offen gegen die Eltern, sondern findet ihr Ventil in Depression, Autoaggression oder in verdeckter Provokation. Die Klienten haben Unwertgefühle, verletzen sich selbst oder verhalten sich in einer Weise, dass ihr Umfeld aggressiv reagiert. Die Wut bleibt oft unterdrückt. So werden auch die deutschen Kriegsenkel zu Opfern. Unfähig, das Leben zu bejahen, unfähig, sich eine autarke Rolle zuzugestehen.

Manchmal aber wird der Druck so stark, dass der Zorn an die Oberfläche dringt. So erging es Ulrike, einer etwa fünfzigjährigen Klientin. Sie stammte aus einer Flüchtlingsfamilie. Als sie zu mir kam, berichtete sie von zahlreichen Beschwerden: Magen-Darm-Erkrankungen, Hautproblemen, Zahnschmerzen und Haarausfall. Ihre Fortpflanzungsfähigkeit hatte sie durch vorzeitige Menopause im Alter von achtunddreißig Jahren verloren. Sie war nie verheiratet gewesen und hatte keine Kinder. Als sie ihr Anliegen formulierte, tat sie es mit den Worten: »Ich mag meinen Vater nicht, obwohl er nett zu mir ist und mich meinen Geschwistern vorzieht. Für mich ist er wie ein Fremder, und ich melde mich nicht mehr bei ihm. Ich hätte lieber andere Eltern gehabt, vor allem einen anderen Vater. Er war immer schwach, dabei hätte ich mir einen strengen Vater gewünscht. Könnte es sein, dass ich wegen der Flucht wütend auf ihn bin? Und weil er gezwungen wurde, hilflos der Erschießung seiner gleichaltrigen Kameraden zuzusehen?«

Seltsamerweise lachte sie viel. Doch ihr Lachen war nicht fröhlich. Es hatte eher die Anmutung des Zähnefletschens – ein Symptom der Angst. Die Klientin wollte sympathisch wirken und akzeptiert werden, glaubte aber offensichtlich nicht recht daran, liebenswert zu sein. Sie traute nicht ihrem Selbst, deshalb hatte sie die Maske des übertriebenen sozialen Lächelns aufgesetzt.

Während des Vorgesprächs erzählte sie, dass sie sich nach einem Partner sehne. Es gebe zwar einen Mann im Bekanntenkreis, der ihr gefalle, doch sie sei wie blockiert. In der Aufstellung wählte sie Stellvertreter für ihren Vater und diesen Mann und blieb dann in einigem Abstand stehen. Sie war unfähig, auf den potenziellen Partner zuzugehen. Dessen Stellvertreter rührte sich nicht von der Stelle, schien aber auf sie zu warten. Im Laufe der Aufstellung wurde der Klientin bewusst, dass ihre Wut auf den Vater sie daran hinderte, sich dem möglichen Partner zu nähern. Und noch etwas erkannte sie: Sie musste zum Vater gehen, ohne Ressentiments, ohne

Vorwürfe. Mit anderen Worten: Zunächst musste sie sich wieder in die Rolle des Kindes begeben.

Warum war das so wichtig? Kinder bewundern ihre Eltern, ganz gleich, welche Schwächen sie haben mögen. Die Klientin hatte allerdings schon seit früher Kindheit nichts als Verachtung für den gebrochenen Vater empfunden und ihm das auch deutlich zu verstehen gegeben. Als Erwachsene hielt sie an diesem Schema fest. Sie hatte keinerlei Mitleid mit dem Mann, der seinen Kummer und die Schrecken der Flucht so viele Jahre nach Kriegsende noch immer nicht verkraftet hatte. Mit diesem Verhalten verletzte sie die familiäre Ordnung. Ihre Abwehr und ihre Überheblichkeit entsprachen nicht der natürlichen Familienhierarchie. Sie maßte sich eine Rolle an, die ihr nicht zustand, und handelte sich damit die Unfähigkeit ein, eine Beziehung einzugehen.

Erst in der kindlichen Rolle, in der sie mit Achtung auf ihren Vater schaute, wurde sie wieder authentisch. Sie verließ ihren erhöhten Standort und stellte fest, dass sie nun einen starken Vater im Rücken hatte. Sie selbst war es gewesen, die ihm diese Kraft unbewusst abgesprochen hatte. Nachdem sie ihr früheres Verhalten durchschaut hatte, veränderte sich das gesamte System. Überrascht beobachteten wir, dass sie sich jetzt leichten Herzens dem ersehnten Partner zuwenden konnte. Erst in Verbindung mit der väterlichen Stärke konnte sie zum Mann gehen, ganz im Einklang mit der Erkenntnis, dass der Weg zum Mann immer über den Vater führt.

Die Vorfahren verstehen

Vergegenwärtigt man sich die tiefen Gräben, die sich in Deutschland zwischen Kriegskindern und Kriegsenkeln auftun, wird die Dringlichkeit der Aussöhnung deutlich. Sie ist nach meiner Erfahrung die einzige Chance, um den vielen verzweifelten Kriegsenkeln den Weg in ein glückliches Leben zu ebnen. Andernfalls bleiben sie Opfer alter Verletzungen, gefesselt in unbewussten Verstrickungen, die sich als solche nicht ohne Weiteres erkennen lassen. Im Dunklen bleibt dann, warum das Leben nicht gelingen will, warum rätselhafte Blockaden den eigenen Handlungsspielraum einengen.

Nur wenige Kriegsenkel haben bislang die Chance, solche Beziehungsmuster zu erkennen. Die meisten scheuen eine Auseinandersetzung mit der Familie, weil sie nur um sich selbst kreisen und jedes Gespür für ihre familiären Wurzeln verloren haben. Ein Anfang wäre es immerhin, wenn solche Kriegsenkel wieder Kontakt mit ihrer Familie suchten. Es wäre auch viel gewonnen, wenn die früher traditionellen Familientreffen wieder stattfänden, damit die Kriegsenkel mehr über ihre Herkunft erfahren. Was solche Zusammenkünfte wertvoll macht, sind gerade die Zumutungen, die damit verbunden sind. Man trifft eine Vielfalt von absonderlichen Charakteren, die es in jeder Familie gibt. Aber sie alle gehören dazu und haben auch liebenswerte Eigenschaften.

In der Familie lernen wir, dass wir einander aushalten können, trotz aller Widersprüche, trotz allem Störenden, das uns gegen unsere Angehörigen aufbringt. Wenn wir auf diese Erfahrung verzichten, glätten wir unsere Biografien künstlich. Dadurch machen wir uns kleiner, verlieren an Gewicht, werden weniger. Dann blenden wir die Eigenartigen, Schrägen, die Komischen, die Anstrengenden und die mit Schuld Beladenen aus, an denen wir die Bereitschaft zur Aussöhnung entwickeln könnten. Was wir bei ihnen ablehnen, können wir auch bei uns selbst nicht akzeptieren. Indem wir uns ihnen allen ohne Ausnahme urteilslos nähern, können wir auch die schwierigen, problematischen Anteile in uns selbst bejahen. Wir hören auf, mit uns zu hadern und nach einer unerreichbaren Perfektion zu streben. Das ist eine der Grundlagen jeder Selbstliebe, die Folge der Bereitschaft zu umfassender familiärer Nächstenliebe.

Weit intensiver als bei solchen Treffen kann man sein Leben durch eine Familienaufstellung erforschen. Ich persönlich halte diese Methode deshalb für ein innovatives und notwendiges Konzept, weil Gut und Böse dabei keine Rolle spielen. Vielmehr lässt man sich auf die Mechanismen von Übertragungen ein, ohne Verurteilungen, ohne Bewertungen. Wenn wir aus unserer Geschichte lernen wollen, müssen wir uns von bequemen moralischen Rastern lösen. Unsere Familiengeschichte gibt uns Gelegenheit dazu. Sie zeigt uns die Unwägbarkeiten von Biografien, die Bedingtheit allen Lebens. Unverzeihlich ist nichts, alles ist Ausdruck menschlichen Bemühens und menschlicher Fehlbarkeit. Das zu erkennen ist Voraussetzung eines unverzichtbaren Reifungsprozesses.

Wer verzeihen lernt, wird am Ende auch sich selbst verzeihen. Die Angst vieler Kriegsenkel ist wesentlich die Angst davor, nicht bestehen zu können. So unbarmherzig, wie sie mit ihren Eltern umgehen, gehen sie auch mit sich selbst um. Das ist die Quelle für die vielen Störungen dieser Generation, Ursache ihrer Zweifel und Ängste, ihrer Bindungslosigkeit. Am Beispiel der Vorfahren könnte ihnen bewusst werden, dass ihre tief sitzende Angst unbegründet ist – vorausgesetzt, sie können sich selbst so annehmen wie ihre Familie.

3. Kapitel

Die Macht unserer Vorfahren

Wie Familiengeheimnisse uns formen

Die Fähigkeit des Einzelnen zu freiem und verantwortlichem Handeln gehört zum Selbstverständnis einer aufgeklärten Gesellschaft. Prinzipiell scheinen wir eine Wahl treffen zu können, wie wir leben wollen. Auch wenn die philosophische Diskussion um Willensfreiheit oder Determinismus immer wieder aufflammt, halten wir uns im Allgemeinen für Herrn über unsere Entscheidungen. Einwände bringen neuerdings Biologen, Humangenetiker und Hirnforscher vor. Mit ihren Erkenntnissen über die Bedingtheit menschlichen Handelns relativieren sie unsere Vorstellungen von Willensfreiheit. Sind wir also nichts weiter als intelligente Roboter? Wie frei sind wir eigentlich?

Dass genetische Anlagen unser Äußeres und bestimmte Charakterzüge prägen, wird niemand bestreiten – auch nicht, dass biologische Grundlagen unser Handeln bestimmen. Selbsterhaltung, Selbstentfaltung und Arterhaltung sind die Motive, die uns instinkthaft leiten. Im Stammhirn, dem sogenannten Reptiliengehirn, entstehen die Trieb- und Lustimpulse, die auf Sinnesreize hin ausgelöst werden. Es ist das stammesgeschichtlich älteste Areal unseres Gehirns und wird vor allem in Stresssituationen aktiv. Bei starken Ängsten beispielsweise übernimmt das Reptiliengehirn die Regie und blockiert jene Areale, in denen Verstandesleistungen angesiedelt sind. Von freiem Willen kann dann keine Rede mehr sein.

Plausibel ist auch, dass neurochemische Vorgänge Einfluss auf unser Bewusstsein und unsere Wahrnehmung haben. All das leuchtet uns ohne Weiteres ein. In welch enormem Maße aber unsere Familiengeschichte uns formt, dieser Gedanke ist für die meisten neu. Zu ungewohnt erscheint die Vorstellung, dass Kräfte in uns wirken könnten, die sich aus dem Schicksal früherer Generationen herleiten lassen.

In den geschilderten Beispielen der vorhergehenden Kapitel wurde bereits deutlich, dass solche Kräfte in der Tat eine ungeheure Wirkmacht entfalten können. Sie erzeugen Ängste, führen zu Blockaden, steuern unbemerkt unsere Biografie. Ob wir uns für oder gegen Kinder entscheiden, ob wir uns zu einer Partnerschaft entschließen oder nicht, immer haben unsere Vorfahren gleichsam ihre Hand im Spiel. Rätselhaft bleibt aber, warum ihre Taten derartige Auswirkungen auf uns haben. Warum unterwerfen wir uns solchen Einflüssen und Zwängen, selbst dann, wenn sie unser Leben einengen? Welche Schichten unseres Selbst sind empfänglich für Impulse aus der familären Vergangenheit?

Verschwiegene Vorfälle und Familiengeheimnisse

In jeder Familie kommt es zu Vorfällen, die sich jenseits der gesellschaftlichen Normen abspielen. Außereheliche Affären und uneheliche Kinder gehören dazu, Abtreibungen, Missbrauch, Mord oder Selbstmord. Gesprochen wird darüber in der Regel nicht. Zu groß ist die Scham, zu übermächtig die Angst, dass solche Dinge ans Licht kommen. Auch Adoptionen, schwere Krankheiten, unrechtmäßiges Erbe und Homosexualität werden häufig verschwiegen. Solche Abweichungen von dem, was wir als Normalität anerkennen, werden unter den Teppich gekehrt. Sie verfestigen sich zu gut gehüteten Familiengeheimnissen.

In Deutschland haben wir es darüber hinaus mit noch weit brisanteren Geheimnissen zu tun. Kaum jemand weiß, was die nächsten Vorfahren im Dritten Reich wirklich taten. Ob sie Hitler bejubelten, Widerständler denunzierten oder vielleicht sogar mordeten. Die sogenannte Tätergeneration hüllte sich meist in Schweigen. Und selbst die Opfergeneration sprach nicht darüber, was man ihr angetan hatte. Zum einen aus Scham, zum anderen mochten sie ihre Kinder und Enkel nicht mit dem Schrecklichen belasten, das sie erlebt hatten. Wer Verfolgung und KZ überlebt hatte, wollte von vorn anfangen und nur noch vergessen. Als man begann, sich mit den Nachfahren von Holocaustopfern zu beschäftigen, stellte sich allerdings heraus, dass sie alles andere als unbelastet waren. Sie wiesen schwere Traumata auf. Manche plagten sich mit unerklärlichen Ängsten, andere träumten von Haft und Folter. Obwohl geschwiegen worden war, entfalteten die Familiengeheimnisse eine fatale Macht.

Sehr pointiert äußerte sich dazu die in New York lebende Gerda Schrade in einer Fernsehdokumentation von 2008. In dem Film mit dem Titel *Gerdas Schweigen* wurde ihr Schicksal nachgezeichnet. Gerda Schrade ist Tochter jüdischer Eltern aus Polen. Sechzig Jahre hatte sie darüber geschwiegen, dass sie Auschwitz überlebte, als Versuchsperson in Josef Mengeles menschenverachtenden medizinischen Experimenten. Ihre grauenvollen Erlebnisse im Konzentrationslager mochte sie weder ihrem Ehemann noch ihrem Sohn anvertrauen. Allerdings ist sie heute sicher, dass ihr Sohn das Leid spürte. Nachdenklich sagte sie: »Vielleicht ist mein Sohn mehr ein Opfer der Nazis als ich selbst. Er hat kein Leben.«

Sosehr sich die Betroffenen auch bemühen, etwas geheim zu halten – sie setzen unbemerkt eine Kettenreaktion in Gang. Denn Familiengeheimnisse werden nicht nur unter der Oberfläche weitergegeben, sie enthalten auch Aufträge an die Nachgeborenen. Ohne sich dessen bewusst zu sein, führen die Nachkommen verborgene Befehle aus. Dass sie es tun, hat systemische Gründe. Um sie durchschauen zu können, müssen wir den familiären Funktionszusammenhang näher betrachten.

Das Familiengewissen

Jede Familie bildet ein System. Darin herrschen unauflösbare Bindungen, auch dann, wenn wir längst den Schoß der Familie verlassen haben. Wir alle denken, fühlen und handeln auf der Basis unbewusst befolgter Regeln, die von jeder Generation auf die nächste übertragen werden. Dieses Bindungsgeflecht bezeichnet man als Familienzugehörigkeit. Sie schmiedet ein starkes Band, denn der Mensch folgt als soziales Wesen dem Urbedürfnis, sich einer Gruppe zugehörig zu fühlen. Am Anfang seiner Entwicklung lebt er dieses Bedürfnis in der prägenden Herkunftsfamilie aus. Erst im zweiten Schritt ordnen wir uns weiteren Systemen zu, der Stadt, dem Land, der Heimat, beruflichen oder religiösen Zugehörigkeiten, Freundeskreisen.

Während die Sekundärsysteme reflektiert werden können und uns eine gewisse Wahlfreiheit erlauben, ist die Zugehörigkeit zum Primärsystem Familie festgelegt. Eng damit verknüpft ist das Familiengewissen. Es definiert einen klar umrissenen Verhaltenskodex, abhängig von den Werten und Regeln, die von Kindesbeinen an vermittelt wurden. Man könnte diesen Kodex als innere Instanz bezeichnen. Er bestimmt unser soziales Aktionsmuster und setzt den Rahmen für die Beziehungen, die wir später eingehen werden.

Als Angehörige der Familie lernen wir rasch, welches Verhalten erwünscht ist und welches unerwünscht. Um unsere Zugehörigkeit nicht zu gefährden, ordnen wir uns deshalb schon als Kinder nach und nach den Gruppenregeln unter. Dabei spielt keine Rolle, ob wir sie gutheißen und ob sie moralisch richtig sind. Ohne darüber nachzudenken, verhalten wir uns der inneren Logik der Familie entsprechend, damit das System uns anerkennt und wir unsere Zugehörigkeit behalten dürfen. Alles, was zählt, ist Loyalität. Im Gegenzug akzeptieren wir, dass wir dafür unter Umständen auch Opfer bringen müssen.

Diese Prozesse laufen unbewusst ab. Daher greifen wir selbst dann nicht korrigierend ein, wenn das Familiengewissen Handlungsweisen diktiert, mit denen wir uns schaden. Zwar verstehen wir oft nicht, warum wir Dinge tun, die unseren eigenen Interessen zuwiderlaufen. Doch es erweist sich als schwierig, wenn nicht als unmöglich, uns über die verborgenen Gründe klar zu werden: dass wir Dinge tun, die mit unseren eigenen Wünschen und Träumen nichts zu tun haben. Vielmehr sind wir in Solidarität mit unseren Vorfahren bemüht, Ungleichgewichte im Familiensystem in Balance zu bringen. So kann es beispielsweise sein, dass ein Enkel unbewusst in den ungesühnten Mord verstrickt ist, den der Großvater begangen hat. Dann wird er das Leid des Opfers tragen, etwa durch Krankheiten oder Depressionen. Ein Ausgleich findet erst statt, wenn das Opfer gesehen und anerkannt wird. Findet das nicht statt, so entstehen zuweilen enorme innere Widersprüche in uns und unserem Verhalten, gespeist aus den Gesetzen des Familiengewissens.

Ein drastisches Beispiel kann diesen Mechanismus erhellen: Nehmen wir an, wir haben es mit einer Dynastie von Dieben zu tun. Schon der Großvater stahl, der Vater tat es ihm gleich – dann wird sich auch der Enkel dieser Struktur unwillkürlich anpassen, um seine Zugehörigkeit nicht aufs Spiel zu setzen. Es ist für den Halbwüchsigen gewissermaßen eine Frage der Ehre, ebenfalls straffällig zu werden. Anders gesagt: Er agiert im Netz eines verpflichtenden Treuesystems. Ob er sich daraus befreien kann, hängt wesentlich davon ab, inwieweit er die Bereitschaft zur Reflexion und zur persönlichen Entwicklung ausbildet.

Nicht immer ist das Treuesystem so offensichtlich wie in dem Beispiel der diebischen Familie. In dem Moment, in dem wir es mit Familiengeheimnissen zu tun haben, wirken die Mechanismen subtiler. Loyalität kann dann bedeuten, dass wir unausgesprochen lassen, was einzelne Familienmitglieder verunsichern oder gefährden könnte. Wir folgen dem Auftrag des Verschweigens.

Ich denke dabei beispielsweise an einen Klienten, dessen Mutter ein Kind verloren hatte. Sie sprach nie darüber, obwohl der Verlust des Kindes sie intensiv beschäftigte. Ihr Sohn wusste von dem toten Geschwisterkind, aber er spürte, dass er durch Nachfragen bei seiner Mutter großen Schmerz auslösen würde. Weil sie den Tod des Kindes verdrängte, unterdrückte er seinen natürlichen Impuls, mehr darüber zu erfahren. So vermied er das Thema, weil er sich dem unausgesprochenen Schweigegebot der Mutter aus Loyalität unterwarf.

»Das kann ich meiner Mutter nicht antun«, diesen Satz höre ich häufig in meiner Praxis. Im Familiensystem neigt man dazu, bestimmte Familienmitglieder zu schützen, manchmal auf Kosten anderer Familienmitglieder. So können wichtige Ereignisse ausgeklammert werden, die sich dann aber in Symptomen wie Ängsten und irrationalem oder selbstschädigendem Verhalten zeigen. Im Laufe der Zeit wurde der betreffende Klient lebensbedrohlich krank, was auf eine solidarische Verbundenheit mit dem verstorbenen Bruder schließen ließ: »Ich folge dir, ich gehe wie du.« In dem Moment, in dem der Klient diesen Zusammenhang erkannte, konnte sein Weg in den Tod aufgehalten werden, weil die Dynamik unterbrochen wurde.

Missbrauch

Manche Familiengeheimnisse konfrontieren uns mit Vorfällen, die die Grenze des Erträglichen überschreiten: körperliche Gewalt und sexueller Missbrauch. Um diesem Thema näherzukommen, muss ich ein Tabu brechen: die Überzeugung, dass dabei vor allem die Väter als Täter verantwortlich seien. Bei näherem Hinsehen beobachten wir in der therapeutischen Praxis immer wieder, dass Gewalt und Missbrauch in der Tiefe vielfach nicht vom »bösen Vater« ausgehen, sondern von der Mutter. Das große Drama jener Frauen, die Missbrauchsopfer ihrer Väter werden, besteht leider auch in ihrer künftigen Rolle als Mütter. Ein Vater tut selten etwas, was die Mutter zutiefst missbilligt. Daher ist es häufig die Mutter, die dem Missbrauch unbewusst Raum gibt – vielleicht, weil sie einst selbst missbraucht wurde. In Solidarität miteinander verbunden, teilen Frauen oft über Generationen das gleiche Schicksal. Was der Großmutter widerfuhr, wurde an die Mutter weitergegeben, die den Missbrauch wiederum an die Tochter weitergibt. Wenn sich das Missbrauchsopfer dann distanziert, bleibt es ihm nicht erspart, sich von beiden Eltern zu trennen. Das ist ein unermesslicher Verlust, und ihn auszuhalten eine Lebensaufgabe.

Dagegen stemmen sich die Betroffenen. Ich erlebe das zuweilen als Widerstand gegen mich als Therapeutin. Und doch ist unbestritten: Nur eine Mutter, in deren Fühlen und Denken kein Raum ist für die Tatsache, dass ihr eigener Mann das gemeinsame Kind missbraucht, wird in ihrem Umfeld »blind« sein gegenüber Missbrauch. Nur ein geheimes Einverständnis, ein geheimes Zulassen begünstigt die schwere Verfehlung des Vaters. Die Mutter lenkt unbewusst die sexuelle Energie ihres Mannes von sich ab und leitet sie zum Kind. Damit gibt sie dem Mann und dem Kind einen Familienauftrag: »Ihr müsst das tun, was ich nicht mehr ertrage.«

Sobald spektakuläre Missbrauchsfälle vor Gericht kommen, sind wir fassungslos. Wir fragen uns, wie so etwas unbemerkt bleiben konnte und wie die Kinder das aushielten. Warum befreiten sie sich nicht früher von ihrem Peiniger? In einem aktuellen Fall hatte ein Familienvater über viele Jahre hinweg seine Tochter und auch eine Stieftochter missbraucht, die er sechsmal schwängerte. Die leibliche Tochter schrieb ihrer Mutter schließlich einen Abschiedsbrief, in dem sie ihr vorwarf, dass sie stets weggesehen habe. Ich dagegen würde sagen: Die Mutter hat nicht weggesehen. Sie hat unbewusst oder bewusst den Auftrag zum Missbrauch gegeben und die Töchter durch die Macht des Familiengeheimnisses mit einem Schweigegebot belegt.

Ich bin als Therapeutin zurzeit in einen Fall involviert, in dem das Thema der Zugehörigkeit zum Familiensystem die Tochter nahezu zerstört hat. Sie leidet an Bulimie. Zunächst wurde sie vom Vater missbraucht, dann mehrfach vom Liebhaber der Mutter. Es ging also nicht nur um pädophile Neigungen der Männer, sondern um eine »systemische Delegation« von Sexualität an die Tochter. Als der erste Täter, der Vater, im System keine Rolle mehr spielte, weil er inzwischen die Familie verlassen hatte, wiederholte sich das Muster. Die Mutter konnte ihren Partner in diesem Fall nicht mehr halten, deshalb stellte sie die Tochter erneut zur Verfügung, diesmal dem Liebhaber. Die Tochter spürte unbewusst, dass sie der Mutter half, und fügte sich, auch wenn sie entsetzliche Qualen litt.

Wo so etwas passiert, herrschen grauenvolle Familientraditionen. Meist sind die Mütter selbst missbraucht worden und haben Schwierigkeiten mit ihrer Sexualität. Dem sexuellen Bedürfnis des Mannes muss dann ein Ersatz geboten werden. Die Mutter will den Ernährer nicht verlieren, sie will nicht, dass die Familie zerbricht. Das System will erhalten werden, also findet sich eine Lösung innerhalb des Systems: die Tochter. Alles bleibt im Rahmen der Familie, alle können beieinanderbleiben, weil die Tochter sich opfert.

Dieses geheime Einverständnis mit der Mutter hält die Tochter davon ab, sich einer Vertrauensperson oder der Polizei zu offenbaren. Sie schützt die Mutter gewissermaßen vor dem Verlust der Familie. Misshandelte Kinder wie dieses Mädchen bedürfen dringend der Hilfe von außen. Selbst sind sie nicht in der Lage, sich aus der Familienzugehörigkeit zu befreien. In diesem Fall war die Mutter die einzige Bezugsperson des Mädchens, das Wichtigste, was sie auf der Welt hatte. Obwohl sie von ihr in jeder nur denkbaren Weise misshandelt wurde, liebte sie ihre Mutter abgöttisch. Sogar in der Therapie deckte sie ihre Mutter.

Stellvertreter des Leids

Meist tragen die Erstgeborenen die Familientraditionen weiter. Das gilt bei Weitem nicht nur für Missbrauch, sondern allgemein.

Nehmen wir beispielsweise an, wir haben es mit einem bildungsbürgerlichen Elternhaus zu tun, wo klassische Musik gehört und ein ordentlicher Beruf erlernt wird. Das erste Kind wird dann meistens mit klassischer Musik vertraut sein und einen standesgemäßen Beruf ergreifen. Das zweite Kind jedoch zieht möglicherweise Punkmusik vor, zieht sich unkonventionell an und darf alles anders machen, weil ja das erste Kind schon dafür gesorgt hat, dass die Tradition aufrechterhalten wird. Mit anderen Worten: Diese Position war bereits besetzt, und das zweitgeborene Kind darf origineller und viel freier sein. Das sind bekannte Phänomene der Geschwisterkonstellation, die ich immer wieder beobachte.

Ein weiterer Aspekt des Familiengewissens zeigt sich darin, dass Ausgeschlossene, etwa unbeachtete uneheliche oder behinderte Kinder, die durch die Euthanasieprogramme im Dritten Reich umkamen, durch einen Nachgeborenen vertreten werden. Eines der Familiengesetze ist ja das Recht auf Zugehörigkeit. Es ist daher faktisch nicht möglich, jemanden dauerhaft aus dem System auszugrenzen. Alle gehören dazu, auch die Kriminellen, die weggelaufenen Ehemänner, die heimlichen Liebschaften, kurz: all jene, für die man sich schämt und die deshalb nicht erwähnt werden.

In mehreren Zeitungen konnte man Reportagen darüber lesen, dass Thilo Sarrazins Sohn von Hartz IV lebt, obwohl das Elternhaus sicherlich als typischer Hort des Bürgertums gelten kann und sich der Vater kritisch über die seiner Meinung nach zu hohe Anspruchshaltung von Hartz-IV-Empfängern geäußert hatte. Ich schätze die Situation so ein, dass der Sohn auf etwas aufmerksam macht, das nicht zu dem Bild passt, das wir von außen sehen. Womöglich ist der junge Mann mit einem Familienangehörigen aus früheren Generationen verstrickt, vielleicht mit jemandem, der unter einem Vorfahren zu leiden hatte. Denn es ist kaum anzunehmen, dass der enge Rahmen, den er sich für die Entfaltung seiner Möglichkeiten gesetzt hat, der schlechten Fürsorge der Mutter zuzuschreiben ist oder einem Versagen des Vaters. Er vertritt jemanden, der nicht dazugehören durfte und zur Seite gedrängt wurde. Jetzt drängt er sich selber an die Seite, indem er sich für uns alle wahrnehmbar abweichend vom Standard des Elternhauses verhält. Unbegreiflich für Außenstehende, weicht er von den Normen ab, die für seine Eltern gelten. Das sorgt für Spott, und man hält den Eltern hämisch vor, dass ihre Maximen so gut nicht sein könnten, wenn der Sohn derart missrät. Doch Gelingen und Misslingen von Lebensentwürfen hängen nicht allein unmittelbar von den pädagogischen Fähigkeiten der Eltern ab. Erst wenn wir die schicksalhafte Dimension berücksichtigen, den Familienhintergrund mit all seinen Dramen, lernen wir die Abweichung zu achten.

In Familienaufstellungen treten die Ausgegrenzten meist völlig überraschend auf. Ein früherer Verlobter der Mutter beispielsweise, über den nicht mehr gesprochen wurde, weil er möglicherweise gesellschaftlich nicht passte. Oder eine Tante, die als »gefallenes Mädchen« ausgestoßen wurde. Für die Klienten sind das wichtige Hinweise. Sie können auf diese Weise erkennen, dass sie möglicherweise Symptomträger sind. Das geschieht häufig auch in jüdischen Familien, in denen sich bei den Enkeln die verschwiegenen Schicksale von Holocaustopfern im Verzicht auf Glück manifestieren. Dabei zeigen die Nachkommen von Opferfamilien vielfach die gleichen Symptome wie die Nachkommen der Täterfamilien. Die Gründe, warum jemand aus dem Gedächtnis und aus den Erzählungen des Familienverbands ausgeschlossen wurde, spielen dabei keine Rolle. Wirkkraft erhalten diese Mechanismen allein durch das Verschweigen. Eine der Folgen können Suchtkrankheiten sein – Süchte weisen oft darauf hin, dass jemand im Familiensystem fehlt, weil sein Schicksal verschwiegen wird.

Unbewusste Familienaufträge

Die Neigung vieler Kriegsenkel zur Selbstzerstörung hat ihre tieferen Gründe häufig in den Aufträgen, die uns Zugehörigkeiten und geheime Treuesysteme abverlangen. Kinderlos zu bleiben ist solch ein Auftrag. Sich nicht auf Bindungen festzulegen ein weiterer. Selbst Scheitern kann ein Familienauftrag sein. Wenn ungesühnte Schuld vorliegt, erlauben sich Nachkommen aus Solidarität mit demjenigen, der zu Schaden gekommen ist, gemäß der systemischen Logik kein unbefangenes Leben. Sie sorgen unbewusst für einen Ausgleich in der gestörten Ordnung. Viele alte Familien, zum Beispiel die Kennedys, zeigen solch ein Muster. Haben sie beim Erlangen ihres Reichtums einst das Unglück oder den Tod anderer billigend in Kauf genommen, sühnt das in jeder Generation mindestens ein Mitglied der Familie. Im mythischen Zeitalter hätte man von einem Familienfluch gesprochen, der von einer Generation auf die nächste übergeht. Und wirkt es nicht wie ein Fluch, dass viele

Kriegsenkel ihres Lebens nicht froh werden? Dass sie sühnen, was ihre Eltern und Großeltern angerichtet haben?

Generell kann man sagen: Familienzugehörigkeit und Familiengewissen haben die Funktion, den Familienverband zu schützen. Übertretungen der Regeln würden das System erschüttern und könnten sogar zu seinem Zusammenbruch führen; es wäre ungewiss, ob sich ein neues integratives Regelwerk ausbilden würde – das Missbrauchsbeispiel belegt das eindringlich. Deshalb werden Familiengeheimnisse gehütet und verbleiben in ihrer Tabuzone. Das Treuesystem gibt außerdem vor, dass die Belastungen unbewusst wiederholt werden, wenn Ausgleich nur so möglich ist. Wenn ein Nachkomme im Beruf scheitert oder keinen Partner findet, um eine Familie zu gründen, so nimmt er häufig entweder die Schuld anderer Familienmitglieder auf sich und büßt dafür, oder er will aus unbewusster Verstrickung mit dem Schwachen mitleiden.

In einem Fall kam ein Klient zu mir, der vaterlos aufgewachsen war. Gleich nach seiner Geburt hatte der Vater die Familie verlassen. Die Mutter blieb alleinerziehend, und der abwesende Vater hinterließ eine empfindliche Lücke. Nur ungern sprach die Mutter über den Erzeuger, und wenn, tat sie es voller Groll. Im Laufe der Jahre jedoch verspürte der heranwachsende Junge den dringenden Wunsch, seinen Vater kennenzulernen. In seiner Fantasie war er stets präsent, und der Junge stattete ihn mit immer mehr Eigenschaften aus, um ihn in seine Wirklichkeit zu holen.

Später, als der Klient erwachsen war, wurde die Sehnsucht nach einer realen Begegnung immer stärker. Freunde ermutigten ihn in seinem Wunsch, dennoch unterblieb ein Treffen. Obwohl dem Klienten klar war, dass die Begegnung mit dem Vater richtig und wichtig sein würde, unterdrückte er sein ureigenstes Bedürfnis – er war gefangen in einem Interessenkonflikt. Zu tief hatte er verinnerlicht, dass die Mutter den Vater ablehnte, dass es ihr wehtun würde, wenn ihr Kind sich nun dem verhassten Vater zuwandte. Der Klient fürchtete, die Mutter werde sich bedroht fühlen, vor allem, was die Beziehung zu ihrem Sohn betraf. Da er die Zugehörigkeit und damit die Mutterliebe nicht verlieren wollte, führte er ihren unausgesprochenen Auftrag aus, sich vom Vater fernzuhalten.

Familiäre Treuesysteme

Man muss der Selbsterfahrung eine Menge Raum gegeben haben, um in der Lage zu sein, destruktive Familienaufträge abzulehnen und Treuesysteme beiseitezuschieben. Das kann Jahre dauern, manchmal geschieht es nie. Eine Familienaufstellung kann wesentlich dazu beitragen, die inneren Barrieren zu überschreiten, die ein Auftrag errichtet hat. In der systemischen Aufstellung wird zunächst der Grundkonflikt sichtbar. Ob dann die Kraft ausreicht, sich über das Treuesystem hinwegzusetzen, hängt vom Einzelfall ab. Priorität hat zunächst, dass der Klient überhaupt wagt, sich mit dem Thema auseinanderzusetzen, befreit durch die Einsichten der Aufstellung. Ich habe die Erfahrung gemacht, dass auch ohne weitere Aktivitäten etwas in der Familie in Fluss gerät. Besonders für Schmerzpatienten kann das Wissen um diese Möglichkeiten von größter Bedeutung sein. Es ist schon häufig vorgekommen, dass sich selbst langjährige chronische Schmerzen auf dem Weg solcher Erkenntnisse bessern. Wenn die Schmerzen ihre Aufgabe erfüllt haben, auf etwas hinzuweisen, können sie gehen.

Eine Kollegin erzählte mir, dass eine Klientin nach langem Zögern endlich darüber sprechen konnte, dass ihr Vater sie missbraucht hatte. Es war ein transgenerationelles Familiengeheimnis, denn schon ihrer Mutter war Ähnliches widerfahren. Es gäbe da Hinweise, deutete die Klientin vorsichtig an. Ihre Geschichte reichte zurück in die Großelterngeneration. Der Großvater, berichtete sie, habe sich bei der Geburt eines Kindes immer äußerst merkwürdig verhalten. Der Klientin fiel es quälend schwer, darüber zu sprechen, weil sie große Angst hatte, meine Kollegin könnte schlecht über ihren Vater denken. Doch irgendwann rang sie sich dazu durch, auch wenn sie es sicherlich als Verrat an ihrem Vater erlebte.

Daraufhin passierte etwas Erstaunliches. Wenige Tage nach einer Aufstellung, in der das Thema anklang, erzählte sie, ihre Großmutter habe mit ihrer Mutter erstmals explizit über den Missbrauch gesprochen. Ein Tabu war gefallen, und mit ihm war die Schweigeregel des Treuesystems durchbrochen worden. Etwas war in Bewegung geraten, weil sie ihr geheimes Lebensthema angesprochen hatte. Gleichzeitig verringerten sich deutlich ihre Klagen über die anhaltende Schlaflosigkeit und die unerträglichen Schmerzen, unter denen sie seit Langem gelitten hatte.

Die Bindungen innerhalb der Familie und das System, das sich dadurch etabliert, ist offenbar empfänglich für heilsame Tabuverletzungen. Im Falle der geschilderten Klientin war es, als hätte sie einen Bann gebrochen. Natürlich weiß ich, dass das rätselhaft klingt, vielleicht sogar unwahrscheinlich. Zu erklären ist es wohl nur mit dem Fließen von vormals blockierter Energie. Außerdem haben wir alle schon Geschichten gehört, in denen Familienmitglieder ohne Worte miteinander kommunizieren, selbst über große Entfernungen hinweg. Eine Mutter spürt plötzlich wie aus heiterem Himmel, dass es ihrem Kind nicht gut geht. Von einem Moment auf den anderen weiß sie mit Sicherheit, dass ihr Kind, Hunderte von Kilometern entfernt, in einer Gefahrensituation ist. Sie ruft an – und erfährt, dass dieses Kind einen Unfall hatte.

Erzählungen dieser Art gibt es zuhauf, und ich habe ihren Wahrheitsgehalt lange bezweifelt. Heute weiß ich, dass es dabei mit rechten Dingen zugeht. Wir sind innerhalb der Familie wie in einem System kommunizierender Röhren miteinander verbunden. Wir wissen voneinander, wir spüren, was sich zuträgt. Intuitiv reagieren wir auf Systemänderungen. Somatische Auswirkungen sind möglich, Stimmungswechsel, Verhaltensänderungen. Die unsichtbare familiäre Intuition führt uns.

Ich schildere ein weiteres Beispiel. In einem Seminar arbeitete ich mit einer Klientin, die ihre Beziehung zum Vater klären wollte. Dessen Stellvertreter beklagte sich während der gesamten Aufstellung über Schmerzen in der linken Schulter und im Nacken. Nun erinnerte sich die Klientin, dass ihr Vater tatsächlich chronische Schmerzen in diesem Bereich gehabt hatte. Zwei Tage später rief sie mich an und sagte: »Stellen Sie sich vor, was passiert ist. Als ich gestern mit meinem vierzigjährigen Sohn telefonierte, der von meiner Aufstellung nichts wusste, fragte ich ihn, wie es ihm gehe. Er antwortete: Mama, du weißt doch, dass ich seit über zehn Jahren starke Schmerzen in der linken Schulter habe. Wie durch ein Wunder habe ich heute überhaupt keine Schmerzen.«

Das Genogramm

Eine Methode, mit der man sich der Familienzugehörigkeit vergewissern kann, ist das sogenannte Genogramm. Es ähnelt einem Stammbaum, ist aber weiter verzweigt. Eingetragen werden alle besonderen Vorkommnisse in den Herkunftsfamilien wie Geburten, Abtreibungen, Heirat, Scheidung, Krankheiten und frühe Todesfälle.

Die Familientherapeutin Monica McGoldrick ist eine Wegbereiterin für die Entwicklung von Genogrammen und beschäftigt sich seit dreißig Jahren mit dieser Methode. In ihrem Buch *Wieder heimkommen* schreibt sie: »Vielleicht sind es nicht so sehr unsere Mütter, die uns im Stich gelassen haben, als die Maßstäbe, mit denen wir gemessen haben.« Die Maßstäbe, die wir an uns und andere anlegen, sind in der Tat häufig selbstgerecht und unerfüllbar. So kommen wir nicht umhin, uns und andere abzulehnen, familiäre Beziehungen abzubrechen, Familienmitglieder zu verurteilen. Wenn wir wissen wollen, woher unsere Maßstäbe stammen, sollten wir auf »Spurensuche in der Familiengeschichte« gehen, wie der Untertitel des Buches von McGoldrick lautet. Sie lehrt uns, wie man auf höchst respektvolle Weise die eigene Familiengeschichte kennenlernen kann, um mehr Freiheit für das eigene Leben zu gewinnen. Im besten Fall wird Empathie möglich, wie sie der britische Verleger und Menschenrechtler Victor Gollancz fordert: »Man muss es sich zur Gewohnheit machen, sich in andere Menschen hineinzuversetzen. Sobald man dies tut, erkennt man seine Gleichartigkeit mit allen anderen Menschen. Man erkennt sie auch, wenn man sich klarmacht, wie weit man selbst von dem Ideal entfernt ist, dem nachzuleben man sich bemüht.«

Zum Genogramm gehören mindestens drei Generationen: die Generation desjenigen, der es erstellt, seine Eltern und Großeltern mit ihren jeweiligen Geschwistern samt Angeheirateten und deren Kindern. Falls es eine Hausangestellte gab, die über mehrere Generationen mit im Haus lebte und die Kinder großzog, gehört auch sie dazu. Wenn eine weitere Generation hinzukommt, sind schnell über hundert Personen beteiligt.

Sogar wenn einem Familienfremden etwas angetan wurde, gehört er mit ins Genogramm, weil er eine wichtige Rolle übernommen und die Familie geprägt hat. Ich habe dabei ein konkretes Beispiel vor Augen. Eine meiner Klientinnen erzählte, dass ihre Freundin ermordet wurde. Der Mörder, der aus reiner Geldgier mit einem Messer zugestochen hat, gehört fortan zum Familiensystem, weil er mit ihm schicksalhaft verstrickt ist. Wenn man das weiß, kann dieser Mann ganz anders betrachtet werden. Er ist und bleibt ein Mensch, trotz seiner furchtbaren Tat, und er gehört als Mensch dazu.

Ich habe der Klientin empfohlen, den Mörder in ihre Gebete einzubeziehen. Wird dieser Täter nämlich nicht als ein zum System gehörender Mensch anerkannt, der viele unterschiedliche, auch gute Seiten hatte, dann passiert etwas Fatales: Die Täterenergie bleibt als Energie in der Familie und springt unter Umständen auf eines der jüngsten Kinder über.

Das Genogramm ist ein Angebot, sich selbst im Geflecht alter Verbundenheiten und verborgener Familiengeheimnisse zu erkennen. Das ist deshalb wichtig, weil besonders das Verschwiegene wirkt. Die Nachkommen wiederholen die Muster der Vorfahren meist so lange, bis die Verdrängung aufgehoben wird. Erst wenn Schuld und Leid offen thematisiert und angemessen betrauert werden, sind die Nachgeborenen frei, ihr eigenes Leben zu leben.

Sehr häufig betrifft das den frühen Tod eines Kindes. Im Ersten und Zweiten Weltkrieg starben unzählige Säuglinge an Hunger oder Infektionen. Monika McGoldrick stellt anhand der Biografie des amerikanischen Präsidenten Benjamin Franklin fest: »Die Tatsache, dass Franklins Geburt zeitlich dicht mit dem Tod zweier Brüder im Babyalter im Zusammenhang stand, trug gewiss dazu bei, dass er in seiner Familie eine besondere Stellung einnahm. Der Tod eines Kindes hat einen gewaltigen Einfluss auf die gesamte Familie, oft noch Generationen später. Häufig erinnern Familien sich nicht an Fehlgeburten, Totgeburten und den Tod von kleinen Kindern, weil das Erlebnis traumatisch war. Später geborene Kinder erfahren unter Umständen nicht einmal etwas von dem toten Kind.«

Viele Nachkriegskinder wissen beispielsweise nicht, dass sie Halbgeschwister haben. Es sind die Kinder ihrer Väter, die jene als Soldaten zeugten, überall dort, wo sie stationiert waren. Meist sind diese Halbgeschwister lange vor den Kriegskindern zur Welt gekommen und haben heute erwachsene Kinder und Enkel. Annähernd 100 000 Kinder von deutschen Soldaten sollen es in Frankreich gewesen sein, 50 000 in Holland, 40 000 in Belgien, fast 10 000 in Norwegen und in Dänemark knapp 6000.

Wir wissen auch in den seltensten Fällen etwas über die Kinder, die manche Mütter vor uns zur Welt gebracht haben und die in Heimen aufwachsen mussten. In Deutschland waren es um die 100 000 »Besatzerkinder«, die meisten haben russische Väter. Viele dieser sogenannten Russenkinder werden bis heute von ihren Angehörigen ausgeschlossen. Hatten sie Glück, wurden sie in ihren Familien zumindest geduldet. Ein Drittel von ihnen aber landete in Heimen und Waisenhäusern; die schrecklichen Zustände, die dort herrschten, sind mittlerweile bekannt. Von vielen dieser Kinder weiß man, dass sie es nicht geschafft haben, sich vom Bann der Stigmatisierung und geistig-seelischer Verelendung zu befreien.

Dass diese 300 000 Menschen und ihre Familien dazugehören, sollten wir bedenken, wenn wir von Deutschland und den Deutschen sprechen. In meiner Arbeit habe ich mehrfach erlebt, dass ihr Ausgeschlossensein in den Familien der heimgekehrten Väter schwere Krankheiten auslösten. Es zeigten sich Rheuma, Multiple Sklerose, Essstörungen, auch Süchte. Der Verlauf dieser Erkrankungen kann sich bessern, wenn alle Familienmitglieder dazugehören dürfen.

Vor einiger Zeit bin ich einer Frau und zwei Männern in meinem Alter begegnet, die gerade ihre Halbgeschwister kennengelernt hatten, Kinder, die ihr Vater als Soldat gezeugt hatte.

In einem Fall hatte eine Dänin durch eine Familienaufstellung in ihrer Heimat eindeutige Hinweise auf ein weiteres Geschwisterkind bekommen. Daraufhin befragte sie ihre Mutter und erfuhr, dass ihr Vater ein deutscher Soldat gewesen war. Ihre Nachforschungen über ihren unbekannten Vater führten sie nach Berlin. Die Suche war erfolgreich. Sie fand tatsächlich die andere Tochter ihres Vaters, ihre Halbschwester. Lachend und weinend lagen sich die Schwestern in den Armen. Seitdem haben sie sich oft getroffen und sind auch schon einmal gemeinsam in den Urlaub gefahren.

Im Rahmen einer Fortbildung in Bozen sprach mich ein Italiener an, der ebenfalls Jahre zuvor durch eine Aufstellung Hinweise auf ein mögliches Doppelleben seines Vaters bekommen hatte. Er begann nachzuforschen. Was er entdeckte: Sein Vater hatte den Kontakt zu seiner »Kriegsliebe« heimlich aufrechterhalten und gleichzeitig eine zweite Familie gegründet. Der Italiener hatte inzwischen seine fünf Halbgeschwister und deren Kinder, die weit verstreut in Frankreich, Argentinien und den USA leben, kennengelernt. Seine Frau und er berichteten von den vielen Hochzeiten, Taufen und anderen Festen, bei denen sie mittlerweile schon mitfeiern durften. Sie fühlten sich sehr bereichert.

Nicht immer jedoch verläuft diese besondere Art der Familienzusammenführung derart glücklich. Für den norwegischen Halbbruder eines Klienten endete die Familienzusammenführung im Desaster. Nach langen Recherchen fand er seinen noch lebenden Vater, der ihn mit einer Norwegerin während der deutschen Besatzung gezeugt und nach Kriegsende im Ausland »vergessen« hatte. Als der Sohn dem Vater gegenübertrat, wurde er von ihm bekrittelt und beschimpft. Kleidung, Werdegang und sogar die Schwiegertochter waren nicht nach seinem Geschmack. Mit seinem deutschen Bruder konnte er ohne Dolmetscher nicht sprechen. Nach zwei Besuchen teilte er mir frustriert mit, dass er den Kontakt abbrechen wolle.

Ambivalentes Familienerbe

Jeder, der sich mit seinem Genogramm befasst, kann die Anteile, die er unbewusst übernommen hat, immer besser wahrnehmen. Insofern ist das Genogramm ein unentbehrliches Instrument, um Probleme in ihrer ganzen Komplexität zu erfassen. Denn die unsichtbaren Bindungen betreffen nicht nur Familienmitglieder, denen Leid zugefügt wurde, sondern auch jene, die das Leid verursachten. Nehmen wir an, ein Vater hat seine Tochter missbraucht, mit allen psychischen Konsequenzen für das Kind. Es ist gut möglich, dass ein Nachkomme dann sowohl mit dem Mann assoziiert ist als auch mit dem missbrauchten Mädchen. In seinem Inneren streiten zwei Kräfte, zum einen die Täterenergie des Vaters, zum anderen die Opferenergie der missbrauchten Tochter. Es ist, als wohnten zwei Seelen ach, in seiner Brust.

Daraus folgt eine widersprüchliche Gefühlslage. Auf der einen Seite erlebt er Aggressionen, vielleicht auch das Bedürfnis, jemanden herabzuwürdigen und zu missbrauchen. Gleichzeitig durchleidet er auch die Qualen des Opfers. Solche Hintergründe habe ich häufig beobachtet, wenn sich Anzeichen von Schizophrenie zeigten. Was dabei zutage tritt, ist oft unheimlich und beklemmend. Bei einem Klienten war es so, dass sich in seiner Familie sowohl verfolgte Juden als auch ein KZ-Wächter befanden. Der Nachgeborene war also sowohl mit dem Täter als auch mit den Opfern schicksalhaft verstrickt. Das führte zu einer Neigung zur Schizophrenie, die sich jeweils in einem Mitglied der nächsten Generation fortsetzte.

Für Kriegsenkel ist es häufig schwierig, in ihre Familiengeschichte vorzudringen. Deshalb durchschauen sie weder das Familiengewissen, das sie leitet, noch das Treuesystem, dem sie verpflichtet sind. Gibt es bei den Vorfahren dann Täter und Opfer, verschärfen sich die inneren Konflikte. Ein permanenter Wettstreit konkurrierender Handlungsanweisungen findet statt, und der Nachgeborene hat Schwierigkeiten, klare Entscheidungen zu treffen. Das kann so weit gehen, dass er in Untätigkeit verfällt, obwohl sein Verstand ihm durchaus attraktive Wahlmöglichkeiten vorschlägt. Das komplex verfasste Familiengewissen hindert ihn jedoch daran, eine Option auszuwählen.

Viele Familiengeheimnisse der Kriegsgeneration haben unmittelbar mit den historischen Bedingungen des Dritten Reiches zu tun. Väter, die weit weg von der Familie stationiert waren oder an der Front kämpften, hatten Gelegenheit, Liebschaften einzugehen und außereheliche Kinder zu zeugen – wie eben beschrieben. Frauen, die über Monate, manchmal auch Jahre ohne ihre Männer leben mussten, ließen sich auf Affären ein. Hatten diese Folgen, trieben sie ab. Eine ganze Palette von Handlungen entstand, die das Familiensystem ins Ungleichgewicht brachten und deshalb geheim bleiben mussten. Neben der Schuld durch verbrecherische Taten sind es diese Familiengeheimnisse, die den Kriegsenkeln heute zu schaffen machen.

Einen typischen Fall aus meiner Praxis möchte ich in diesem Kontext etwas ausführlicher schildern. Er unterscheidet sich nur in Details von den Mustern, die ich in meiner Arbeit mit Kriegskindern und Kriegsenkeln erlebe. Bezeichnend ist dabei, dass er in ein Treuesystem über mindestens drei Generationen hinweg verstrickt war, was den Klienten förmlich lähmte. Zu irritierend waren die inneren Widersprüche geworden. Was er nicht wusste: Ein schwerwiegendes Familiengeheimnis war die Ursache seiner Probleme.

Ungeklärte Elternschaft

Michael meldete sich im Mai 2007 bei mir. Damals war er einundvierzig Jahre alt und lebte allein. Sein Anliegen betraf die Beziehung zu seiner Mutter. Er litt darunter, dass sie ihn oft schon frühmorgens anrief und mit Schuldvorwürfen überhäufte. Es war gewissermaßen »Beziehungsstress«, dem er ausgesetzt war. Sie reagiere auf ihn entweder mit der Empfindlichkeit einer Geliebten oder mit der Autorität einer Mutter. Deshalb empfand er sie als unberechenbar und unerreichbar. »Irgendwas läuft falsch mit meiner Mutter und mir«, bekannte er. »Ich weiß nicht mehr weiter, ich habe alles versucht. Auch eine Gesprächstherapie hat daran nichts geändert.«

Der Klient war mit einem Ziehvater aufgewachsen, den er bis zu seinem zehnten Lebensjahr für seinen leiblichen Vater gehalten hatte. Nun erfuhr er, dass man ihm seine wahre Herkunft verschwiegen hatte. Die Nachricht war ein Schock für den Jungen. Es sei lediglich eine kurze Affäre mit einem holländischen Austauschstudenten gewesen, erklärte seine Mutter. Er lebe in Utrecht, wo er als Deutschlehrer arbeite. Selbst als Erwachsener hatte Michael nie einen Versuch unternommen, seinen Vater kennenzulernen. Er blieb in unerreichbarer Ferne, obwohl Michael sich fünfundzwanzig Jahre zuvor sogar schon heimlich seine Adresse besorgt hatte.

Nach dem Vorgespräch gingen wir in die Phase der Aufstellung. Ich bat ihn, aus der Gruppe der Teilnehmer Stellvertreter für sich und seine Familienangehörigen auszuwählen und in der Mitte des Raumes zu positionieren. Entscheidende Hinweise erhalte ich oft gleich am Anfang einer Aufstellung. Hier fiel mir etwas auf, was ich noch nie erlebt hatte: Michael besetzte die meisten Mitglieder seiner Familie gegengeschlechtlich. So wählte er für sich eine Frau aus, für seine Großmutter einen alten Mann.

Trotz der Verwirrung, die daraus entstand, ließen sich bald einzelne Motive herauslesen. Am Rande sitzend, beobachteten wir, was sich zwischen seiner Stellvertreterin und dem seiner Mutter zutrug. Das Erste, was mir auffiel, war, dass er die beiden so hingestellt hatte, dass die Mutter ihren Sohn nicht anschauen konnte. Die Stellvertreterin von Michael setzte sich nach einer Weile auf den Boden und sagte mit kindlicher Stimme: »Lasst mich doch in Frieden. Ich will spielen. Was ihr Großen da macht, ist mir egal. Das ist eure Sache. Ich will einfach nur spielen!«

Als wir schließlich einen Stellvertreter für den unbekannten leiblichen Vater hinzunahmen – Michael wählte auch für ihn eine Frau aus –, kam das Familiensystem zur Ruhe. Nun bat ich Michael, seine Stellvertreterin abzulösen und sich an ihre Position zu setzen, eingerahmt von seiner Mutter zur Rechten und seinem Vater zur Linken. Sobald er Platz genommen hatte, schaute er auf, strahlte und sagte glücklich in die Runde: »Das ist ja wie Hollywood.« Die

Stellvertreterin des Vaters antwortete: »Ja, da enden alle Filme gut.« Erleichtert beendeten wir die Gruppenarbeit. Ich empfahl Michael, Kontakt zu seinem Vater zu suchen. Das hatten ihm, mit Ausnahme seiner Mutter, schon viele Verwandte und Freunde geraten. Befolgt hatte er den Ratschlag nicht.

Der verleugnete Vater

In den folgenden Wochen schickte Michael mir einige seiner Texte, die von Glaube, Liebe und Hoffnung handelten. Mit großem Ernst befasste er sich mit Grundfragen des Lebens. Ich sagte ihm, dass es sich bei diesen Texten nach meinem Eindruck um Briefe an seinen Vater handele. Dann fragte ich, ob er diesen inzwischen aufgesucht habe. Die Reaktion war ungläubiges Staunen. Es war für den Klienten unvorstellbar, diese Hürde zu nehmen. Obwohl das Geheimnis seiner Herkunft längst gelüftet war, bestand der Auftrag weiter: Kein Kontakt mit dem Vater! Da sein Vater als Deutschlehrer der deutschen Sprache mächtig war, schlug ich Michael vor, ihm seine Texte zu schicken. Die Adresse besaß er schließlich seit fünfund zwanzig Jahren.

Monate später rief der Klient mich an und beklagte sich über berufliche Schwierigkeiten. Ich wies ihn freundlich darauf hin, dass es sich dabei um Nebenschauplätze handele, mit denen er sich von seinem eigentlichen Thema ablenke. Sechs Wochen später meldete er sich wiederum telefonisch und klagte über neue Schwierigkeiten. Noch immer hatte er sich nicht entschließen können, Kontakt mit seinem Vater aufzunehmen. »Aus Ihnen kann nichts werden, bevor Sie nicht den Mut fassen, Ihren Vater kennenzulernen«, sagte ich. »Zum beruflichen Erfolg fehlt Ihnen das Entscheidende: der Vater.«

An dieser Stelle muss ich meine Intervention erläutern, denn die

Formulierung, aus ihm solle »etwas werden«, könnte missverständlich klingen. Die Erziehung von Kindern ist dann als gelungen zu beurteilen, wenn sie in der Lage sind, sich selbst anzunehmen, sich zu ernähren und eine lebendige Beziehung zu führen. Oder, um Sigmund Freuds Antwort auf die Frage zu zitieren, worauf es im Leben ankomme: »Lieben und arbeiten.« Lieben *und* arbeiten, wohlgemerkt. Beides hängt untrennbar miteinander zusammen. Und beides gelang dem Klienten nicht.

Es vergingen Monate, dann erhielt ich eine Mail. Michael teilte mir mit, dass er seinem Vater die Texte geschickt habe. Er wolle ihn besuchen und müsse unbedingt mit mir reden. Im folgenden Einzelgespräch erzählte er mir, dass sein Vater ihm sofort aufs Liebevollste geantwortet und ihn zu sich eingeladen habe. Es war nicht die einzige Neuigkeit. Nachdem er die erste Hürde überwunden hatte – die verbotene Kontaktaufnahme zum Vater –, löste er sich von einem zweiten Auftrag: seine sexuelle Orientierung zu verschweigen. Michael eröffnete mir, er sei homosexuell. Seit der Aufstellung, so sagte er, empfinde er seine Homosexualität zunehmend als problematisch. Jetzt, unmittelbar vor der Abreise zu seinem Vater, trage er sich mit dem Gedanken, seine homosexuelle Lebensweise zu beenden.

Die Begegnung mit dem Vater verlief offenbar glücklich. Ich schlug dem Klienten vor, an einem Kriegskinder- und Kriegsenkelseminar teilzunehmen, das kurz darauf stattfinden sollte. An diesem Wochenende stand ich einem völlig veränderten Mann gegenüber. Kern und Kontur seines Wesens waren plötzlich sichtbar, alles Verschwommene und Verdrückte seines Gesichts hatte er abgelegt. Auch der Vollbart war verschwunden. Er erzählte, dass er seit der ersten brieflichen Antwort seines Vaters das Gefühl habe, man habe ihm eine wärmende Infusion gelegt. »Endlich fühle ich mich ganz«, sagte er. »Jetzt kann ich alles.«

Rekonstruktion der Familie

An diesem Wochenende bat er mich, seine persönliche Situation mithilfe einer zweiten Aufstellung zu betrachten. Mittlerweile hatte sich seine Verwandtschaft um den holländischen Zweig vervollständigt, und die anwesenden Gruppenmitglieder reichten nicht aus, um sie stellvertretend darzustellen. So griff er zu herumliegenden Schuhen und anderen Gegenständen und arrangierte alles zu einem Gruppenbild. Vor den Lebenden lagen und standen Schuhe, Blumenvasen, Schlüsselbunde – als Stellvertreter der verstorbenen holländischen Verwandten. Er formte sie zu einem Altar. Fast in Trance griff er ordnend in das entstehende Bild ein, wie ein Bildhauer, der Feinheiten an seiner Skulptur korrigiert.

Während der Aufstellung wurde im Gegensatz zur ersten nicht gesprochen. Trotzdem waren alle ständig in Bewegung, wie von einer unsichtbaren Hand geführt. Als wichtigste Person kristallisierte sich jetzt die Mutter seines Vaters heraus, Michaels Großmutter väterlicherseits. Er hatte von seinem Vater erfahren, dass sie eine deutsche Jüdin aus Budapest gewesen sei. Neun Familienangehörige hatte sie in Auschwitz verloren, davon mehrere Geschwister mit deren Kindern. Die Großmutter blieb verschont, weil sie schon 1937 aus Ungarn emigriert war. Sie hatte sich durch Taufe und Heirat in den Niederlanden hinter einer neuen Identität verstecken können. Michaels Großvater väterlicherseits, ein Handlungsreisender aus angesehener Familie, bot seiner jüdischen Frau die ideale Gelegenheit zum Untertauchen. Dass sie Jüdin war, verheimlichte sie ihm – wie auch später ihrem Sohn, Michaels Vater.

Ein Jahr zuvor, 1936, war Michaels Großmutter mütterlicherseits im Zuge ihrer Heirat von Ostpreußen nach Kiel gegangen. Dadurch war ihr das Schicksal von Vertreibung und Vergewaltigung erspart geblieben. Ihr Mann war SS-Offizier. Vermutlich gehörte er einer Einheit an, die in Jugoslawien Partisanen bekämpfte. Einmal hatte der halbwüchsige Michael zufällig die eintätowierte Mitgliedsnummer der SS auf dem Arm des Großvaters sehen können.

Vergegenwärtigt man sich das gesamte System, so erkennt man, wie zentral wichtig die Begegnung mit dem Vater gewesen war. Michael hatte sich nicht nur von Aufträgen befreit, er hatte auch die entscheidende Information bekommen, dass seine Großmutter Jüdin war. Nun wusste er, dass er gleichzeitig Enkel von Tätern und von Opfern war, von Verfolgern und Verfolgten. Und mehr noch: Die jüdische Großmutter entpuppte sich als Schlüsselfigur des Familiengeheimnisses. Sie war es gewesen, die auf Schweigen gedrungen und so Vater und Sohn voneinander getrennt hatte. Michaels Vater wusste nichts von einem Kind.

Nach und nach rekonstruierte Michael seine Familiengeschichte. Als seine Mutter nach ihrer kurzen Liebesaffäre mit dem Studenten ein Kind erwartete, ließen ihre Eltern und die Eltern des Vaters sie mit dem Enkel allein. Die vier Großeltern waren sich in der Causa Michael uneinig. Nachdem sich die Kieler Großeltern zwei Jahre vergeblich bemüht hatten, einen Kontakt zum Kindsvater herzustellen, ließ man einander in Ruhe. Scham und Schmerz aller Beteiligten waren gut zwei Jahrzehnte Jahre nach Kriegsende noch zu groß. Vor allem die holländische Großmutter wollte nicht durch ein Enkelkind mit einer deutschen Familie verbunden und zu ständigem Kontakt genötigt sein. Sie hatte alle Briefe abgefangen und vernichtet.

Einvernehmlich ließen die Großeltern Michael aufwachsen, ohne dass er seine Herkunft kannte. Dieses Opfer verlangten sie ihm und seiner Mutter ab, weil deren Liebe nicht zu der Feindschaft zwischen Deutschen und Holländern passte. Die jüdische Großmutter ging noch einen Schritt weiter. Vehement leugnete sie die Vaterschaft. Als Michaels Mutter der alten Dame ein Foto des Jungen zuschickte, zerriss sie es. Die blonden Locken des Kindes seien ein Beweis, dass ihr Sohn nicht der Vater sein könne.

Mutter-Sohn-Probleme und Homosexualität

Die Mutter von Michael tröstete sich fortan mit drei aufeinanderfolgenden Ehemännern und diversen Liebhabern. Die Ehe mit dem Ziehvater war problematisch. Michael wuchs in einer Atmosphäre permanenter Anspannung auf. Oft gab es Streit, und die Mutter verfiel dem Alkohol. Sie veränderte ständig ihr Verhältnis zu Michael. Mal fand er sich in der Rolle des Liebhabers wieder, ein andermal in der des Sohnes, je nach dem Stand der Liebesbeziehungen seiner Mutter. Sie parentifizierte ihn. Im Jahr 1989, nachdem der dritte Ehemann gestorben war, eskalierte das Verhältnis. Die Mutter beanspruchte Michael über das erträgliche Maß hinaus. Deshalb zog er sich zu ihrem großen Ärger von ihr zurück, als er fünfundzwanzig Jahre alt war.

Nach und nach wurden weitere Konfliktherde offenbar. Als Michael zwei Jahre alt gewesen war, hatte der Lieblingsbruder seiner Mutter Selbstmord begangen. Er war eine Künstlernatur mit homoerotischen Neigungen gewesen. Im Berufsleben stieß er auf Schwierigkeiten, seinen Mann zu stehen. Sein Vater, Michaels Großvater, hatte aus seiner Abneigung gegen versagende Söhne nie einen Hehl gemacht. Auch die sich andeutende Homosexualität war ihm ein Dorn im Auge. Michaels Mutter behauptete sogar, ihre Mutter habe die Selbstmordabsichten des labilen Bruders gefördert.

Die Härte des Großvaters verfehlte nicht ihre Wirkung auf Michael. Sein Leistungsethos war ungewöhnlich hoch, und er entwickelte sich zu einem anerkannten Intellektuellen, auch wenn der berufliche Erfolg ausblieb. Dieser Widerspruch beutelte ihn. Er litt unter Depressionen und Einsamkeit, erkrankte an Krebs und entwickelte fast alle psychosomatischen Störungen, die für Kriegsenkel typisch sind. Trotz aller Blockaden und Ängste hatte er stets auf das Wunder der Erlösung von seinen Qualen gehofft. Nach der zweiten Aufstellung fühlte er sich wesentlich besser. Was ihn nach wie vor belastete, war seine Homosexualität, eine sexuelle Orientierung also, die schon sein Großvater abgelehnt hatte.

Zwanzig Jahre lang hatte Michael Nähe und Zuneigung in homosexuellen Begegnungen gesucht. Innere Befriedigung hätten sie ihm nicht geben können, bekannte er. Und nun ereignete sich ein verblüffender Wendepunkt. In dem Moment, als er sich dem Vater zunächst gedanklich, dann auch physisch näherte, schwächte sich sein erotisches Interesse an Männern ab. Zur Entgeisterung seines Umfelds wandte er sich einer Frau zu. Damit knüpfte er an eine frühere Lebensphase an, als er noch Liebesbeziehungen zu Frauen gehabt hatte. Mit einer Freundin hatte er damals ein Kind gezeugt, das sie jedoch abgetrieben hatte.

Ich bin sehr vorsichtig, vorschnell kausale Zusammenhänge zu konstruieren. Auch liegt es mir fern, Homosexualität zu verurteilen. Es ist aber unbestritten, dass es sowohl angeborene als auch erworbene Homosexualität gibt. In diesem Falle hatte die sexuelle Orientierung des Klienten neben der möglichen Vererbung überdeutlich mit seiner Stellung im Familiensystem zu tun. Mehrere Faktoren wirkten zusammen: Besonders die komplizierte Beziehung zur Mutter spielte hier womöglich die Hauptrolle. Auch von Einfluss auf seine Orientierung scheinen mir Schock und Schmerz über den Tod seines Kindes zu sein. Denn nachdem es im Bauch der geliebten Frau sterben musste, ging er zwanzig Jahre lang nur noch sexuelle Beziehungen zu Männern ein.

Allerdings hoffte er, dass die Freundin das Kind heimlich doch zur Welt gebracht habe, ohne es ihn wissen zu lassen.

Da scheint ein Muster auf. Unbewusst hat Michael so auch die Gefühlswelt seines entbehrten leiblichen Vaters erkundet. Denn auch der musste ja davon ausgehen, kein Kind zu haben, da seine jüdische Großmutter ihn in den Glauben versetzt hatte, die Liaison mit der deutschen Geliebten sei folgenlos geblieben. Auf diese Weise konnte Michael mit seinem Vater ein ähnliches Schicksal teilen.

Seelische Blockaden

Michaels Sehnsucht nach Zugehörigkeit hat ihn einen langen, schweren Weg gehen lassen. Er gehört zu den Millionen von Kriegsenkeln, die einem ererbten Familiengewissen folgen, ohne die dahinterliegenden Mechanismen zu verstehen. Alte Schuld und gleich mehrere Familiengeheimnisse bestimmten sein Leben. Aufstellungen können der Beginn sein, sich davon zu befreien. Nur wenn wir wissen, woher wir kommen, erkennen wir, wer wir sind, und werden gehen können, wohin wir wollen. Michaels Beispiel zeigt: Die Dramen der Kriegskinder sind zu schmerzhaften Dramen der Kriegsenkel geworden. Durch die therapeutische Bearbeitung können die Wirkungen der Familiengeheimnisse allmählich entkräftet, können die Folgen mit der Zeit korrigiert werden.

In dem Maße, in dem Kriegskinder und Kriegsenkel, nein, alle Menschen über das eigene Schicksal sprechen, lernen sie, sich selbst und den vorangegangenen Generationen mehr Verständnis entgegenzubringen. Erst danach können sie unbewusste Wiederholungszwänge ablegen. Niemand ist dazu verurteilt, sein Drama lebenslänglich auszuagieren. Die Familienaufstellung ermöglicht eine Zuordnung der verschlüsselten Symptome. Die Aufstellungsarbeit setzt dann heilende Prozesse in Gang, in denen die verborgene Dynamik sichtbar wird und aufgelöst werden kann.

Ich halte es für eine Stärke der Aufstellungsmethode, dass dabei Wahrnehmungen ins Bewusstsein treten, die zunächst nur unscharf geblieben sind. Im Nachhinein erweisen sie sich oft als klärend. Auch Michael konnte nun sein eigenes Verhalten neu einordnen. Wir sprachen beispielsweise über die Frau, die sich als seine Stellvertreterin in der ersten Aufstellung auf den Fußboden gesetzt hatte. Sie wollte von der Welt der Erwachsenen in Ruhe gelassen werden, um ungestört spielen zu können. Tatsächlich gab der Klient seiner Familie mütterlicherseits fast dreißig Jahre lang das Gefühl, er lehne sie ab. Sie pflegten kaum Kontakt. Wenn er sie besuchte, beklagten sie sich darüber, dass er so desinteressiert wirke.

Michaels Geschichte ist das Schicksal eines Kriegsenkels, der nach Meinung vieler Älterer unbeschwert aufwachsen konnte. Doch sein Beispiel belegt eindringlich, wie falsch diese Einschätzung ist. Er litt unter verletzten, schweigenden Eltern und Großeltern, unter zahllosen Geheimnissen, von denen er nichts erfahren durfte. Er war beschwert mit Aufträgen des Familiensystems, die ihn überforderten. Er musste Widersprüche aushalten, die von seiner Identifikation mit einstigen Tätern und Opfern herrührte. Glücklicherweise hat er daran arbeiten können.

Um die Kette zu unterbrechen, mit der die Familiengeheimnisse der Kriegsgeneration sich forterben, möchte ich an die Nachgeborenen appellieren, sich mit der historischen Vergangenheit und auch mit ihrer Familiengeschichte zu beschäftigen. Falls sie es aus Furcht vor bösen Entdeckungen unterlassen, führen sie weiter Aufträge aus, die sie an einem erfüllten Leben hindern. Deshalb sollten sie das Böse nicht ausschließen, sondern liebevoll auch auf die schauen, die Schuld auf sich geladen haben.

Die Ausgrenzung der Vergangenheit

Man hat sich daran gewöhnt, das Böse von sich zu weisen, sowohl in vielen Familien als auch in der Auseinandersetzung mit dem Dritten Reich. Auch in den deutungsmächtigen Institutionen wird der Abwehrreflex nach Kräften bedient. Ein eklatantes Beispiel dafür war die große Berliner Hitler-Ausstellung im Deutschen Historischen Museum im Jahr 2010. Insgesamt kamen 265 000 Besucher, und die Ausstellung wurde wegen des großen Andrangs sogar bis Februar 2011 verlängert.

Leider versäumten die Ausstellungsmacher eine Chance, das

mörderische Erbe in uns offenzulegen. Hitler wurde dem bekannten Stereotyp entsprechend als Inkarnation des Bösen präsentiert. Dabei blieb seine Person undeutlich, sodass man die gewaltige Wirkung dieses Mannes in seiner Zeit gar nicht nachvollziehen konnte. Deshalb blieb der Eindruck zurück, er sei lediglich ein unbegreiflicher Unfall der Geschichte, der mit uns nichts zu tun habe. Einmal mehr wurde er dämonisiert und damit abgespalten. Die Zeit wäre reif gewesen, uns Hitler als einen Teil von uns selbst näherzubringen. Ob es uns gefällt oder nicht: »Bruder Hitler«, wie Thomas Mann ihn im gleichnamigen Essay von 1938 nannte, wird tatsächlich in gewissem Sinne immer unser Bruder bleiben. Mann schrieb: »Es ist eine reichlich peinliche Verwandtschaft. Ich will trotzdem die Augen nicht davor schließen, denn nochmals: besser, aufrichtiger, heiterer und produktiver als der Hass ist das Sich-wieder-Erkennen.« Mann fügt etwas später in diesem Text hinzu: »Der Bursche ist eine Katastrophe; das ist kein Grund, ihn als Charakter und Schicksal nicht interessant zu finden.« Genau das wird uns heute in solchen Ausstellungen ausgeredet: Hitler könnte interessant sein, weil er zu unserer Geschichte gehört und weil es kein Zufall war, dass er Millionen Deutscher faszinierte. Doch es ist uns nun mal peinlich, dass unsere Eltern und Großeltern diesem Mann zujubelten. Wir schämen uns für unsere Vorfahren, deshalb schauen wir lieber nicht so genau hin.

Blicke ich auf Hitler und das, was er uns als psychologisches »Material« anbietet, fällt mir unter den vielen von Thomas Mann so vorzüglich beschriebenen Wesenszügen die Entlarvung seiner Dekadenz auf. Außerdem weist Mann auf die Bereitschaft der Deutschen hin, auf Hitlers »unsäglich inferiore, aber massenwirksame Beredsamkeit« hin nicht in Gelächter auszubrechen, sondern ihm mehrheitlich zu folgen. Sie lebten einen Teil ihres eigenen Bösen mit ihm und seiner Hilfe aus. Was macht uns eigentlich so sicher, dass wir heute vor solchen gruppendynamischen Abläufen gefeit wären?

Hitler als unser Bruder: Das ist das kollektive Familiengeheimnis der Deutschen, seine Dämonisierung die kollektive Übereinkunft. Es stiftet unbemerkt unsere Identität und unseren Zusammenhalt, ist aber erkauft mit einem Tabu. Wer es bricht, verletzt das Treuesystem. Deshalb muss jeder mit erbittertem Widerstand rechnen, der dies wagt. Schon allein, wenn ein Satz mit den Worten beginnt: »Es war nicht alles schlecht ...«, geht ein Aufschrei der Entrüstung durchs Land. Wer den Satz äußert, verliert mit großer Wahrscheinlichkeit seine Reputation, manchmal auch seine Stellung. Er verliert seine Zugehörigkeit zum sich moralisch überlegen fühlenden Teil der Deutschen und wird dem Bösen zugeordnet.

Jeder Mensch, auch Hitler, trägt eine Mischung aus guten und schlechten Anteilen in sich. Solange wir dieser Einsicht weiter ausweichen – und damit dem kollektiven Familiengeheimnis –, bleiben wir im Laufrad der Realitätsverweigerung gefangen. Wir bleiben den Verdrängungen und ihren schwerwiegenden Folgen ausgeliefert. Das Böse bleibt. Destruktives Verhalten oder auch Krankheit können die Folgen sein, falls die Standards des bisherigen Treuesystems weiter mächtig sind, falls es Konsens bleibt, dass das Böse außerhalb von uns existiert. Dann könnte es tatsächlich so weit kommen, dass wir am Ende doch noch Hitlers zynische Untergangsfantasien Wirklichkeit werden lassen, die wir eigentlich vehement ablehnen.

Warum aber wirkt die Loyalität zum politisch korrekten Geschichtsbild überhaupt so zerstörerisch? Sobald man jemanden wegen seiner negativen Anteile ausgrenzt, wirkt diese Ächtung auf denjenigen zurück, der den Stab über ihn bricht. Das gilt sowohl für Familienangehörige als auch für emblematische Figuren wie Hitler. Spaltet man sie von sich ab, so grenzt man einen Teil von sich selbst aus. Diese Abspaltung deformiert das Selbst und macht krank. Die Zugehörigkeitsregeln unserer Gesellschaft verlangen heute allerdings, dass wir Hitler und seine Gefolgsleute eindimensional sehen, und zwar ausschließlich als böse. Diese identitätsstiftende Regel entspricht dem kollektiven Treuesystem, das unser Selbstverständnis definiert. Wir wollen die Guten sein, um jeden Preis. Das bringt uns leicht in Gefahr, zu Tätern zu werden.

Familiensysteme und im weiteren Sinne auch Gesellschaftssysteme verlieren ihre natürliche Ordnung, sobald Ausgrenzungen vorgenommen werden. In Deutschland betrifft das vor allem jene, die den Krieg als Erwachsene erlebt haben. Ein Ungleichgewicht entsteht. Folgerichtig zeigen sich in den nächsten Generationen auffällige Störungen. Bleiben wir zunächst in der familiären Sphäre. In vielen Familien gibt es ausgegrenzte Personen, meist, weil man sich ihrer schämt. Hinter ihnen verbergen sich häufig Familiengeheimnisse. Werden Zugehörige des Systems abgespalten und totgeschwiegen, dann werden sie in der folgenden Generationen durch Störungen aller Art vertreten. Es findet eine unbewusste Identifikation statt. Das heftig Abgelehnte wird in neuem Gewande wiederholt.

Identifikation

Verstrickungen und Identifikationen mit Verstorbenen haben die unterschiedlichsten Folgen. So können auch Partnerschaftsprobleme auf einer unbewussten Identifikation mit einem fehlenden Familienmitglied beruhen. Durch die Aufstellungsarbeit kenne ich viele Klienten, die, ohne es zu wissen, mit einem verstorbenen Familienmitglied identifiziert sind und sich deshalb nicht glücklich binden können. Ich erinnere mich an eine Klientin, die ich als sehr lebenskluge Frau erlebte. Sie hatte immer nach bestem Wissen und Gewissen gehandelt, dennoch waren zwei Ehen gescheitert. Als ich mir die tiefere Dynamik anschaute, konnte ich zu den Gründen vordringen. Was war passiert?

Die Schwester des Vaters war als kleines Mädchen von der Leiter gefallen und gestorben. Die Klientin hatte nun unbewusst versucht, ihrem Vater diese Schwester zu ersetzen, die er so schmerzlich vermisste. Sie hatte den leeren Platz besetzt. Das passiert häufig in Familiensystemen. Die Tochter verlor ihren Status als Kind und wurde zur Trösterin ihres Vaters. Dadurch war sie gebunden. Jeder Mann, der sich für sie interessierte, hatte es mit einer gebundenen Frau zu tun. Sie war keine freie Tochter, die vom Vater vollen Herzens an den Schwiegersohn weitergegeben worden wäre. Diese Tatsache konnte die Klientin dann in ihrer dritten Ehe berücksichtigen, die wesentlich spannungsfreier wurde.

Es ist völlig unerheblich, ob eine Frau ihrem Vater das verlorene Geschwisterkind, die erste Verlobte oder jemand anderen ersetzt, der vermisst wird. Die Folgen ähneln einander. Das Drama besteht darin, dass wir oft, ohne es zu ahnen, zu Stellvertretern werden. Es ist wie in einem Stück von Shakespeare: Ein Narr tritt ab, und sofort schlüpft ein anderer in seine Rolle. Wer dieses Gesetz nicht kennt, wird immer wieder vor den gleichen Problemen stehen.

Vor etwa einem Jahr kam eine Klientin zu mir, die nach eigener Auskunft Schwierigkeiten mit ihrem Vater hatte. Sie wählte Stellvertreter für ihn und sich selbst. Schon bald waren die Spannungen mit Händen zu greifen. Der Stellvertreter des Vaters stand unsicher auf den Beinen, so, als fehle ihm etwas. Wir erweiterten das System um seine Eltern und seine Schwester. Dann geschah etwas Seltsames: Die Stellvertreter des Vaters und seiner Schwester umarmten sich. Wir mussten davon ausgehen, dass es eine unüblich enge Verbindung zwischen dem Vater und dessen Schwester gegeben hatte. Vermutlich lag ein inzestuöses Verhältnis vor.

Die Stellvertreter des Vaters und seiner Schwester sahen auf den Boden, was nach der Aufstellungsgrammatik auf ein fehlendes Familienmitglied hinweist. Alles sprach dafür, dass bei dieser Verbindung ein Kind entstanden war. Die Klientin hatte zu ihrem Vater ein sehr schwieriges Verhältnis, die betreffende Tante hatte sie seit ihrer Kindheit nicht mehr gesehen. Es war der Vater, der jeden Kontakt zu ihr hintertrieben hatte. Offensichtlich wollte er nicht, dass sie miteinander sprachen. Während der Aufstellung erzählte die Klientin, dass ihre Tante unter fortgeschrittenem Alkoholismus leide. Deshalb galt sie als nicht gesellschaftsfähig.

Es war nicht zu übersehen, dass ein sorgsam gehütetes Familiengeheimnis existierte. Dafür sprach auch, dass die verstorbene Großmutter väterlicherseits der Klientin ein Testament hinterlassen hatte, das nie geöffnet worden war. Die Tante hatte es gleich nach dem Tod der Großmutter an sich genommen, mit dem Einverständnis der ganzen Familie. Man fürchtete sich wohl vor dem, was darin offenbart werden könnte.

Die Klientin äußerte plötzlich den Satz: »Ich gehöre nicht in diese Familie.« Ich deutete das als Identifikation mit dem verschwiegenen Kind. Nun berichtete sie unter Tränen, dass sie im Alter von vierzehn Jahren unter Magersucht gelitten hatte. Inzwischen habe sie zwar gelernt zu essen, doch das erfolge lediglich im technischen Sinne. Die Dynamik der Krankheit war nicht geheilt worden. Mittlerweile litt die Klientin an verschiedenen körperlichen Beschwerden, ein weiteres Indiz für ein ungelöstes Problem.

Anerkennung der Ausgegrenzten

Die Klientin war nach der Aufstellung sehr aufgewühlt. Einige Wochen später kam sie noch einmal zu einem Einzelgespräch. Es hatte sich vieles verändert. Es war ihr gelungen, die Beziehung zu ihrem Vater zu verbessern. Über den Inzest sprachen sie nicht, doch die Klientin hatte ihre Einstellung zum Vater geändert. Da sie verstanden hatte, dass man Menschen mit ihren guten und schlechten Anteilen akzeptieren dürfe, konnte sie diesen Mann mit seinen vielen Facetten innerlich annehmen. So war sie auch fähig, Kontakt mit der Schwester ihres Vaters aufzunehmen. Die Tante freute sich sogar darüber, und auch der Vater hatte plötzlich nichts mehr dagegen.

Ein halbes Jahr später wollte die Klientin erneut aufstellen. Diesmal war ihr Thema eine Krankheit, die sie vor allem in ihrem Frausein stark belastete: Sie litt unter kreisrundem Haarausfall. Zwar hatte sie wunderschönes Haar, allerdings wurde es sichtbar spärlicher. Daraufhin wählte ich eine sehr direkte Methode: Ich stellte das Symptom auf, das heißt, ich wählte einen Stellvertreter für den Haarausfall. Während der Arbeit wurde uns klar, dass das Kind, das wir in der ersten Aufstellung gefunden hatten, nun im zweiten Schritt seinen Platz in der Familie suchte. Es wollte anerkannt und integriert werden. In der Aufstellung zog es den Stellvertreter auf einen gleichwertigen Platz innerhalb der Familie. Es ergab sich ein Bild der Versöhnung. Der Stellvertreter des verschwiegenen Kindes legte sich neben die Mutter der Klientin, und sofort herrschte Harmonie in der neuen Konstellation. Die Klientin wirkte sehr zufrieden. Sie schrieb mir einige Zeit später, dass es ihr besser gehe und dass sie das abgelehnte Kind angenommen habe.

Parallel ließ sie sich schulmedizinisch begleiten. Meine Arbeit ersetzt nicht die medikamentöse Therapie. Ohne die innere Aussöhnung jedoch bleiben organische Störungen oft therapieresistent. Wird die Dynamik erkannt, kann eine solche Krankheit heilen.

Wir brauchen dringend einen veränderten Blickwinkel bei der Betrachtung unserer Vorfahren. Heilsam ist es, eine Annäherung auf der Basis von Empathie zu versuchen. Wer sagt, er habe abgeschlossen mit seiner Familie und wolle nichts mehr mit ihr zu tun haben, spaltet sie von sich ab. Unweigerlich wird er dann psychische Deformationen erleiden oder sogar krank werden. Üben wir uns in einem neuen Verhältnis zu unseren Vorfahren. Es gehören jene dazu, die Helden waren, aber auch diejenigen, die schuldig wurden.

Wer sich öffnet und sich in sie einfühlt, wird sie am Ende alle akzeptieren. Er wird sie besser verstehen, ohne zu urteilen und zu verurteilen.

Eine auf Empathie gestützte Annäherung verhindert die radikale Abwehrreaktion, die für den Fragenden gefährlich werden kann – weil er dann nie in der Lage sein wird, sich aus dem Bann der Familiengeheimnisse und Familienaufträge zu befreien.

4. Kapitel

Das vaterlose Jahrhundert

Anmerkungen zu unserer politischen Kultur

Seit 1949, seit über sechzig Jahren, herrscht in Westdeutschland eine Demokratie – seit dem Fall der Mauer auch im Osten Deutschlands. Mit Recht können wir stolz darauf sein, dass sich dieses politische System als stabil erwiesen hat, trotz unserer nationalsozialistischen Vergangenheit, trotz zweier Weltkriege, die von Deutschland ausgingen. Entgegen aller Skepsis haben die Deutschen es geschafft, sich in einer freiheitlich-demokratischen Grundordnung zu verwurzeln – und daran festzuhalten. Betrachtet man die Prozesse der Willensbildung im politischen und vorpolitischen Raum sowie ihre Manifestationen durch entsprechende Wahlergebnisse, könnte man also davon ausgehen, dass wir uns erfolgreich von unserer belasteten Vergangenheit gelöst haben.

Erst bei näherem Hinsehen verschiebt sich das Bild. Dann nämlich, wenn wir uns mit unserer Debattenkultur beschäftigen. Schrille Töne dringen da an unser Ohr, Diffamierungen, manchmal auch Hetzparolen. Das Recht auf freie Meinungsäußerung rechtfertigt für manchen einen aggressiven Stil der Auseinandersetzung, der Merkmale von Vernichtungsfeldzügen trägt. Besonders in der politischen Sphäre brechen immer wieder Konflikte auf, die vor schweren Beleidigungen nicht haltmachen. Um es gleich vorwegzunehmen: Hier wirken Energien, die wir ererbt haben, von Angst bis hin zu Aggression. Auch das Politische hat eine familiäre Dimension, in Gestalt seiner Vertreter, die meist nicht ahnen, wie stark sie mit unserer deutschen Vergangenheit identifiziert sind.

Politische Schlammschlachten

Das Jahr 2010 verzeichnete einen für manche zwar unterhaltsamen, aber auch infantil wirkenden Niveauverlust in der Verwendung herabsetzender Bemerkungen. Und die fielen nicht etwa zwischen Regierung und Opposition, sondern innerhalb der schwarz-gelben Koalition. Es genügen wenige Sätze, um zu verdeutlichen, was der Sprachgebrauch über die jeweiligen Haltungen verrät.

Der damalige FDP-Staatssekretär und heutige Gesundheitsminister Daniel Bahr griff 2010 CSU-Chef Horst Seehofer bei der Debatte um die sogenannte Kopfpauschale mit den Worten an: »Die CSU ist als Wildsau aufgetreten.« Seehofer wurde anschließend vom Generalsekretär der FDP Christian Lindner eine psychische Auffälligkeit unterstellt: »Seehofer hat ein persönliches Trauma. Jetzt müssen 70 Millionen gesetzlich Versicherte seine Traumatherapie machen.« CSU-Generalsekretär Alexander Dobrindt revanchierte sich mit der Attacke, die Liberalen entwickelten sich »zur gesundheitspolitischen Gurkentruppe«.

FDP-Vorstandsmitglied Wolfgang Kubicki ließ im selben Jahr verlauten, fortan werde »bis auf die Schwarte« auf die CSU eingeschlagen: »Feuer frei von jedem.« Auch dass Seehofer eine folgenreiche Affäre hinter sich hatte und Fotos seines unehelichen Kindes veröffentlicht worden waren, ließ er sich nicht entgehen. Er höhnte, dem CSU-Vorsitzenden sei offenbar die »Familienplanung etwas aus dem Ruder gelaufen«. Das wiederum ließ Alexander Dobrindt nicht ruhen. Er nannte Kubicki einen »Quartalsspinner«, dem die »Schweinegrippe aufs Gehirn geschlagen« habe. Dobrindt ist ohnehin wenig zimperlich, wenn es um offene Konfrontationen geht. Im Herbst 2010 behauptete er, NRW-Ministerpräsidentin Hannelore Kraft sei »das faulste Ei in der deutschen Politik«.

Gurkentruppe, Wildsau, Traumatherapie, Quartalsspinner, Feuer frei von jedem – die Mischung aus politischem Kabarett und ungezügelter Angriffslust mag eine gewisse Komik entfalten. Mit Nostalgie fühlt sich da mancher an die leidenschaftlichen Auftritte eines Herbert Wehner erinnert, an Zeiten, in denen Polemik zum Tagesgeschäft gehörte. Man bedauert dann die angeblich allzu moderate Streitkultur unserer Tage, aus der die verbale Folklore des publikumswirksamen Schlagabtauschs verschwunden sei. Jedoch ist nicht zu übersehen, dass es hier nicht um Inhalte geht, sondern nur noch um die Herabwürdigung von Personen. Politik wird persönlich, Diskreditierung zum Tagesgeschäft. Nicht Sachthemen werden verhandelt, sondern die Revierkämpfe von Machtpolitikern.

Verbale Hinrichtungen

Sprachliche Hemmschwellen werden längst auch in den Arenen der Talkshows überschritten. Diese fungieren als Gradmesser dafür, wie wir mit divergierenden Meinungen umgehen. Die mediale Bühne ist stilbildend, und auch dort wird mancher zum Abschuss freigegeben. Ohne Frage haben die Medienberater der Politiker, Lobbyisten und Funktionäre längst erkannt, dass geschickt eingesetzte Emotionen mindestens so viel Überzeugungskraft bescheren wie gute Argumente. Da darf es schon mal etwas härter zugehen, heißt es. Fachkompetenz und fundierte Urteile allein reichten eben nicht mehr aus, um ein Millionenpublikum zu überzeugen. Aber rechtfertigt das einen Umgang miteinander, der Diffamierungen nicht scheut?

Der Fall Thilo Sarrazin war ein Lackmustest für den Zustand unserer Mediendemokratie. Seine Auftritte im deutschen Fernsehen endeten regelmäßig beschämend, was Respekt und Fairness betrifft. Man ließ ihn kaum zu Wort kommen, lachte ihn aus und tat alles, um ihn lächerlich, mundtot zu machen – obwohl weite Teile der Bevölkerung seine Thesen für richtig oder doch wenigstens diskutabel halten. Für seine erklärten Gegner aller politischen Lager war er ein gefundenes Fressen. Mit aggressiver Lust stürzten sie sich auf einen Mann, der durchaus mehr zu bieten hatte als einige zugespitzte Behauptungen.

Als im Sommer 2011 in Norwegen bei den Anschlägen von Anders Breivik insgesamt siebenundsiebzig Menschen ihr Leben verloren, witterte SPD-Chef Sigmar Gabriel die Chance, das dramatische Ereignis für seine eigene Popularität zu nutzen. Gabriel, der Sarrazin gern aus der eigenen Partei ausgeschlossen hätte, eroberte sich ganze Zeitungsseiten mit der abenteuerlichen Unterstellung, Sarrazin ermutige mit seinen Thesen Attentäter wie den in Norwegen. Das war Rufmord reinster Art, ein undifferenzierter Angriff auf die Person Sarrazin und seine politische Integrität. Gabriel wollte offenbar den Eindruck entstehen lassen, Sarrazin trage eine Mitschuld am Tod der Attentatsopfer. Damit stellte er den missliebigen Parteigenossen auf eine Ebene mit einem verwirrten Kriminellen.

Was Gabriel tat, muss man geistige Brandstiftung nennen. Es bestürzt mich, dass der Vertreter einer demokratischen Partei Thilo Sarrazin dermaßen demagogisch und verantwortungslos attackierte, ja, offenbar vernichten wollte. Und es wundert mich, wie wenig Gabriel dafür kritisiert wurde. Dieser fragwürdige Stil der Auseinandersetzug verletzt nicht nur den direkt Betroffenen, sondern uns alle. Machtmissbrauch, Geltungssucht und Verdrängungswettkampf gibt es natürlich nicht nur in der politischen Sphäre. Doch besonders hier zeigen sich kriegerische Strukturen, die nachdenklich stimmen. Welche Persönlichkeitprofile haben eigentlich die Repräsentanten unserer Demokratie? Wie konnte sich ein solch unversöhnlicher, vulgärer und verletzender Ton in die Debatten einschleichen?

Durch meine Erfahrungen als Familientherapeutin bin ich hellhörig geworden für schrille Töne. Das betrifft vor allem Ausgrenzungsstrategien, wie sie an den genannten Beispielen abzulesen sind. Es herrscht immer noch Krieg. Der öffentliche Diskurs in Deutschland trägt nach wie vor Züge einer Schlacht, als ginge es um die Eroberung von Terrains. Ehrverletzungen wirken dann wie Munition. Weder argumentative Konturenschärfe noch Konsens oder das Wohl der Deutschen sind Ziele dieser Schlachten, sondern der erbitterte Wille, den Gegner zu erledigen.

Solche Attacken haben freilich Tradition. Der Historikerstreit beispielsweise wurde mit einem Vokabular ausgetragen, das eher an Schlachten und Feldzüge denken ließ als an eine wissenschaftliche Auseinandersetzung. Der Historiker Imanuel Geiss hat einmal zusammengetragen, mit welchen Begriffen damals hantiert wurde: Hans Mommsen sprach von Schlachtordnung und Stellvertreterkrieg, Hans Ulrich Wehler von Kampfansage, Gegenangriff, Vormarsch in die Öffentlichkeit, gequälter Verteidigungsakrobatik, Wolfgang J. Mommsen von Frontbegradigung und Schussfeld – und das sind nur einige Beispiele für die hochgerüstete Kriegsmetaphorik.

Die Protagonisten der neuen, uns alle beschämenden Streit*un*kultur würden selbstverständlich jede kriegerische Assoziation von sich weisen. Doch der Glaube, man könne sich durch die späte Geburt aus dem geschichtlichen Kontext befreien, verstellt den Blick auf die historische Bedingtheit des Individuums. Solch ein Glaube verhindert die notwendige Reflexion der Beweggründe, warum sich gerade unsere gesellschaftlichen Spitzenvertreter so häufig im Ton vergreifen. Ungeachtet der politischen Lager möchte ich hier auf ein Motiv zu sprechen kommen, das bisher selten beachtet wurde, wenn wir über den Zustand unserer politischen Kultur reden: die Auswirkungen der vaterlosen Gesellschaft.

Die vaterlose Nation

Vaterlosigkeit ist seit dem Ersten Weltkrieg in Deutschland eine familiäre Konstante, die das gesellschaftliche Klima stark beeinflusst. Schon die Kriegsgeneration entbehrte Väter, die Opfer des Ersten Weltkriegs wurden. In der nächsten Generation, bei den Kriegskindern, wuchsen viele ohne Väter auf, da diese im Zweiten Weltkrieg gefallen waren. Und Väter, die erst spät aus der Kriegsgefangenschaft heimkehrten, kamen häufig als seelisch gebrochene Männer zurück. Sie waren verbittert, vorzeitig gealtert, blieben innerlich abwesend. Aus Jungen wurden Männer, aus Mädchen wurden Frauen, ohne dass ihnen in diesen wichtigen Orientierungsphasen ein Vater zur Seite stand.

Heute haben sich zwar die Gründe verändert, die Konstellation vaterloser Familien aber bleibt. In Zeiten steigender Scheidungs- und Trennungsquoten ist der Vater immer häufiger abwesend. Das männliche Rollenvorbild fehlt. Vor allem Söhne leiden darunter, aber auch die Töchter. Immer mehr Menschen müssen sich im Leben verorten, ohne sich mit der Vaterfigur auseinandersetzen zu können.

Bleiben wir zunächst bei der Kriegsgeneration. Hält man sich vor Augen, dass jeder achte männliche Deutsche im Zweiten Weltkrieg ums Leben kam, kann man ermessen, wie tief der Einschnitt ist, der uns bis heute zu schaffen macht. Jeder Zweite der 20- bis 30-Jährigen fiel, also jene Altersgruppe, die zu diesem Zeitpunkt kleine Kinder hatte. 1,7 Millionen Witwen blieben zurück, 2,5 Millionen Waisen und Halbwaisen. Sie erlebten bittere materielle Not, die durch den fehlenden männlichen Versorger zusätzlich erschwert wurde.

Die seelischen Belastungen der vaterlosen Kriegskinder sind bis heute spürbar. Erst allmählich wird allerdings offenbar, in welch dramatischem Ausmaß die Belastungen fortwirken. Erst in den vergangenen zehn Jahren entstand überhaupt ein Bewusstsein dafür, dass dieses Massenleiden bis in die Gegenwart Auswirkungen hat. Damit einher geht eine Neubewertung der Folgen. Uns wird noch lange beschäftigen, welche Traumata vaterlose Kriegskinder ihren eigenen Kinder weitergaben; welchen Erziehungsstil sie bevorzugten, wie sie mit Nähe umgingen, mit Rangordnungen, mit maskulinen Bildern, welche Konfliktkultur sie favorisierten. Die »unvollständige Familie«, wie der Soziologe Helmuth Schelsky sie nannte, rückt zunehmend ins Zentrum des Interesses.

Das Thema ist also nicht neu, doch der Blickwinkel hat sich verändert. Bereits 1963 beklagte Alexander Mitscherlich, die Deutschen seien auf dem Weg zur »vaterlosen Gesellschaft«, so der Titel des Buches, das ihn bekannt machte. Der fehlende Generationenkonflikt verhindere jene Identitätsbildung, die normalerweise in der Auseinandersetzung mit dem Vater stattfinde. Mitscherlich geht dabei nicht auf die gefallenen oder durch Trennung unsichtbaren Väter ein, sondern auf die durch den Täterverdacht diskreditierten Väter. Sie hätten keine Vorbildfunktion mehr und daher auch keine hierarchisch dominante Rolle in der Familie.

Die entstehenden Konflikte benennt Mitscherlich als Teilnahmslosigkeit den Mitmenschen gegenüber, als Angst, Aggression und destruktive Verhaltensweisen. Als Kompensation für die fehlende Instanz des Vaters ordneten sich die Kinder später als Erwachsene umso bereitwilliger staatlichen Zwängen unter und führten damit die eigenen Autonomiebestrebungen ad absurdum. Mitscherlich meint, der Verlust väterlicher Autorität mache die folgende Generation antriebslos. Es gebe kein Werk, das die Söhne fortsetzen könnten. Durch das Verschwinden der Väter in der anonymen Industriegesellschaft könnten sich die Kinder nicht mehr am Beruf des Vaters orientieren und im Rahmen der Familientradition ebenfalls Landwirt, Beamter oder Arzt werden, wie es noch zu Beginn des 20. Jahrhunderts häufig üblich war.

Erst in den letzten zehn Jahren ist das Phänomen der Vaterlosigkeit vor allem in Bezug auf die historische Zäsur des Zweiten Weltkriegs und den millionenfachen Tod von Familienvätern zum wissenschaftlichen Thema geworden. Warum Mitscherlich diesen gesellschaftlich enorm wichtigen Umstand ausklammerte, erscheint im Nachhinein unverständlich. Offensichtlich war die Beschäftigung mit den real Vaterlosen im Kontext der deutschen Kriegsschuld noch ausgeblendet. Erst als sich das Tabu lockerte, Deutsche nicht als Opfer sehen zu dürfen, rückten die vaterlosen Kriegskinder in den Blick. Zugleich kann man heute aus der Diagnose ihrer Defizite auch Schlussfolgerungen für die nächste Generation ziehen, in der die Väter getrennt von der Familie leben.

Seelische Defizite

Die seelische Entwicklung von Kindern, die ohne Väter groß werden, unterscheidet sich wesentlich von der anderer Kinder. Obwohl der Vater physisch abwesend ist, bleibt er schmerzlich präsent. Oft nimmt er damit eine prägende Rolle ein. Die Autorin Cornelia Staudacher hat für ihr Buch *Vaterlose Töchter. Kriegskinder zwischen Freiheit und Anpassung* Interviews mit Frauen geführt, deren Väter gefallen waren. »Eine spricht von der dauernden ›Anwesenheit der Abwesenheit des Vaters‹, eine andere davon, dass der abwesende Vater einen viel größeren Platz eingenommen habe, als es ein anwesender je hätte tun können«, stellt sie fest.

Es sind ambivalente Gefühle, die sich auf den fehlenden Vater richten. Wut, weil er die Familie verlassen hat; Scham, weil die eigene Familie als unvollständig und minderwertig empfunden wird;

Schuldgefühle, weil Kinder sich oft unbewusst verantwortlich fühlen dafür, dass der Vater nicht mehr da ist. Eine paradoxe Situation entsteht. Abwechselnd wird der Vater glorifiziert als Held, der alles hätte gut werden lassen, wenn er nur geblieben wäre. Dann wieder wird er dämonisiert als Täter, der seine Familie im Stich gelassen hat. Diese widersprüchliche Gefühlslage liegt vor, wenn der Vater nach einer Trennung gegangen ist, doch auch die gefallenen Väter waren Objekte solcher emotionalen Wechselbäder. In Familienaufstellungen zeigt sich häufig, dass gerade Söhne, aber natürlich auch Töchter, an ihrer lange unterdrückten Wut auf den toten Vater leiden. Die Frage: »Warum bist du gegangen und hilfst uns nicht?« wird oft gestellt, wenn es um diese Problematik geht. In der Familie gab es meist keinen Raum für die Wut, da man das Andenken des Vaters zu ehren hatte. Erst in der Aufstellungsgruppe bricht dann die Wut heraus, der Protest gegen eine Situation, in die man hineingezwungen wurde.

Das Dilemma der vaterlosen Kriegsenkel umreißen Hermann Schulz, der Psychoanalytiker Hartmut Radebold und der Historiker Jürgen Reulecke in ihrem Buch *Söhne ohne Väter*. Sie stellen zunächst das Fehlen einer Abgrenzungsinstanz fest. Es mangele an Vätern, denen die Söhne »eine Absage erteilen, an denen sie sich reiben oder denen sie begeistert folgen« könnten. Was bleibt, ist eine Leere, die zu »unausgesprochenen Grübeleien und hilflosen Spekulationen« führe. Doch dies geschehe im Geheimen. Die Familie lasse nicht offen zu, dass alle Gefühle artikuliert würden – vor allem die Mütter verhinderten meist unbewusst, dass die Kinder emotional authentisch reagierten.

In vielen Herkunftsfamilien der Kriegsenkel, so wurde mir von Klienten erzählt, waren in einer Ecke gleichsam Altäre errichtet, um des toten Vaters zu gedenken. Fotos, Erinnerungsstücke, Briefe wurden zu Weihestätten arrangiert. Etwas anderes als Verehrung durfte nicht stattfinden. Der abwesende Vater hatte der gute, der unfehlbare Vater zu sein, um sein Andenken nicht zu beschädigen. Er war insofern nicht wirklich der abwesende Vater, sondern der ideale, der Übervater, der seinen riesenhaften Schatten auf die Kinder warf.

Es ist das Verdienst der Autoren Schulz, Radebold und Reulicke, dass sie für ihr Buch umfangreiche Materialien zusammentrugen, in gezielt geführten Gesprächen mit vaterlosen männlichen Kriegsenkeln. Was die Autoren herausarbeiteten, waren unter anderem Verunsicherung, Bindungsprobleme, Entscheidungsscheu und Realitätsverlust der Betroffenen. Hinzu kamen Leistungsdruck und Versagensängste. Früh mussten die Söhne die Vaterposition in der Familie ersetzen, oft angetrieben von Müttern, die den vielen Anforderungen des täglichen Lebens nicht gewachsen waren und ganz selbstverständlich Hilfe von den Söhnen und Töchtern erwarteten.

Abwesende Überväter

Insofern muss man das Bild von der kriegsbedingt vaterlosen Gesellschaft revidieren. Auch wenn gefallene und verschollene Väter eine Lücke hinterließen, waren sie sehr wohl präsent. Der Vater wurde von der Mutter zum Vorbild stilisiert, das den Sohn zu immer höheren Leistungen anspornen sollte. Gleichzeitig bleibe dieses Idol unerreichbar, so Schulz, Radebold und Reulicke, und so konnten die Söhne sich nie mit dem Erreichten zufriedengeben. Die Autoren fassen diesen Aspekt in der Formulierung zusammen, der Familienauftrag seitens der Mütter bestehe vor allem darin, Karriere zu machen – »als unbewusste Pflichterfüllung dem Vater und der (verlassenen) Mutter gegenüber«.

Auch vaterlose Söhne setzen sich also mit ihren Vätern auseinander, und oft gewinnen diese eine unanfechtbare Autorität, die von den Müttern stellvertretend eingeklagt wird. Kennzeichnend für viele vaterlos Aufgewachsene ist es daher, dass der abwesende Vater zur unerreichbaren, omnipotenten Fantasiefigur wird, die es zu ersetzen und der es nachzueifern gilt. Oft lässt sich ein übertrieben gesteigerter Ehrgeiz beobachten, ihm durch Leistung zu imponieren, als könne man dadurch im Nachhinein den abtrünnigen Vater zurückgewinnen. Die Maßstäbe wachsen ins Unendliche, gerade deshalb, weil das Kind seinen Vater nicht kennenlernen kann. So entsteht ein innerer Konflikt: Sich an ihm zu messen muss vergeblich bleiben, da nie ein Abgleich zwischen dem Vaterkonstrukt und einem tatsächlichen Vater stattfinden kann.

Ähnlich verhält es sich bei vaterlosen Frauen der Kriegskindergeneration. Cornelia Staudacher schreibt in ihrem Buch dazu: »In vielen Familien wurde die Trauer um den gefallenen Mann und Vater durch einen unverhohlenen Stolz auf seinen Heldentod kompensiert, selbst wenn keine Affinität zum Nationalsozialismus vorhanden war. Die Idolisierung hat den Müttern geholfen, über die Trauer hinwegzukommen, den Verlust des gefallenen Mannes zu verarbeiten und weiterleben zu können.« Eine Überhöhung der toten Väter war also weniger politisch motiviert als psychisch notwendig. Der Heldenstatus des gefallenen Mannes glich gewissermaßen seinen Verlust aus, zumindest auf der symbolischen Ebene. Der Tod bekam einen Sinn und wurde erträglicher, denn nichts ist so schwer auszuhalten wie der Gedanke an einen sinnlosen Tod.

Vergegenwärtigt man sich die hohen Zahlen der Betroffenen, so muss man davon ausgehen, dass die vielen Einzelschicksale zusammengenommen eine ungeheure psychische Energie erzeugten und die Gesellschaft insgesamt veränderten. Das verstärkt sich noch, wenn die Betroffenen öffentliche Entscheidungsträger werden, wenn sie beispielsweise in hohe politische Ämter gelangen. Dann werden die nicht aufgearbeiteten Traumata in die Tagespolitik hineingetragen.

Vaterlose Politiker

In Deutschland regierten und regieren viele Vaterlose, Politiker wie Gerhard Schröder oder Klaus Wowereit sowie Vertreter von Institutionen wie Gewerkschaftschef Frank Bsirske. Alle drei erzählten öffentlich, dass sie mit ihrer Karriere die Mütter für deren schweres Schicksal und die vielen Entbehrungen entschädigen wollten. Das ist aller Ehren wert. Schaut man genauer hin, muss man fragen, ob das Gemeinwohl angesichts dieses Motivs immer den richtigen Stellenwert einnimmt. Wie hätten sich diese Politiker entwickelt, wenn ihre Väter sie in die Welt hätten einführen können?

Vaterlose Politiker arbeiten meist nicht aus der gesunden Mitte heraus, sondern aus einer Verletztheit und einem Wiedergutmachungswunsch. Sie sind geprägt von einer Erziehung, in der Feindbilder zum Alltag gehörten. Ein intellektuelles Kräftemessen mit dem Gegner, wie sie die sokratische Debattenkultur fordert, fällt ihnen ausgesprochen schwer. Sobald ihnen auch nur ein Lufthauch entgegenweht, schalten sie auf den Modus der Feindschaft um – was natürlich in sehr unterschiedlichem Maße gilt. Da wird gekämpft, da wird gewissermaßen der Feind ausradiert, da lebt die Kampfbereitschaft einer vergangen geglaubten Zeit wieder auf.

Bevor ich auf einige Biografien vaterloser Politiker eingehe, ist es mir wichtig, zu klären, dass ich vaterlos Aufgewachsene keinesfalls anprangern möchte. Es geht mir um eine Reflexion, die bislang weitgehend ausblieb. In meiner Praxis ist es evident, dass das Thema Vaterlosigkeit bei den meisten Betroffenen mit Scham und unbewussten Schuldgefühlen belegt ist, aus Respekt der Mutter und dem toten Vater gegenüber. So bleibt im Dunklen, welche Lebensmotive den Betroffenen antreiben, wie er seine Biografie gestaltet, mit welchen Mitteln er seine Ziele verfolgt und wie es überhaupt zur Formulierung von Zielen kommt.

Eine Fülle von Gesprächen mit Betroffenen, die ihre Väter während des Zweiten Weltkriegs verloren, lässt mittlerweile Rückschlüsse auf deren psychische Disposition zu. Menschen, die mit einem Vaterdefizit umgehen müssen, absolvieren oft steile Karrieren. Das macht sie zu Leitfiguren. Millionen sehen ihnen zu, wenn sie die Bühnen und Podien der Republik betreten. Insofern lohnt sich auch ein Blick darauf, inwiefern ihr Verhalten die Gesellschaft beeinflusst, welche Werte und Maximen sie vertreten.

Betrachten wir die politischen Protagonisten der letzten Jahrzehnte, so zeigen sich auffällig viele vaterlose Biografien. Der Vater des einstigen Bundespräsidenten Johannes Rau blieb im Krieg verschollen. Oskar Lafontaines Vater fiel, als der Sohn zwei Jahre alt war, der Vater hatte den Sohn nie gesehen. Joachim Gaucks Vater kam in der Mitte des Jahres 1946 aus der Kriegsgefangenschaft zurück, als der Sohn bereits sechseinhalb Jahre alt war. Zeitlebens prägte Fremdheit das Verhältnis. Uwe-Karsten Heyes Vater wurde kriegsbedingt zunächst für tot erklärt; als der Dreiundzwanzigjährige ihn dann besuchte, stand er ebenfalls einem Fremden gegenüber, zu dem er keinen Kontakt mehr fand. Auch Franz Münteferings Vater kehrte erst aus der Kriegsgefangenschaft zurück, als der Sohn sechs Jahre alt war. Alle Söhne brachten es weit. Und wir müssen uns darüber im Klaren sein, dass wir Zuschauer und Akteure einer kollektiven Geschichte der Vaterlosigkeit sind, mit allen Defiziten, mit allen Verdrängungen, mit allen Schmerzen.

Gerhard Schröder

Der Lebensweg Gerhard Schröders lässt einigen Aufschluss darüber zu, wie stark sich die vaterlose Konstellation auswirkt. Sein Vater fiel ein halbes Jahr nach der Geburt des Sohnes, sein Stiefvater verstarb 1965 an Tuberkulose, als Schröder einundzwanzig Jahre alt war. Hunger, soziale Deklassierung, Not waren die Rahmenbedingungen dieser Kindheit. Der ehemalige Bundeskanzler ging später offensiv mit seiner Herkunft um. Ausführlich erzählte er in den Medien und in einer Autobiografie von den Entbehrungen seiner Kindheit im westfälischen Bexten, erwähnte, dass er vor lauter Hunger Fensterkitt »gefressen« habe und dass seine Mutter putzen ging. »Wir waren die Asozialen«, behauptete er später nicht ohne Stolz in einem Interview.

Seine Selbstbeschreibung als »Asozialer«, der am Rande der Gesellschaft steht, wird zum Motor eines unbedingten Aufstiegswillens. In seiner Autobiografie schreibt Schröder: »Ich sollte und ich wollte ›was Besseres‹ werden.« Es war ein klarer Familienauftrag, den er konsequent und mit eisernem Willen erfüllte: aufsteigen, der Schmach einer als niedrig empfundenen Herkunft entkommen, jene überflügeln, die ihn als Kind nicht mitspielen ließen. Als einer seiner Lehrer der Mutter empfahl, den Jungen aufs Gymnasium zu schicken, scheiterte das am Schuldgeld. Schröders Kommentar: »Ich konnte also nicht als Gymnasiast in Bexten und später in Talle beeindrucken.«

Beeindrucken? Worum ging es ihm? Anerkennung zu erhalten war für ihn wichtiger als für viele andere, die sich in ihrem sozialen Status sicherer fühlten. »Man muss es nur nötiger haben als andere, dann macht man sich vor der Menschheit einen Namen«, schrieb Thomas Mann in seinem Roman *Der Erwählte*. Nach den gescheiterten Gymnasiumsplänen beschloss Schröder, wie er schreibt, sich im Fußballverein einen Platz zu erobern, was ihm auch gelang. Kämpfen wurde sein Lebensmotto.

Mit der Formulierung, er habe beeindrucken wollen, verrät er uns, mit welchen Antrieben er es schaffte, einer der wichtigsten Männer des Landes zu werden. Mit der Kanzlerschaft hatte er die Möglichkeit, außen- und innenpolitisch Bedeutendes zu leisten. Als Regierungschef hob sich Schröder von den betont bescheidenen

Genossen demonstrativ ab. Er orientierte sich in seinem Habitus an erfolgreichen Wirtschaftsbossen, nicht an den Gepflogenheiten seines politischen Milieus. Nie wieder das abgerissene Kind sein, das abgelegte Kleidung anderer auftragen musste, dieser Gedanke muss ihn beseelt haben, als er sich auch optisch sichtbar von seinen Parteifreunden abgrenzte. Nicht von ungefähr hieß es, er sei der »Genosse der Bosse«. Bis heute scheint er eine Vorliebe für die Aura der ökonomischen Macht zu haben, die bekanntlich um einiges glamouröser ist als die politische Sphäre.

Herkunft als Legende

So freimütig Gerhard Schröder die Details seiner von Armut geprägten Kindheit preisgibt, so sehr ist ihm allerdings auch an der Deutungshoheit über seine Biografie gelegen. Er entwirft ein sympathisches Bild von sich, getränkt von Durchhaltewillen und Optimismus. Zweifel oder gar Verzweiflung werden nicht zugelassen, vielleicht auch verdrängt. Alles mündet in die fast kultische Verehrung für die Mutter. Für ihn steht fest, wie er in seinen Memoiren schreibt: »Der Blick zurück auf meine Herkunft und auf diese Frau und Mutter, die wir ›Löwe‹ nannten, lässt mich fühlen, was mir immer wichtig war: diesen Anfang nie zu vergessen.«

Als sein Halbbruder Lothar in den Blickpunkt der Öffentlichkeit geriet, ein langzeitarbeitsloser Programmierer aus der zweiten Ehe der Mutter, kam es zum Eklat. Denn Lothar Vosseler demontierte die Legende, die Gerhard Schröder rund um seine Kindheit konstruiert hatte. In seinem Buch *Der Kanzler, leider mein Bruder, und ich* warf Vosseler dem prominenten Bruder unter anderem vor, das Erfolgsstreben sei dem jungen Gerhard immer wichtiger gewesen als die Familie. Schon am Frühstückstisch sei der spätere Kanzler »trickreicher und durchsetzungsfähiger« als seine drei Geschwister gewesen und habe auf diese Weise auch in Zeiten des Hungers immer die besten Brocken ergattert.

Das war ein Sakrileg für den Politiker, beschädigten doch solche Einlassungen das Bild des netten Jungen aus dem Volk, der sich mit Familiensinn, Fleiß und Beharrlichkeit einen Platz in der Elite erobert hatte. Der als »Medienkanzler« titulierte Schröder wusste sehr genau, wie wichtig öffentlichkeitswirksame Legenden für seinen Erfolg waren. Zum Regieren brauche er nur »BILD, BamS und Glotze«, soll er 1998 gesagt haben, rund um seine Wahl zum Bundeskanzler. Entsprechend reagierte er verärgert auf das Familienmitglied, das die Legende Schröder infrage stellte. Er schreibt über den missliebigen Halbbruder: »Dass er versuchte, aus meiner Position Kapital zu schlagen, sehe ich ihm nach. Problematisch wurde es, als er in die Hände gewissenloser Geschäftemacher fiel, die sich als Literaturagenten ausgaben und ihn veranlassten, über mich zu schreiben. Ich musste den Kontakt zu ihm abbrechen.«

Lothar Vosseler ist ohne Frage eine schillernde, wenn nicht problematische Figur. Er hatte einige fragwürdige TV-Auftritte, unter anderem beim Trashformat *Big Brother*, und sonnte sich in der Aufmerksamkeit, die ihm als skurrile Gestalt neben dem erfolgreichen Bruder zuteilwurde. Dennoch: Dass Schröder den Kontakt mit ihm abbrach, ist für mich als Familientherapeutin ein Signal. Die Ausgrenzungstaktik ist in den meisten Fällen als Leugnung eigener ungeliebter und mit Scham besetzter Anteile zu verstehen. Wer den Kontakt mit einem Familienmitglied abbricht, bricht damit eine Brücke zu verdrängten Zonen seines Selbst ab. Es ist mehr als Spekulation, dass Schröder sich weigerte, die verborgenen Motive zu erhellen, die seinen Aufstieg ermöglichten.

Der fröhliche Optimismus jedenfalls, mit dem er seine Mutter und damit auch seine Kindheit ausstattete, ist möglicherweise nicht die ganze Wahrheit. Es ist bekannt, dass sich auf seinem Schreibtisch im Kanzleramt ein Foto des Vaters in Wehrmachtsuniform befand. Täglich stand ihm vor Augen, für wen er kämpfte, mit wem er sich messen wollte. »Karriere als Pflichterfüllung gegenüber dem Vater und der verlassenen Mutter«, dieses Muster lässt sich an Gerhard Schröder deutlich ausmachen. So betont er denn auch in seiner Autobiografie, er habe sein eigenes Leid nicht sonderlich wahrgenommen, sondern vor allem das seiner Mutter. Sie musste putzen gehen, um die Familie zu ernähren, eine Tätigkeit, die der Sohn sicherlich als unter ihrer Würde betrachtete, so wie übrigens auch Klaus Wowereit und Frank Bsirske. Alle drei thematisieren offen, dass ihre Mütter solche Dienste verrichtet hätten, um ihnen eine Chance zu bieten. Für alle drei resultierte daraus der Wunsch, etwas Besonderes zu werden, um ihre Mutter zu ehren und ihr Freude zu machen. Für die Mütter und für die abwesenden Väter traten sie den Weg nach oben an.

Aufstiegswille und Diffamierung

Es ist nicht zu leugnen, dass Geltungsdrang und der Ehrgeiz, etwas »Besseres« zu werden, unreflektiertes Machtstreben begünstigt. Nur der Aufstieg zählt. Der brennende Wunsch, ganz nach oben zu kommen, kann losgelöst von Themen und Inhalten sein, und die Karriere selbst wird zum Inhalt. Dafür spricht, dass Schröder sich vermutlich bereits 2005, noch als Kanzler, mit dem russischen Konzern Gazprom einließ. Nach seinem Ausscheiden aus der Politik wurde er Aufsichtsratschef des Betreiberkonsortiums NEGP Company. Als er dafür kritisiert wurde, erfüllte ihn das mit unkontrollierter Wut. Befragt, warum er sich dem Verdacht der Kungelei mit Wladimir Putin aussetze und einen Verlust seiner Reputation in Kauf nehme, antwortete er verächtlich, diese Darstellung sei eine »schweinische Kampagne«.

Die Wortwahl macht hellhörig. Sind jene, die ihn kritisieren,

Schweine? Ist er tatsächlich »was Besseres« geworden, jemand, für den die Regeln der politischen Integrität nicht gelten? Und sind Mitteilungen seines Halbbruders wirklich nur eine lukrative Lüge »gewissenloser Geschäftemacher«?

Mit solchen Begriffen lässt sich leicht spielen, weil sie eine sachliche Auseinandersetzung mit kritischen Äußerungen scheinbar unnötig machen. »Schweine« und »gewissenlose Geschäftemacher« sind nicht auf Augenhöhe und müssen daher auch nicht als Gesprächspartner ernst genommen werden. Abwehr und Diskreditierung treten an die Stelle des Diskurses.

Die Aggression, mit der Schröder seine Kritiker herabwürdigte, ist die eines vaterlosen Kriegsenkels, der sich persönlich angegriffen fühlt, sobald man seinen Anspruch auf Karriere in Zweifel zieht. Verlustangst gehört zu den prägenden Gefühlen dieser Generation. Wer ihr etwas nehmen will, muss mit erbitterter Gegenwehr rechnen, bei der kein vernünftiges Argument mehr zählt. So bleibt der Eindruck, hier handele es sich möglicherweise um eine Karriere um jeden Preis. Höher, weiter, schneller, ganz gleich auf welchem Weg, ohne Rücksicht auf den Ansehensverlust bei den Deutschen?

Es ist bezeichnend, dass Oskar Lafontaine ähnliche Kämpfe ausfocht und ausfallend wurde, sobald er sich nicht mehr uneingeschränkt anerkannt fühlte. Auch Lafontaine neigte zu diffamierenden Reaktionen auf Kritik. Ein deutscher Publizist erzählte mir, Lafontaine habe ihm nach einer kontroversen Fernsehdiskussion angedroht: »Wenn ich an die Macht komme, werde ich Leuten wie Ihnen das Handwerk legen.« Als der *Spiegel* Lafontaine 1992 eine politische Verstrickung ins Saarbrücker Nachtclubmilieu vorwarf, bezeichnete er den entsprechenden Artikel als »Schweinejournalismus«.

Wortwahl und Reaktionsmuster von Schröder und Lafontaine gleichen sich. Hier sprechen Männer, die zu kämpfen gelernt haben, mit allen Mitteln. Sie unterteilen die Welt in Freunde und Feinde, wie sie es in der Notgemeinschaft ihrer Herkunftsfamilien gelernt haben. Wer als Feind ausgemacht ist, wird an den Rand gedrängt, unmöglich gemacht, deklassiert. Das verändert den politischen Stil. Wenn jede Kritik als Provokation und persönlicher Angriff empfunden wird, dann wird mit harten Bandagen gekämpft. Uneingeschränkte Dominanz ist das Ziel, Durchsetzungsfähigkeit die Waffe.

Oskar Lafontaine stilisiert dieses Verhalten rückblickend zum altruistischen Charakterzug. Schon als kleiner Junge habe er sich handgreiflich eingemischt, wenn jemandem Unrecht geschah, erzählte er Moderator Reinhold Beckmann in dessen Talkshow: »Ich habe die Rolle desjenigen übernommen, der in der Gruppe zuständig war für das Fach ›Durchsetzen‹. Wenn ich sah, dass ein schwacher Junge verprügelt wurde, bin ich dazwischen. Ich war ein kleines, kräftiges Kerlchen, das muss man schon sagen.« Auch dies klingt ein wenig nach einer Legende. Und nach dem vaterlosen Sohn, der als siegreicher Held gefeiert werden möchte, so wie er womöglich den gefallenen Vater als Kriegshelden verehrte.

Das Streben nach Einfluss und Wohlstand ist kein Fehler. Bei Politikern jedoch wünschen wir uns, dass inhaltliche Belange im Vordergrund stehen und nicht der bloße Wunsch, nach oben zu kommen, oben zu bleiben und anschließend viel Geld zu verdienen – nach in dieser Hinsicht eher dürftigen Jahren in der Politik.

An diesem Punkt kommt es zum Konflikt mit der Verantwortung, die gerade bei politischen Funktionsträgern zu Recht erwartet werden darf. Manches in Schröders Verhalten erscheint mir unernst, spielerisch. Vor allem die immer wieder uneingeschränkte Parteinahme für seinen Freund Putin befremdet. Erst kürzlich pries Schröder einmal mehr ohne abwägende Argumente die Verbindung zu Russland. Zugleich empfahl er, die Türkei in die EU aufzunehmen. Man kann sich nicht mehr sicher sein, welchen Interessen er dient, wenn er solche Einschätzungen vornimmt.

Bindungsschwierigkeiten

Wenn man die Biografien vaterloser Politiker der Kriegskindergeneration vergleicht, fällt ein weiteres Merkmal auf: die Neigung zu wechselnden Beziehungen und die Bevorzugung jüngerer Frauen. Auf die spezifische Bindungsschwäche der vaterlos Aufgewachsenen wird in der Forschung immer wieder hingewiesen – was sich mit meinen Beobachtungen in Aufstellungen und Therapien deckt. Die alleinerziehende Mutter ist generell in der Gefahr, ihren Sohn für sich zu vereinnahmen. Zuweilen mutet sie dem Sohn zu, an die Stelle des fehlenden Partners zu treten. Sie zieht ihn dann auf eine Bindungsebene, auf die er nicht gehört und die ihm schadet.

Das war nach dem Krieg sehr häufig der Fall. Kinder mussten kleine Erwachsene sein, sie teilten die Nöte und Ängste ihrer Mütter. Speziell für die Söhne entstand dadurch eine Hürde für spätere Beziehungen. Die Mutterbindung war oft so stark, dass sich der Sohn nicht auf eine tiefe Beziehung einlassen konnte. Durch den fehlenden Vater wird die Mutter zur Zentralfigur des vaterlosen Jungen. Sie wird als gleichzeitig dominante und schwache Figur erlebt. Unbewusst übt sie Druck aus, fordert unbedingten Gehorsam, erzwingt eine moralische Verpflichtung zu Loyalität und Leistungswillen, was sich bis hin zu Unterdrückung und ödipalen Tendenzen steigern kann. Der vaterlose Sohn ist Kind, Partner, Beschützer und potenzieller Ernährer zugleich. Dieses Verhalten der Mutter bezeichnet man als Parentifizierung.

Die Erwartungen der Mutter überfordern das Kind. Um das ertragen zu können, sucht der Sohn permanent Bestätigung durch die Mutter. Er will es ihr recht machen und fürchtet jeden Dissens, auch dann, wenn altersspezifische Ablösungsprozesse in der Pubertät oder beim Erwachsenen an der Zeit wären. Entsprechend verzichtet der vaterlose Sohn auf seine ureigensten Bedürfnisse. Er fühlt sich von der Mutter vereinnahmt, ohne Anspruch auf eigene Wünsche und Lebensvorstellungen. Deshalb hat er später Schwierigkeiten, sich langfristig zu binden. Er sucht nach seiner Urerfahrung engster Bindung, nach der mütterlichen Liebe, die ihm durch das Fehlen des Vaters in übergroßem Maße zuteilwurde. Eine Mutter, die keinen Partner hat, muss das Kind mit niemandem teilen. So wird es gewissermaßen zum uneingeschränkten Objekt der Liebe. Partnerschaften folgen anderen Gesetzen. Der liebende Partner ist gleichzeitig auch kritisch, im Zweifelsfall ein Korrektiv. Das unterscheidet die gütige, verzeihende Mutter-Kind-Liebe von der erwachsenen Liebe in einer Beziehung. Ist der erste Rausch der Verliebtheit verflogen, beginnt das Aushandeln von Kompromissen, das konstruktive Streiten, die gemeinsame Lebensplanung. Grenzenlose Bestätigung ist da nicht mehr zu erwarten.

Dies scheint der Grund zu sein, warum vaterlose Kriegsenkel oft als bindungsschwach beschrieben werden. Sie suchen eine Liebe, die sie so nur bei der Mutter erlebt haben. Deshalb sind sie rastlos auf der Suche nach inniger Verschmelzung und absoluter Anerkennung – deren Dauer allerdings selten die ersten Jahre einer Beziehung überschreitet. Sobald die Realität des Alltags einkehrt, beginnt dann ein emotionaler Entfremdungsprozess. Wenn der Partner Kritik äußert, wird das als Liebesentzug oder Lieblosigkeit bewertet. Die pragmatische Sicht auf eine funktionierende Ehe unterbleibt, stattdessen wird die Sehnsucht nach dem Modell mütterlicher Liebe wieder stärker.

»Meine enge Mutterbindung, gerade durch die schwere Nachkriegszeit, hat mir große Verlustängste in meinen Partnerschaften beschert«, berichtet ein vaterloser Kriegsenkel in der Untersuchung von Schulz, Radebold und Reulicke. »Ängste, die ich bis heute nicht ganz ablegen kann. Gerade in meiner letzten Beziehung hatte ich bei kleinen Streitereien immer wieder die große Angst: ›Nun ist alles aus!‹« Das Modell ungeteilter Mutterliebe verfestigt eine Haltung des »Alles oder nichts«. Auch hier gilt das Freund-Feind-Schema: Kommt eine Beziehung in die Phase kritischer Auseinandersetzungen, wird aus der Partnerin leicht eine Feindin. Eine Trennung scheint dann oft der einzige Ausweg zu sein.

Andererseits haben viele vaterlose Söhne ihre Mütter auch in einer irritierenden Mischung aus löwenhaft versorgend und fordernd erlebt. Die Liebe war gebunden an Wohlverhalten und Leistung, was entsprechend belohnt wurde. Es entstand eine enge Symbiose. Einige weitere Zitate aus den Befragungen von Schulz, Radebold und Reulicke geben Einblick in die Problematik: »Frauen waren für mich immer Ältere, Sorgende oder Fordernde. Aus Angst vor einer Bindung ging ich ihnen, trotz aller Affinität, aus dem Weg.« »Als Jugendlicher hatte ich eine tiefe Sehnsucht nach einer ›reifen‹ Frau, die mich in alles einführt, was für Frauen wichtig ist. Die Sehnsucht blieb unerfüllt.« »Es bestand eine so enge, selbstverständliche und natürlich unhinterfragte Beziehung zu meiner Mutter, die lange Zeit Beziehungen zu anderen Frauen ausschloss.«

Vor diesem Hintergrund ist es nicht verwunderlich, dass Oskar Lafontaine drei Ehen einging und Gerhard Schröder gleich viermal heiratete. Auch wenn man keine altmodischen Vorstellungen von Treue bis in den Tod hegt, wird man darin eine gewisse Lebensproblematik erkennen. Dass der Altersunterschied mit jeder weiteren Frau größer wird, ist mehr als ein Zufall.

Als Franz Müntefering 2009 Michelle Schumann heiratete, eine vierzig Jahre jüngere Frau, waren viele überrascht und verwundert. Wie schon zuvor Willy Brandt, Helmut Kohl, Joschka Fischer und Gerhard Schröder wählte er eine Frau, die seine Tochter, ja, fast seine Enkelin hätte sein können. Was bewegte den 69-jährigen Politiker dazu? Und warum wollte sich die junge Frau an ihn binden?

Sehnsucht nach Mutterliebe

Michelle Schumann machte seine ruhmreiche Vergangenheit zu einem Teil ihrer Zukunft, die allerdings mit dem Verzicht auf Kinder erkauft war. Und er machte ihre Jugend zu einem Teil seiner Zukunft. Das wertete beide auf. Aber welche Verheißung war es, die Franz Müntefering unempfindlich für die spöttischen Kommentare skeptischer Beobachter machte und ihn die Entfremdung von seinen Kindern in Kauf nehmen ließ? Dass einer sich beim anderen aufgehoben fühlt und seine Ängste vergessen kann, ist bei den meisten Liebenden eine starke Kraft. Hier treten jedoch weitere Faktoren hinzu.

Es ist kein Geheimnis, dass Macht und Einfluss die Attraktivität eines Mannes erhöhen. So manche Frau sucht in der Paarbeziehung auch den früh vermissten väterlichen Schutz. Die Ehe kommt dann einem Sicherheitsversprechen gleich. Wenn roter Teppich, Limousinen, Sicherheitskräfte, Blitzlichtergewitter und Fotos in Hochglanzmagazinen hinzukommen, wirkt so mancher Mann unwiderstehlich. Auf den Schultern des vermeintlichen Riesen fühlt sich der Zwerg groß. Das Selbstwertgefühl steigt, die Eitelkeit wird bedient.

Weit interessanter ist das, was in den Männern vorgeht. Franz Müntefering wuchs, wie gesagt, vaterlos auf. Männer, die allein von der Mutter aufgezogen wurden, sehen, wenn sie ihren Blick in die Augen der jungen Geliebten versenken, gleichsam in die Augen der Mutter. Nach deren Anerkennung sehnen sie sich oft lebenslang zurück. Niemand anderes hat sie so bewundernd, so beglückt angeschaut. Niemand außer der Mutter hat sie für so einzigartig, so besonders, so klug gehalten, sie als Erfüllung ihrer Bestimmung betrachtet. Insofern war Michelle Schumann die ideale Wahl. Müntefering, so zitiert es die *BILD*-Zeitung, sei für die junge Frau immer ein Vorbild gewesen, einer, zu dem sie aufgeschaut habe.

Zuweilen wollen junge Frauen einen Vater heiraten. Irgendwann bemerken sie desillusioniert, dass sie einen Sohn bekommen haben. Einen, der immer noch die Mutterliebe sucht, grenzenlose Bewunderung, kritiklose Anerkennung. Der große Altersunterschied bedeutet zumeist, dass eine gleichwertige Partnerschaft mit all ihren zähen Verhandlungen und Kompromissen unterbleibt. Da Michelle Schumann ihren späteren Mann schon als junges Mädchen verehrte, so wie einst Maike Kohl den damaligen Bundeskanzler, ist die emotionale Hierarchie festgelegt. Dann werden Frauen zu aufopferungsvollen Stellvertreterinnen der Mütter, bereit, sich um den Mann auch im Alter zu kümmern – wie eine Mutter um den Sohn.

Franz Müntefering ist aber auch ein Beispiel dafür, dass selbst ein reflektierter Politiker immer wieder in die kriegerischen Schemata der Kindheit zurückgleitet. Berühmt wurde sein Heuschreckenvergleich, der gleich eine ganze Berufsgruppe und einen Wirtschaftszweig herabwürdigte. Müntefering weiß mit Sicherheit, dass jede Gesellschaft aus unterschiedlichen Kräften besteht, die aufeinander angewiesen sind. Auch wenn diese Kräfte Konflikte aushandeln müssen – Gewerkschaftler mit Arbeitgebern, Unternehmer mit Politikern, Banken mit politischen Entscheidern –, bilden sie ein Ganzes. Das Gleichgewicht der Interessen muss immer wiederhergestellt werden, wozu in der Demokratie die Pflicht und die Möglichkeit bestehen. Diesen Prozess durch Verunglimpfung zu behindern zeugt davon, dass Müntefering an seinem Platz ein Problem hat: ein Machtproblem. Es fehlt das integrative Denken. Heuschrecken sind eine Plage. Wünscht er sich quasi ein Insektenvernichtungsmittel, um der Plagegeister Herr zu werden?

Festzuhalten bleibt: Sobald bestimmte Politiker emotional werden oder auch nur die Aufmerksamkeit auf sich lenken wollen, gehen sie an die »Front«. Oft mit – ererbter? – Mordlust: Sie »morden« mit Worten und nehmen dabei die schwerwiegenden Folgen in Kauf, denn sie öffnen einer unzufriedenen Masse Tür und Tor für Gewalt gegen das Verurteilte. Die moralisch anspruchsvolle Grundeinstellung von Politikern wie Müntefering steht im Widerspruch zu ihren aggressiven Äußerungen, ihren demagogischen Argumentationsketten und ihrer Wortwahl. Das ist das große Drama derer, die mit Strenge allerhöchste Ansprüche an sich selbst und die Öffentlichkeit erheben und in denen ungelöste Täterenergie wirkt. Sie sind immer noch im Krieg.

Vaterlose Nachkriegskinder

Schauen wir nun die nächste Generation an, die Nachkriegskinder, bei denen viele Söhne von ihrem Vater durch Scheidung der Eltern getrennt wurden. Auch hier gibt es signifikante Biografien, in denen der Vater fehlt.

Sigmar Gabriels Eltern trennten sich, als der Junge drei Jahre alt war. Ein Scheidungskrieg beginnt, in dem zunächst der Vater, ein Kommunalbeamter, die Oberhand gewinnt. Er nimmt den Jungen zu sich, der seine Mutter fortan nur besuchsweise erlebt. Obwohl die Mutter durch einen Sitzstreik vor dem Amtsgericht das Sorgerecht erstreitet, zieht der Vater mit ihm weit fort. Schließlich setzt sich jedoch die Mutter durch, und Gabriel darf bei ihr wohnen – als nun vaterlos aufwachsender Sohn.

Sigmar Gabriel wird von frühen Weggefährten als Außenseiter charakterisiert, berichtet der Journalist Constantin Magnis im Magazin *Cicero*. Belastendes machte ihm zu schaffen: Der Vater war aus Schlesien geflüchtet, die Mutter aus Ostpreußen vertrieben worden. Gabriel muss sich als Kind von Flüchtlingen wie die meisten anderen unwillkommen, verachtet gefühlt haben. So viel Zurücksetzung macht hart. Gabriel war wie Gerhard Schröder zunächst der Junge, der nicht mitspielen durfte – Schröder wegen seiner schmächtigen Gestalt und vermutlich auch, weil er zu den »Asozialen« gehörte, wie er selbst sagt. Gabriel, weil er sich als Flüchtlingskind nicht dazugehörig fühlte und im Fußballclub als »Dickerchen« auch nicht gerade geschätzt wurde. Offensichtlich kompensierte er das, was ihm seelisch fehlte, durch kräftige Mahlzeiten. Sein ehemaliger Sozialkundelehrer erinnert sich: »Er sah niedlich aus, mit seinen Pausbacken, aber er konnte unerbittlich sein, besonders, wenn er glaubte, ein Unrecht zu sehen.«

Und noch etwas ist bezeichnend: Aus dem Defizit heraus entwickelt Gabriel ein Faible für den großen Auftritt. Nach seinem Lehramtsstudium kommt er an eine Schule und lernt dort den Englischlehrer Gerhardt Müller kennen. Der beschreibt den damaligen Referendar als jemanden, der »Publikum, Futter, Bewunderung« brauchte. Kompensation ist sein Motiv, Krieg sein Mittel – wie bei seinem Rufmord an Thilo Sarrazin. Applaus, das hat schon der halbwüchsige Gabriel gelernt, erzielt man nicht mit feinsinnigen Formulierungen, sondern mit groben Parolen. Wie bereits erwähnt: Als andere noch in Schock und Trauer gefangen waren, nutzte er die Gunst der Stunde. Er sagte wörtlich, es sei »natürlich«, dass es in einer Gesellschaft, »in der das Bürgertum Herrn Sarrazin applaudiert«, Verrückte gebe, die »härtere Maßnahmen« ergriffen, also Massenmord begingen. Damit brachte er auf schmähliche Weise die Norweger, die Deutschen und nicht zuletzt Thilo Sarrazin in einen mörderischen Zusammenhang. Immerhin fiel diese ehrabschneidende Äußerung der SPD auf, die sie sogleich zu bagatellisieren versuchte. Vielen war nämlich aufgefallen, dass Gabriel dem Bürgertum eine Komplizenschaft mit mörderischen Gedanken unterstellte und ganz nebenbei noch einen weiteren Kampf ausfocht, den Klassenkampf. Angesichts der Todesopfer wirkt das abgeschmackt, wenn nicht gar gewissenlos.

Über Sigmar Gabriels Vater ist wenig bekannt. Anders als Schröder, der seine vaterlose Biografie geschickt einzusetzen verstand, sprechen die Nachkriegskinder weniger über ihre familiären Verhältnisse. Während die Kinder gefallener Väter sich zumindest mit dem Heldentod trösten konnten, haben die Kinder von Vätern, die sich von ihren Familien trennten, belastende Streitigkeiten erlebt. Damit kann man schwerlich punkten, vielmehr löst das zerstrittene Elternpaar bei vielen Scham aus. Die Trennung der Eltern scheint den betroffenen Politikern nicht gerade zur Konstruktion einer medienwirksamen Biografie geeignet zu sein.

Vorspielen einer »heilen Familie«

Bundespräsident Christian Wulff, ebenfalls ein Nachkriegskind, wuchs wie Gerhard Schröder mit einem Stiefvater auf. Seine Eltern trennten sich, als Wulff zwei Jahre alt war. Doch nicht diese Tatsache macht er zum Thema, wenn es um Privates geht. In den Vordergrund stellte er stattdessen mehrfach, dass er als junger Mann seine an Multipler Sklerose erkrankte Mutter aufopferungsvoll gepflegt habe. Als die Mutter sich vom Stiefvater trennte, war Wulff sechzehn Jahre alt. Von nun an musste er Verantwortung übernehmen, für die Mutter und für die jüngere Schwester. Das verdient Respekt. Seit einiger Zeit fällt auf, dass Christian Wulff seine Version des treusorgenden Sohnes relativiert. Im Juli 2011 sagte er auf Nachfrage der *Bild am Sonntag*: »Ohne die Hilfe vieler wäre die Situation nicht zu schaffen gewesen. Vor allem Nachbarinnen, Mitglieder der Kirchengemeinde, die Osnabrücker MS-Kontaktgruppe und auch ein Vertreter des Jugendamts waren klasse, hilfsbereit und stark unterstützend.« Das klingt schon realitätsnäher. Warum aber hat er sich vorher als Held ausgegeben? War es Scham, weil der Vater die Familie verlassen hatte? Wollte er diese Scham mit dem Hinweis auf seine eigene Fürsorglichkeit überspielen? Offenbar war ein wunder Punkt getroffen worden. Vielleicht fürchtet Wulff aber auch, es könne ihm ähnlich ergehen wie Schröder, wenn sich sein

Stiefvater mit einer anderen Version erst einmal an die Medien wendet. Bislang blieb ihm das erspart.

Umso bereitwilliger präsentiert sich Christian Wulff mit seiner eigenen, der zweiten Familie, nach der Trennung von seiner ersten Frau, die das Rampenlicht eher scheute und sich mit öffentlichen Auftritten zurückhielt. In seiner Frau Bettina dagegen hat Wulff die ideale Mitstreiterin getroffen. Mit ihr und den Kindern zeigt er sich gern bei offiziellen Anlässen wie dem traditionellen Sommerfest im Schloss Bellevue. Die First Family ist zum Medienereignis geworden und ein Lieblingsobjekt der Fotografen.

Im Bemühen, allen sein vorbildliches Familienleben zu zeigen, gab er vor, mit seiner Familie Urlaub auf Norderney zu machen, als er dem ZDF dort ein Interview gab. Er sagte: »Ich freue mich sehr jetzt auf die Tage mit der Familie, mit den Kindern, und es ist auch immer eine gute Gelegenheit, mal innezuhalten.« Was Wulff den Fernsehzuschauer nicht wissen ließ: Er war für dieses Interview mit einem Helikopter von Berlin nach Norderney geflogen, während Frau und Kinder daheimgeblieben waren. Das starke Bedürfnis, uns ein Familienleben wie aus dem Bilderbuch vorzuspielen, fällt auf. Wie groß muss die Wunde sein, die er zu schließen versucht, dass er sogar eine Inszenierung wagt, die eine Täuschung des ganzen Landes einschließt, sowie das Risiko der Entlarvung? Die Familie ist offensichtlich seine Achillesferse – die Familie, die er nicht hatte.

Eine funktionierende Familie ist immer noch ein Beweis sozialer Bonität und emotionaler Kompetenz. Insofern wird nach wie vor aktiv an den Familienbildern gearbeitet. So wie einst Potentaten ihre Hofmaler instruierten, inszenieren Politiker heute ihre Familiengeschichte, heißen sie nun Schröder oder Wulff. Scham und Schuldgefühle, das sind starke Motive für vaterlose Männer. Dass sie Entscheidungsträger sind, muss nicht zum Problem werden. Dennoch sei die Nachfrage erlaubt: Was bedeutet es für uns, dass unser Bundespräsident ein Nachkriegskind ist? Wie souverän trifft er seine Entscheidungen, wie viel Ehrlichkeit dürfen wir von ihm erwarten?

Mutterlose Politiker

Seltener erleben wir Politiker, die ohne Mutter aufwuchsen, zu ihnen gehören Guido Westerwelle und Karl-Theodor zu Guttenberg. Beider Eltern wurden vom Krieg geprägt. Bei ihnen kehren sich die Vorzeichen um. An die Stelle des übermächtigen Vatervorbilds tritt die Trauer um die verlorene Mutter. Überall suchen diese Söhne den Spiegel der mütterlichen Anerkennung, die ihnen als Kinder versagt blieb. Sie waren und bleiben bedürftig. Nicht ihre eigene Leistung zählt, sondern die Art und Weise, wie andere darauf reagieren. Was sie selber wollen und können, bleibt ihnen unbekannt, mit starrem Blick auf die Person, die andere ihnen zurückspiegeln.

In Guido Westerwelle zum Beispiel sehe ich solch ein bedürftiges Kind, das sich selber nicht kennt. Ein paar Tage, nachdem er Außenminister geworden war, zeigte er sich bei einer Museumseröffnung. Überglücklich erzählte er den Umstehenden, wo er noch am selben Abend überall eingeladen war. Er strahlte, weil er plötzlich so begehrt war. Was manche zwischen den Zeilen heraushörten, war der Satz: »Ich bin auf dem roten Teppich, also bin ich!«

Westerwelle war acht Jahre alt, als seine Eltern sich trennten. Anschließend wuchs er mit seinen drei Brüdern beim Vater auf. Nach eigenem Bekunden wurde er daraufhin »fett wie ein Speckpfannkuchen«. Auf die Frage, wie lange es gedauert habe, bis er die Trennung verwunden habe, antwortete er einmal einer Zeitung: »Figürlich bis 13.« Rückblickend resümiert er: »Dann kam die Pubertät, und jedes Kilo hat sich ausgewachsen. Wenn die Eltern sich scheiden lassen, hört sich das nach großem Schmerz an, und das ist es in dem Augenblick auch. Zumal Scheidungen in den Siebzigerjahren nicht so selbstverständlich waren. Erst recht nicht, wenn man anschließend beim Vater groß wird. Da hat man schon das Gefühl, dass man sein Kreuz zu tragen hat.« Das hört sich nach einer schwierigen Kindheit an. Verlacht wegen seiner Unförmigkeit, skeptisch betrachtet, weil er als Sohn eines alleinerziehenden Vaters eine Ausnahme war. Über die Atmosphäre, der er bis zu seinem achten Lebensjahr ausgesetzt war, gibt er indirekt Auskunft, wenn er im selben Interview Scheidungen mit dem Argument rechtfertigt, sie seien vernünftiger, als den Kindern »permanent Frustrationen, schlechte Laune, Verzweiflung und Unglück vorzuleben«.

Es war das verbreitete Klima in den Elternhäusern der Nachkriegskinder. Kaum jemand konnte dort lernen, wie ein harmonisches Familienleben funktionierte. Er erlebte den Kampf der Eltern, den Konkurrenzkampf zwischen den Brüdern und musste sich nach außen hin behaupten. Er habe das Kämpfen gelernt, erzählte er später. Die Notwendigkeit, sich behaupten zu müssen, hat den kämpferischen Stil der Auseinandersetzung zu einem Teil seiner Persönlichkeit werden lassen. Hat ihn das Gefühl der Bedrohtheit nie verlassen? Das beschreibt der Kommentator im *Tagesspiegel* anlässlich »seiner Rechthaberei im Fall Libyen« mit folgenden Worten: »Guido Westerwelle reagiert nach dem immer gleichen Muster: Ich gegen den Rest der Welt«. Und die *FAZ* bemerkt in denselben Tagen »das trotzige Moment seiner Persönlichkeit«.

Was bleibt, ist die geheime Angst, wieder verlassen zu werden, keine Rolle mehr zu spielen. Deshalb wirkt Westerwelle fast immer angestrengt, und bei seinen großen Reden überschlägt sich häufig seine Stimme, als wollte er rufen: Seht mich! Hört mich! Gebt mir Anerkennung! Gleichzeitig tut er unbewusst alles, um abgesetzt und zurückgelassen zu werden, wie er es als Kind erleben musste. Er macht Fehler. Beispielsweise, als er Hartz-IV-Empfängern »spätrömische Dekadenz« unterstellte. Ein Kritiker bescheinigte ihm daraufhin einen »erstaunlichen Mangel an Reife« sowie ein »pennälerhaftes« Verhalten. Seit er im Amt ist, hat man den Eindruck, dass ihn alle Kraft verlassen hat – als habe seine Energie nur ausgereicht, um an die Spitze zu kommen. Dort reifte er nicht, sondern blieb das Kind, das Aufmerksamkeit wollte.

Guido Westerwelle gibt uns viele Rätsel auf. Könnte es sein, dass er unbewusst sein eigenes Scheitern herbeiführt? Weil er zwar dort ist, wo er hinwollte, aber dennoch seinen Platz nicht gefunden hat? Ein sehr starker Motor seines Handelns scheint Angst zu sein. Westerwelle spürt sich nur in den Spiegelungen, in den Bildern, die andere ihm zurückspiegeln.

Der Psychoanalytiker Jacques Lacan erwähnt das Spiegelstadium als eine Phase zwischen dem sechsten und dem achtzehnten Lebensmonat, in der das Kleinkind sich erstmals in einem Spiegel erkennt. Zugleich wird das Ich als das Imaginäre gesehen. Denn im Spiegel sieht sich das Kind als autonomes Ganzes, das es in der Realität nicht sein kann, da es noch abhängig von der Mutter ist. Es ist aber auch der Moment, in dem das Kind sich fragt, wie es von anderen wahrgenommen wird.

Das Spiegelstadium ist eine frühe Phase des psychischen Reifungsprozesses. Nach und nach lernt das Kind anschließend, eine soziale Rolle einzunehmen und sein Ich auch unabhängig vom Spiegel zu erkunden und zu begreifen, in Abhängigkeit von seinem Umfeld. Dieser Reifungsprozess ist ein wichtiger Faktor für die soziale Kompetenz eines Menschen. Fehlt er, so kann sich ein gewisser Narzissmus ausprägen. Dann bleibt derjenige erstarrt in der Täuschung, er sei identisch mit seinem Spiegelbild.

In derselben Woche kommentiert Gerd Appenzeller im *Tagesspiegel* den Ausdruck dieses Verharrens in der Täuschung: »Westerwelle, der so viel in seinem Politikerleben als Inszenierung aufgebaut hat, begriff nie, dass dieses Amt keine Rolle ist, dass nicht nur von außen Minister, sondern dass er fortan mitten im Machtzentrum der deutschen Politik, in der Verantwortung, steht.«

Der Fall Guttenberg

Ein weiteres Beispiel für das Spiegelstadium des Selbst ist der ehemalige Verteidigungsminister Karl-Theodor zu Guttenberg. Rein äußerlich schien ihm alles in die Wiege gelegt zu sein, was man von einem politischen Hoffnungsträger erwartet: ein großer Name, die ehrwürdige Familientradition, eine exzellente Ausbildung. Dass er gut aussieht und ein glänzender Redner ist, tat das Übrige. So absolvierte er eine Blitzkarriere, die durch nichts zu bremsen schien, bis die Plagiatsaffäre um seine Dissertation ihn zu Fall brachte.

Zu Guttenberg hatte sich auf den Applaus verlassen. Ihm wurde tausendfach widergespiegelt, er sei sympathisch, besitze eine natürliche Autorität und die Aura der adligen Herkunft. Selten wurden seine innere Ausrichtung, seine Sachkompetenz gelobt oder sein politischer Instinkt, die wichtigsten Voraussetzungen für eine solide Karriere in der Politik. Um noch mehr Bewunderung zu erhalten, vielleicht auch, um sich dauerhaft Achtung und Anerkennung in Familie und Öffentlichkeit zu sichern, muss er sich dann irgendwann entschlossen haben, seinem Namen den Doktortitel hinzuzufügen, auch wenn er dafür vermutlich weder die Zeit noch die Energie besaß – möglicherweise auch nicht den wissenschaftlichen Elan.

Er beging diesen großen Fehler, weil sich seine Prioritäten längst verschoben hatten. Für ernsthafte wissenschaftliche Arbeit würde er nur in Fachkreisen Anerkennung erhalten, das muss ihm klar gewesen sein. Der akademische Grad jedoch würde dem großen Publikum, den Wählern imponieren. Folgerichtig ging er für den Titel ein hohes Risiko ein. Ob er selber achtlos plagiierte oder ob Mitarbeiter seines Büros für diese Arbeit eingesetzt wurden, ist in diesem Zusammenhang unerheblich. Er verließ sich darauf, sein Nimbus werde ihn schützen. Alles stimmte auf den ersten Blick. Doch es stimmte nur deshalb, weil zu Guttenberg vieles, was ihm äußerlich zur Verfügung stand, nicht hatte erarbeiten müssen: die imposante Kulisse des Schlosses, die perfekt sitzenden Maßanzüge, den guten Ruf. Wer gewohnt ist, dass ihm alles in den Schoß fällt, wird wenig Sinn in Fleißarbeiten sehen.

Aber sein im Nachhinein fast irrational zu nennendes Verhalten hat vermutlich noch andere Gründe. Erst auf den zweiten Blick wird deutlich, dass zu Guttenberg sehr wahrscheinlich auch den Eltern etwas beweisen wollte. Seinen Vater beschreiben die Autoren Eckart Lohse und Markus Wehner in ihrer Biografie Guttenberg als »widersprüchlich«, Guttenberg selbst schildert ihn als »sanft, aber unerbittlich« mit recht ungewöhnlichen Erziehungsmethoden. Eine ambivalente Figur offenbar, und damit ein schwieriges Rollenvorbild. Auch die Mutter, die die Familie früh verließ, spielt hier vermutlich eine Schlüsselrolle. Wie Westerwelle suchte zu Guttenberg die Mutterliebe, die ohne Grund einfach da ist, die nur existiert, weil der Sohn existiert. Ein Lächeln des Kindes reicht, um die Mutter in Entzücken zu versetzen. Es braucht keine Verdienste aufzuweisen, denn eine Mutter verzeiht und begütigt alles. Zu Guttenberg muss sich nahezu schmerzhaft danach gesehnt haben.

Hätte er sich anstelle seines bewunderten Großvaters Karl Theodor am Vater als Vorbild orientiert, so hätte er einen anderen Lebensweg gewählt. Der Dirigent Enoch zu Guttenberg habe sich der Familientradition in vielerlei Hinsicht entzogen, schreiben Eckart Lohse und Markus Wehner über Karl-Theodors Vater. Man könnte ihn als Aussteiger bezeichnen. Seine Abwendung vom Glauben in einer traditionell streng katholischen Familie war ein erstes Anzeichen dafür, sein entschiedenes Nein zum überlieferten männlichen Lebensentwurf in Militär und Politik ein weiteres. Er engagierte sich lieber für den Umweltschutz und suchte sich seinen Platz in der Welt der Musik. Der militärischen und politischen Karriere konnte sich Enoch nur nach heftigen Auseinandersetzungen mit seinem Vater entziehen. Dafür hatte er gute Gründe. Im unmittelbaren familiären Umkreis hatte er erlebt, wie verhängnisvoll der Krieg war, wie viele Opfer er forderte.

Als sein Vater Karl Theodor nach sechs Jahren aus dem Krieg zurückkehrte, musste er mit schmerzhaften Verlusten fertigwerden. Sein älterer Bruder war bei Leningrad durch die Hand eines Scharfschützen gefallen, sein eigener Vater, Karl-Theodors Urgroßvater Georg Enoch, war 1940 an den Folgen einer Kriegsverletzung gestorben. Sein Onkel, Karl-Theodors Urgroßonkel, wurde nach wiederholter Folter von der SS hingerichtet; dessen Schwester, mit einem Stauffenberg verheiratet, war mit Mann und Kindern von den Nazis inhaftiert worden. Auch sie starb schon 1946 mit fünfundfünfzig Jahren. Sein Schwiegervater, der Prinz und Herzog von Arenberg, gehörte zum Umfeld der Widerstandsgruppe des 20. Juli und hatte erlebt, dass viele seiner Bekannten aus dem Widerstand hingerichtet wurden. Er habe später große Schuldgefühle gehabt, dass er überlebte, schreiben Lohse und Wehner.

In diese tragische Situation hinein wurde 1946 Karl-Theodors Vater Enoch geboren. Für ihn blieb der nach dem Krieg politisch höchst erfolgreiche Vater nach eigenem Bekunden »der Unerreichte, bewundernd Gefürchtete«. Dessen Lebensinhalten konnte und wollte er nicht nacheifern. Erst auf dem Totenbett versöhnt sich der dominante Vater mit der Entscheidung des Sohnes, eine musikalische Karriere anzustreben. Zuvor hatte er noch die Ehe mit einer Schwiegertochter seiner Wahl arrangiert. Aus diesem unglücklichen Arrangement, das nur kurze Zeit halten sollte, gingen Karl-Theodor und sein Bruder Philipp hervor. Bald nach der Geburt der beiden Kinder trennte sich die Mutter vom Vater und verließ das Schloss. Einsam blieben Karl-Theodor und sein Bruder zurück. Sie fanden Trost bei Ruth Lippert, genannt Lulla, einer Tochter von Vertriebenen, die mit ihren sechs Kindern auf dem Schloss Unterkunft gefunden hatten. Lulla hatte dem Großvater Karl Theodor bis zu seinem Tod gedient und wurde nun zur Ersatzmutter der Enkel, eine Frau, die vom Alter her ihre Großmutter hätte sein können. Ob sie die Jungen ganz in Großvaters Geist erzog? Jedenfalls versuchte Karl-Theodor, der Jüngere, – anders als sein Vater – dem Anspruch des Großvaters gerecht zu werden, Angehörige dieser Familie müssten sich mit besonderen Leistungen hervortun. Auf der Hochzeit der Eltern, kurz vor der Geburt von Enkel Karl-Theodor, hielt der Großvater eine viel zitierte Rede, die für den Enkel im Nachhinein wie ein Handlungsauftrag klingen musste: »Elite ist nur, wer sich im Heute und unter den Heutigen als solche ausweist und sich bewährt, durch das, was er ist, und das, was er tut. Einen alten Namen zu tragen ist also nichts weiter als ein Auftrag. Eine Last, kein Privileg.«

Ohne die Kraft der überwiegend entbehrten Mutter scheinen die Familienaufträge für Karl-Theodor zu Guttenberg zu einer übergroßen Belastung geworden zu sein. Er ging zur Bundeswehr, schlug aber die höhere Laufbahn aus, die man ihm anbot. Stattdessen entschloss er sich für die Politik. Schon mit 30 Jahren, sechs Jahre früher als sein Großvater, zog er als Abgeordneter ins Parlament ein. Eine Dissertation erschien unter diesen Umständen zweifellos karrierefördernd.

Beim Erstellen des Genogramms (S. 285 ff.) von Karl-Theodor zu Guttenbergs Herkunftsfamilien habe ich fast hundert Familienangehörige in den diversen Verästelungen einbezogen. Ich fand zwei vertriebene Familienstämme, sein Großvater mütterlicherseits verlor Heimat und Schloss im kroatischen Slawonien, seine Ersatzmutter Lulla musste die Flucht ihrer achtköpfigen Familie als Kind miterleben. Ich fand zwei zu Kriegerwitwen gewordene Urgroßmütter, fünf Mütter, die ihre Männer und Söhne verloren haben. Ich fand Schwestern, die ihre Brüder, Söhne und Töchter, die ihre Väter verloren haben. Die Männer fielen oder wurden hingerichtet, einer wurde erhängt. Mindestens acht Angehörige starben lange vor der Zeit. Unter den Geschwistern seiner Eltern und deren Kindern haben mindestens acht das Studium der Theologie gewählt, vielleicht, weil sie auf die Weise Trost oder Antworten suchten? Fünf von ihnen, darunter Karl-Theodors Cousine Nina, leben zölibatär, vier als Priester und Mönche. Auch die zweiten Ehen der Eltern geben im Blick auf die Familientradition Rätsel auf. Vater Enoch heiratete die Tochter eines militanten Stalinisten, Mutter Christiane den Sohn von Hitlers Außenminister von Ribbentrop. Aus diesen Ehen stammen die vier Halbgeschwister des ehemaligen Verteidigungsministers. Wie sollte Karl-Theodor zu Guttenberg als Erwachsener bestehen? Wie viele widersprüchliche Familienaufträge muss er haben, mit welchen und wie vielen Vorfahren ist er verstrickt? Die Süddeutsche Zeitung attestiert ihm später, »Diener vieler Herren« zu sein. Ein bisschen Wehrpflicht ohne Aufstiegsehrgeiz, eine sicher mit den besten Absichten begonnene Dissertation, deren Inhalt er – einmal im Parlament zur Rede gestellt – allerdings nicht besonders gut zu kennen scheint. Ohne Umstände entlässt er altgediente Angehörige des Militärs, die aus seiner Perspektive Vaterfiguren repräsentieren. Tagelang belügt er die Deutschen, für deren Verteidigung er verantwortlich ist, so stur, dass er sich den Rückweg in die Politik auf lange Zeit konsequent verbaut. Zuvor hat er noch fast handstreichartig die Wehrpflicht abgeschafft. Wollte er verhindern, dass aus seinen Töchtern jemals Kriegerwitwen werden könnten?

Ist er Familienaufträgen gefolgt? Oder hat er sich vielmehr unbewusst von ihnen befreit? Man kann sein Verhalten auch so deuten, dass dieser brillante Mann unbewusst sein eigenes Scheitern organisierte. Der Familienauftrag von Ruhm und Glanz zwang ihn in eine öffentliche Rolle, die »seinem Namen Ehre machte«. Dies kann jedoch nur jemand einlösen, der bereit ist, einen großen Teil seiner Zeit ohne die Familie zu verbringen. Der seinen Erfolg mit einem weitgehenden Verzicht auf Privatleben zu zahlen bereit ist. Hier nun kam es womöglich zum Konflikt mit einem weiteren Familienauftrag: die unheilvolle Tradition zerstörter und zerbrechender Familien zu beenden. Es spricht viel dafür, dass er, der ohne Mutter aufwuchs und in dessen Familienkreis viele Menschen Opfer des Krieges wurden, sich dem Verzicht auf Familienleben verweigerte. Bewusst konnte er das nicht herbeiführen. Sicherlich ist er stolz auf seine Familie, in der sich großartige Namen und Lebensleistungen finden. Eine ganz normale, vollständige Familie mit Vater und Mutter durfte er jedoch nicht kennenlernen.

Wer dermaßen auffällige Fehler macht wie Karl-Theodor zu Guttenberg, hat sehr wahrscheinlich einen nicht zu unterschätzenden inneren Antrieb, der es unbewusst darauf anlegt, dass es schließlich zum Sturz kommt. Ohne dass es ihm bewusst gewesen wäre, verspielte er seine Chancen – vielleicht, um endlich privatisieren zu dürfen. Wollte er aus der jahrhundertelangen Pflicht entbunden werden, die über Generationen hinweg zum Erbe seiner Familie gehörte?

Viele Menschen, die in der Öffentlichkeit stehen, empfinden ihre Position als einen Pyrrhussieg. Jahrelang haben sie sich bemüht, nach oben zu kommen. Doch oben angelangt, stellen sie erschrocken fest, dass sie nun ein Leben führen, das sie eigentlich gar nicht wollten. Es könnte gut sein, dass zu Guttenberg nicht die Kraft zur willentlichen Befreiung hatte. Handelt es sich um einen Familienauftrag, verschärft sich die empfundene Diskrepanz zwischen dem Wunsch und seiner Verwirklichung. Dann wird der Kontrast von individuellen Bedürfnissen und real Erreichtem so stark, dass ein – von außen betrachtet – unbedachtes Handeln die ungeliebte Position ins Wanken bringt. Angenommen, dies ist der Fall, hat sein leidendes Unterbewusstsein gegen die unerträgliche

Pflicht aufbegehrt. Er entledigte sich der Spiegelbilder und zeigte uns, wer er wirklich ist: ein Mann, der den Erwartungen und Pflichten nur noch gerecht werden konnte, wenn er etwas vorspielte, was er nicht war.

Frühe systemische Therapien und Aufstellungen hätten zu Guttenberg und auch Westerwelle reifere Entwicklungen ermöglicht. In der Familienaufstellung hätte ihnen bewusst werden können, dass sie sich auf unsicherem Terrain bewegen, solange sie ihr Spiegelbild mit ihrem Selbst verwechseln und ihre inneren widerstreitenden Anteile nicht kennen. Unter den diversen Ich-Anteilen versteckte sich ihr Selbst und blieb verschüttet. So blieb ihnen nur ein Ausweg: das Scheitern.

Ich wünsche Karl-Theodor zu Guttenberg, dass er nach seiner erzwungenen Demission Gelegenheit hat, seine eigenen Bedürfnisse zu erkennen. Dass er nicht lebenslang unter dem Zwang stehen wird, allen zu zeigen »dass er das Prädikat ›Musterschüler‹ verdient trage und seine Schwiegereltern überzeugen wollte, dass deren Tochter den Richtigen geheiratet habe« – so formuliert es Henryk M. Broder in einem Essay, der in der *Welt* erschien. Broder empfiehlt zu Guttenberg nicht zu Unrecht die Lektüre *Das Drama des begabten Kindes* von Alice Miller. Anders als die meisten Psychologen fasse sie den Begriff »Kindesmissbrauch« recht weit. Darunter falle nicht nur körperliche Gewalt, sondern auch der emotionale Druck, den Eltern auf ihre Kinder ausübten. »Das Drama des begabten, das heißt sensiblen, wachen Kindes besteht darin, dass es schon früh Bedürfnisse seiner Eltern spürt und sich ihnen anpasst, indem es lernt, seine intensivsten, aber unerwünschten Gefühle nicht zu fühlen.« Diese »Abspaltung« führe »zu emotionaler Verunsicherung und Verarmung (Selbstverlust), die sich in der Depression ausdrücken oder aber in der Grandiosität abgewehrt werden. Das Kind hat also die Wahl zwischen Kapitulation, will es die Eltern nicht enttäuschen, oder Flucht in den Größenwahn, wenn es sich gegen die Eltern behaupten will. So rum oder so rum, es bleibt gefangen innerhalb der Parameter, die von den Eltern festgelegt wurden.«

Kämpfe im alternativen Milieu

Die politische Instrumentalisierung der Familie ist aus naheliegenden Gründen vor allem in eher bürgerlich-konservativen Milieus zu beobachten. Bei Parteien, die stärker auf alternative Lebensstile setzen, ist die Familie zumeist kein öffentliches Thema. Grüne Politiker wie Jürgen Trittin, Claudia Roth oder Renate Künast sind äußerst zurückhaltend, wenn es um ihr Privatleben geht. Die Partner werden selten oder nie bei öffentlichen Auftritten präsentiert, und das wird von der grünen Anhängerschaft auch gar nicht erwartet. Erst wenn sie eine breitere Öffentlichkeit ansprechen wollen, beugen sich grüne Politiker der Konvention – Renate Künast heiratete ihren langjährigen Lebensgefährten, als sie sich als Bürgermeisterkandidatin in Berlin aufstellen ließ.

In der grünen Wählerschaft akzeptiert man, dass Beziehungen und Familien kein Gegenstand der Positionierung sind. Grüne Politiker treten eher als Solisten auf. Bei den Grünen zeigt sich stattdessen ein anderes Phänomen: die vaterlose Gesellschaft als verdrängtes, unverarbeitetes Verhältnis zu Autoritäten. Als Folge lässt sich in bestimmten politischen Strukturen und bei einflussreichen Wortführern ein großes Gewaltpotenzial erkennen, besonders bei denen, die sich wirkungsvoll den Schafspelz übergestreift haben und sich selber für die Guten halten. Sie arbeiten mit Mitteln, die wir sonst nur aus Diktaturen kennen. Doch da sie sich qua Überzeugung sicher vor jedem Fehltritt wähnen, verdrängen sie, wie stark sie mit diktatorischen und demagogischen Energien identifiziert sind.

Die Wurzeln dieser Verdrängung reichen in die Sechzigerjahre zurück, als die Anhänger der Studentenbewegung sich konsequent von den Vätern lossagten. Sie meinten, damit automatisch auf der richtigen Seite zu stehen. Die antiautoritäre Bewegung war insofern eine reinigende Geste – man glaubte, dass die Ablehnung jeglicher Autorität, von den Vätern bis hin zu staatlichen Institutionen, vor falschem Bewusstsein schütze. Ganz von selbst entstehe dann eine neue, freiheitliche Kultur. Aufgrund der Diskreditierung aller vormaligen Instanzen in Partei, Staat und Wehrmacht durch die katastrophale Bilanz des Dritten Reiches hatte sich diese Denkweise nach 1945 allmählich verbreitet. Denn zugleich hatte nach dem Krieg eine Entwertung der Väter stattgefunden, was stark zur Missachtung bisheriger familiärer Autorität beitrug.

Schon Alexander Mitscherlich wies auf den Zusammenhang zwischen seiner Definition von Vaterlosigkeit und der Neigung zu antiautoritärer Erziehung hin. Im Hinblick auf die fatalen Folgen blinder Autoritätshörigkeit im Dritten Reich schien das antiautoritäre Konzept eine sinnvolle Alternative zu sein. Selbstbestimmung statt Unterwerfung, so könnte man das neue Leitbild charakterisieren. Es ging um Selbstorganisation, flache Hierarchien, um die Emanzipation von jeglicher persönlichen und institutionellen Autorität.

Zur Gründung der grünen Partei Anfang der Achtzigerjahre kam es in einem Klima, in dem sich immer mehr Menschen eine politische Kraft wünschten, die pazifistisch, gewaltfrei und autoritätskritisch auftrat. Man wollte eine ethisch orientierte Alternative zum traditionellen Parteiensystem. Dazu passte die ökologische Ausrichtung der Grünen im Sinne eines sanften Umgangs mit der Natur und das Bekenntnis zur Friedfertigkeit. Und dazu passte auch, dass die Frauenbewegung bei den Grünen an Einfluss gewann. Sie idealisierte das Weibliche als friedlich und einfühlsam, im Gegensatz zum aggressiven und dominanten männlichen Verhalten. Endlich, meinten viele, gebe es einen Ort politischer Auseinandersetzung, an dem es entspannt, rücksichtsvoll und empathisch zuging. Die patriarchalische Anmutung konventioneller Politik galt demgegenüber als überholt und gestrig.

Auf der richtigen Seite?

Die grüne Politik grenzte sich damit wie selbstverständlich von der faschistischen Vergangenheit ab. Während in den etablierten Parteien noch so mancher aktiv gewesen war, dem man seine Nazivergangenheit vorwerfen konnte – einschlägig belastete Politiker wie Hans Filbinger und Kurt Georg Kiesinger hatten für heftige Kontroversen gesorgt –, traten bei den Grünen überwiegend die Generationen der Nachkriegskinder und der Kriegsenkel an. Und die, so die feste Überzeugung, konnte unmöglich mit altem faschistischem Gedankengut aufwarten. Schließlich war die Abgrenzung von den Tätereltern gründlich gewesen.

So selbstverständlich diese Schlussfolgerung schien, so irrig war die Annahme, dass die historischen Rahmenbedingungen einfach ausgeklammert werden konnten. Unbefangenere Beobachter können leicht feststellen, dass die erklärten Ziele von Gewaltlosigkeit und Toleranz bei Linken, Grünen und anderen alternativen Gruppen keine Entsprechung im Debattenstil finden. Schon die Frauenbewegung fiel durch eine zuweilen hasserfüllte Kampfhaltung auf. Die Angriffslust einiger ihrer Protagonistinnen glich eher einem Vernichtungsfeldzug gegen Männer als einer sanften Revolution. Das Adjektiv männlich wurde zum Synonym für Unterdrückung und Gewalt. Doch der Protest dagegen trug alle Züge jener Aggression, die man den Männern unterstellte.

In sogenannten alternativen und linken Gruppen wurde selten mit dem Florett, sondern meist mit dem Säbel gekämpft. Bereits die

Wortführer der Studentenbewegung hatten sich der Metapher des Kampfes bedient: Kampf dem Imperialismus, Kampf den Tätereltern, Kampf dem Establishment – das waren Parolen, die wie Kriegserklärungen formuliert waren. Georg Büchners Appell »Friede den Hütten, Krieg den Palästen« zierte als Aufkleber manches Auto und manchen WG-Kühlschrank. Dabei schwang sicherlich auch ein wenig Revolutionsromantik mit – Fantasien, die sich auf Figuren wie Che Guevara richteten, dessen Konterfei tausendfach als Poster über den Betten hing.

Auf die Art der politischen Auseinandersetzung hatte das verbale Kampfarsenal jedoch eine nachhaltige Wirkung. Die Grünen übernahmen die martialische Rhetorik und verwenden sie bis heute. »Wir werden weiterkämpfen«, sagte Renate Künast 2009 anlässlich einer Antiatomdemonstration in Berlin. Den »Kampf gegen Korruption und Armut in Afrika« kündigte die Grüne Ute Koczy 2011 an. Es gibt den »Kampf gegen Kohle« anlässlich eines geplanten Braunkohlekraftwerks, den »Kampf gegen die Lobby des Gymnasiums«, und der Aufruf im Juli 2011, sich an einer Kundgebung gegen eine Urananreicherungsanlage zu beteiligen, wird mit »Der Kampf geht weiter« überschrieben. Und nach Meinung von Jürgen Todenhöfer soll Deutschland als »kämpferische Friedensmacht« auftreten.

Nicht selten wirkt der Sprachgebrauch fast demagogisch. Claudia Roth bezeichnete 2007 den damaligen Augsburger Bischof Walter Mixa wegen seiner konservativen Einlassungen zur Rolle der Frau als »durchgeknallten, spalterischen Oberfundi«. Man habe anlässlich des Weltfrauentags Veranstaltungen »erzwingen wollen«, sagte Renate Künast beim 100. Frauentag 2011. Das dialogische Prinzip, die Basis jeden demokratischen Diskurses, lässt sich in solchen Äußerungen nicht erkennen. Was macht die Grünen so sicher, dass sie nicht fatale Traditionen aufgreifen? Zum Thema wurde nie, dass gerade jene Parteien, die sich am meisten von alten autoritären

Mustern befreit zu haben meinen, am aktivsten sind, was verbale Gewalt und Strategien der Verunglimpfung angeht.

Der Angriff auf Andersdenkende

Wer zum Kampf aufruft, ist nicht am Austausch interessiert, am Ringen um Erkenntnisse. Diese Politiker und Politikerinnen streiten nicht für das Gute, sie kämpfen dafür. Selbstgefällig wähnen sie sich politisch auf der richtigen Seite. Wie leichtfertig sie zum Rufmord bereit sind, der zeitgenössischen Variante der Lynchjustiz, macht mir Angst. Bei all den guten Rechthabern, den guten Ideologen, den guten Kämpfern spüre ich Energien, die aus der schlimmen Zeit der Diktaturen kommen und hier weiterleben. Auch die Linke tut sich bevorzugt mit Kampfansagen und Verunglimpfungen hervor.

Ich fürchte in Deutschland einen zunehmenden Radikalismus. Mit gewalttätigen verbalen Angriffen werden andere Meinungen unterdrückt. Die Akteure dieses Radikalismus fühlen sich vor einem Zusammenhang mit den Machtstrukturen des Dritten Reiches gefeit. Immerhin können sie darauf verweisen, dass ihre Inhalte sich klar von denen des nationalsozialistischen Gedankenguts unterscheiden. Deshalb sind sie es, die sich bevorzugt an der Unkultur der Verdächtigung beteiligen und Andersdenkende nicht selten denunzieren. Immer wieder werden von Zeitungsredakteuren, Journalisten und Politikern Denkverbote erlassen. Wer ihnen zuwiderhandelt, wird aus dem öffentlichen Dialog ausgeschlossen.

Es geht mir um Haltungen, um Debattenstile, um Grundwerte, die in Auseinandersetzungen respektiert werden müssen. Aggressive Gesten, Beschwörungen und Beschimpfungen sind nicht harmlos, bleiben nicht folgenlos. Sie erinnern an die finstersten Kapitel deutscher Geschichte. Von früher Übernommenes zeigt sich nicht allein in den Inhalten, sondern auch in der Haltung des Handelnden und in seiner Sprache. Der Bildungswissenschaftler Wilfried Breyvogel stellt entsprechend fest, dass die schulische Erziehung im Wesentlichen durch die Person des Lehrers vermittelt werde, durch Habitus, Köperhaltung und Sprache. Auch Vorfahren können auf diese Weise imitiert werden, und sehr wahrscheinlich sind es Vorfahren, die sich schuldig machten. Eine Kritik der politischen Kultur sollte sich vermehrt diesen Phänomenen zuwenden.

Der Begriff der »Täterhaftigkeit«

Es gehört sicherlich Mut dazu, die geheimen Verbindungslinien offenzulegen, die uns mit unseren Vorfahren verknüpfen und die auch ins Dritte Reich hineinreichen. Der Psychologe Jürgen Müller-Hohagen führt dafür den Begriff »Täterhaftigkeit« ein. Ihn interessiert, »ob und wie viel von der gigantischen Nazigewalt auf uns, wie auch immer, überkommen ist, wie wir damit umgehen, was wir davon eventuell weitertragen«. Seine Definition der Täterhaftigkeit bezieht sich auf »psychische Dispositionen oder erhöhte Verhaltenswahrscheinlichkeiten, in labilen Situationen wie Partnerschaftskrisen, Konflikten mit pubertierenden Kindern oder in der Unüberschaubarkeit hochkomplexer Arbeitsprozesse.« In emotionalen Stresssituationen lässt sich folglich die verbreitete Neigung ausmachen, gewalttätig zu reden und zu handeln. Müller-Hohagen meint, dass sich diese Verhaltensweisen strukturell auf das Gewaltpotenzial der Nazis beziehen lassen.

Aufschlussreich ist es, dass er solche Muster gerade dort vorfindet, wo man sie zunächst nicht vermuten würde: in der Mittel- und Oberschicht, beim guten Bürger. Einseitige Machtausübung, Negation der ethischen Grundlagen und besonders die »systematische Aberkennung der Zugehörigkeit zur Menschheit« gehören für ihn zum übermittelten Erbe des Nationalsozialismus. Denkt man an

Formulierungen wie »Schweine« oder den »Schweinejournalismus«, so wird klar, welche unterschwelligen Motive solche Äußerungen hervorrufen. Wie aber kann man diese Muster aufbrechen?

Müller-Hohagen warnt davor, andere als Täter zu bezichtigen. Für ihn ist das ein Indiz dafür, dass die eigene Täterhaftigkeit nach außen verlagert wird, auch, um die eigene Verstrickung von sich zu weisen. Nur in der Selbstreflexion könne das Symptomatische von übermittelten Verhaltensweisen aufgelöst werden. Wer das verweigere, verbleibe im Zustand blinder Leugnung und könne seine eigene Disposition nicht erkennen.

Damit wurde ein wichtiger Beitrag zur Durchdringung geheimer Täteridentifizierung geleistet. Aus Müller-Hohagens Thesen kann man herauslesen, dass eine moralische Debatte nicht weiterführt. Wir sollten nicht über die Verfehlungen anderer diskutieren, um sie bloßzustellen, sondern uns um Verstehen bemühen. Niemand kann für sich Unschuld reklamieren. Tilmann Moser bemerkt dazu, selbst die politische Psychoanalyse müsse sich darüber im Klaren sein, dass sie »in den Einzelnen wie in den Institutionen, Anteil am Bösen haben kann, anders als es ihre Selbstidealisierung suggerieren will«.

Es ist bedauerlich, dass sich weite Teile unserer Kulturträger und gesellschaftlichen Multiplikatoren weigern, ihr Verhältnis zum Dritten Reich genauer und differenzierter zu untersuchen. Sie glauben, es reiche aus, dieses Thema auszuklammern und totzuschweigen. Diese Ignoranz erlebte ich vor einigen Jahren in geradezu absurder Weise. Die ehemalige Kulturstaatsministerin Christina Weiss sagte in ihrer Eigenschaft als Vorsitzende des Vereins der Freunde der Nationalgalerie sinngemäß, was man in hohen Ämtern in der Politik erreichen könne, sei oft gar nicht so viel. Wirksamer sei oft das, was man verhindern kann. Sie erwähnte, man habe im Deutschen Historischen Museum vor einiger Zeit einen Raum für Hitler einrichten wollen, und bemerkte mit Stolz, sie habe das verhindern können.

Überrascht wurde ihr erwidert, diese Äußerung sei nicht ganz verständlich. Es sei doch wichtig, dass wir auch diesen Teil unserer Geschichte genau ansähen. Er gehöre doch dazu, und das Deutsche Historische Museum sei ein guter Ort dafür. Sie antwortete sichtlich enerviert, das habe sie ihren Eltern nicht zumuten können. Ihr wurde entgegengehalten, das sei doch sehr kurzsichtig, da Hitler doch ein Teil von uns sei. Worauf Christina Weiss das Gespräch abbrach.

Was machte sie so sicher, dass nicht auch in ihr ein Anteil der Täterhaftigkeit wirkte? Wie hatte sie ihre Arbeit als Ministerin verstanden, ihre Form der Machtausübung? Mit welchem Recht meinte sie, Hitler aus einem historischen Museum ausgrenzen zu dürfen? Ich frage mich, ob Frau Weiss das Land nicht um eine Chance gebracht, sich aus weiterer Perspektive mit seiner Vergangenheit auseinanderzusetzen.

Das Schweigen der Nachgeborenen

Heutzutage hätten die Nachgeborenen durchaus Möglichkeiten, die gesamte Gesellschaft durch wechselseitige Einflüsse der Generationen in einem konstruktiven Sinne zu verändern. Diesen Gedanken stellt der Erziehungswissenschaftler Jürgen Zinnecker in einem Aufsatz vor, in dem er auf das Schweigen der Nachkriegskinder und der Kriegsenkel hinweist. Auch jene, die den Nationalsozialismus nicht erlebt haben, könnten in den Familien etwas bewirken – gerade sie. In Wirklichkeit aber werde genau das verweigert. Er resümiert: »Das vielfach beschworene Schweigen über das Geschehene und die Verwicklungen der eigenen Familie muss beispielsweise keinesfalls von der älteren Zeitzeugen-Generation ausgehen, sondern kann ebenso mit stillschweigendem Einverständnis die Jüngeren oder auch auf deren ausdrückliche Veranlassung hin geschehen.«

Wenn wir ein ernsthaftes Interesse an unserer politischen Kultur haben, werden wir um eine Beschäftigung mit unseren historischen Wurzeln nicht herumkommen. Solange wir ablehnen und leugnen, dass unsere Geschichte uns alle betrifft, müssen wir nahezu zwanghaft wiederholen, was wir als falsch verurteilen. Dann werden Rufmord, Diffamierung und Verächtlichmachung weiterhin zum politischen Tagesgeschäft gehören. Dann werden weiterhin nur wenige daran Anstoß nehmen, wenn die Kanzlerin über Thilo Sarrazins Buch öffentlich urteilt, sie müsse es nicht lesen, um dagegen zu sein. Darf eine Regierungschefin aufgrund von Gerüchten und Zeitungszitaten entscheiden? Wollte sie in diesem Fall mit der veröffentlichten Meinung konform gehen? Ihr Verhalten und das des Bundespräsidenten löste bei vielen Bürgern Ängste aus. Sie befürchten, unsere Meinungsfreiheit könnte in Gefahr sein.

Ich würde mir wünschen, dass wir von jetzt ab ohne jede Scham über unsere Geschichte sprechen könnten. Über das Leben unserer Familien, über all das, was ihnen nicht gelungen ist, was sie getan haben und was ihnen angetan wurde. Und zwar, ohne sie zu verurteilen. Alle, die sich im letzten Jahrhundert – und auch die 68er gehören für mich zum letzten Jahrhundert – über andere erhoben und über sie gerichtet haben, sind aus meiner Sicht besetzt von der gleichen Täterenergie. Es stand ihnen damals keine Verurteilung zu, und sie steht auch heute niemandem zu. Wir können nur eines versuchen – zu verstehen. Dann wird das Bedürfnis schwinden, andere mit Rufmorden zu vernichten.

Unser gesellschaftlicher Reifungsprozess ist auch Jahrzehnte nach Ende des Dritten Reiches noch nicht abgeschlossen. Zu viel aus den verhassten Strukturen von zwölf Jahren Naziherrschaft hat in unserem Unterbewusstsein unbemerkt überdauert. Vielleicht ist die ehrliche, vorurteilslose Beschäftigung mit unseren Familiengeschichten ein gangbarer Weg, um endlich dem Schatten des Nationalsozialismus zu entkommen.

5. Kapitel

Der Krieg in uns

Auf dem Weg zur Aussöhnung

Die private Streitkultur in Deutschland bildet ab, was sich im öffentlichen Raum beobachten lässt: eine erstaunliche Bereitschaft zu harten, unversöhnlichen Auseinandersetzungen. Die Fronten sind schnell ausgemacht. Noch immer hadert vor allem die Kriegsenkelgeneration mit ihren teilweise hochbetagten Eltern. In meiner Praxis sind solche Zerwürfnisse fast die Regel: Familienfehden mit Mutter und Vater, die im Kontaktabbruch enden. Grobe Geschütze werden aufgefahren, die man eigentlich eher aus den Abgrenzungsdiskussionen Pubertierender kennt. Und es gehört schon fast zur Tagesordnung, dass sich auch Ehepartner aus der Kriegsenkelgeneration in erbitterten Kämpfen zermürben.

Ehekrieg

Eine Klientin sagte mir einmal: »Es muss etwas passieren in meinem Leben. Ich bin verheiratet und liebe meinen Mann, wir haben auch ein Kind. Aber wir spielen immer noch Krieg. Den ganzen Tag nichts als Streit, Streit, Streit. Oft sind es vollkommen überflüssige Auseinandersetzungen.« Sie war ratlos. Warum machten sie und ihr Ehemann sich gegenseitig das Leben zur Hölle? Eine Erklärung dafür hatte sie nicht. Auch eine Scheidung kam für sie nicht in Betracht, sie liebte ihren Mann ja. Woher rührten dann die Aggressionen? Warum gelang es ihnen nicht, eine halbwegs normale, harmonische Ehe zu führen?

Paartherapeuten setzen hier mit der Strategie des Verhandelns ein. Jeder soll seine Bedürfnisse und Gefühle artikulieren, anschließend werden die Terrains abgesteckt und die gemeinsamen Spielflächen bestimmt. Vertrauensbildende Maßnahmen werden empfohlen, Gespräche über sexuelle Wünsche und persönliche Entwicklungshoffnungen innerhalb der Beziehung. Ich halte das für hilfreich. Übersehen wird aber häufig, dass solchen Streitsituationen andere Ursachen zugrunde liegen: der Krieg, der immer noch nicht vorbei ist; die Identifikation mit Vorfahren, deren Leben durch den Krieg schwer beeinträchtigt wurde; und der Familienauftrag, dass es die Nachkommen nicht besser haben dürfen als jene Familienmitglieder, die Opfer des Krieges und seiner schrecklichen Folgen wurden.

Die schicksalhafte Verbundenheit zwischen den Generationen fordert bis heute immer neue Opfer. Auf den Schlachtfeldern unversöhnlichen Kampfes bleiben verletzte Menschen zurück, die sich von Herkunftsfamilie, Partner und Kindern abwenden und ihr Heil häufig in der Abgeschiedenheit suchen – willkommen in der Single-Gesellschaft. Familie ist nur noch eine Option von vielen, und nicht gerade die verlockendste. Eine eigene Familie zu gründen gleicht einem Risiko. Während die Familie einst als Hort der Kontinuität betrachtet wurde, erscheint sie heute als fragile Konstruktion, die jederzeit zusammenbrechen kann. Wer glaubt schon noch an die Formel »Bis dass der Tod uns scheidet«? Viele Paare lassen sie konsequenterweise gleich weg, wenn sie vor den Altar treten.

Wo noch Kontakte zur Herkunftsfamilie bestehen, betrachtet man deren Rituale als lästige Pflicht. Jahr für Jahr zu Weihnachten geht ein Seufzer durch Deutschland: »Ich muss meine Eltern besuchen!« Wohl in keinem Land der Welt wurde und wird Weihnachten so ernst und festlich gefeiert, und nirgendwo war es so selbstverständlich, dass sich die gesamte Familie unter dem Weihnachtsbaum versammelte. Jetzt hört man oft von Freunden und Bekannten, dass sie in der Weihnachtszeit fliehen. Sie möchten die freien Tage lieber ganz in Ruhe zu Hause oder an einem weit entfernten Strand verbringen als in der elterlichen Weihnachtsstube, wo regelmäßig die berüchtigten Feiertagskräche losbrechen. Schon das falsche Lametta oder der missglückte Braten reicht, um Zwistigkeiten auszulösen.

In der Familientherapie stehen Partnerschaftsprobleme und innerfamiliäre Konflikte an erster Stelle. Seit ich mich mit transgenerationellen Übertragungen beschäftige, wird mir immer mehr vor Augen geführt, wie wenig wir uns von den Mechanismen des Kampfes gelöst haben. Es ist ganz so, wie die Klientin es formulierte: »Wir spielen immer noch Krieg.« Fatal ist allerdings, wenn solche vermeintlichen Spiele zu einer fortschreitenden Zerrüttung der Familie als Institution führen. Das beginnt mit den vielen scheiternden Eltern-Kind-Beziehungen, die zu den Grunderfahrungen der Kriegsenkel gehören, und endet in einem kriegerischen gesellschaftlichen Klima, das lediglich die Alternativen Angriffslust oder Rückzug zulässt.

Generationenkonflikte

Sabine Bode schreibt in ihrem Buch *Kriegsenkel. Die Erben der vergessenen Generation*, für das sie viele Gespräche geführt hat: »Fast alle Kriegsenkel signalisierten große Probleme mit Mutter oder Vater. Dabei waren die Töchter und Söhne schon zwischen vierzig und fünfzig Jahre alt. Sie befanden sich also in einem Lebensabschnitt, in dem Menschen üblicherweise die Ablösung von ihren Eltern schon geraume Zeit hinter sich haben.« Selten habe sie jemanden aus dieser Generation getroffen, der mit seinen Eltern im Reinen gewesen sei. Unverständnis, Fremdheit, Misstrauen bestimmen das Verhältnis. Die Lebenskonzepte sind nicht nur vollkommen unterschiedlich, um sie wird nach wie vor gerungen.

Keine Frage: Für die Kriegsenkelgeneration ist es außerordentlich schwer zu ertragen, dass es in ihren Familien möglicherweise schuldhaft belastete Eltern oder Großeltern gab und gibt. Konkrete Nachfragen stellen sie meist nicht an. Umso hartnäckiger schiebt sich ein diffuser Verdacht zwischen die Generationen. Dadurch verlagern sich die Schauplätze der Auseinandersetzung. Im Streit mit den Eltern, der sich an Nichtigkeiten entzündet, kehrt das Verdrängte wieder zurück. Sabine Bodes Gesprächspartner beklagten sich über »unbegreifliches Verhalten, verbohrte Sichtweisen, ein extremes Sicherheitsbedürfnis und ein gänzliches Desinteresse an irgendeinem neuen Thema«. Die Mehrzahl der Kriegsenkel, so stellt sie mit einiger Verblüffung fest, habe jedoch nie darüber nachgedacht, warum die Eltern so geworden sind, wie sie sind. Als Folge des jahrzehntelangen Schweigens hätten sie nie erwogen, dass Kriegstraumata der Eltern ein Grund für Entfremdungen sein könnten.

Ich verstehe durchaus, wenn jemand den Kontakt zu schwer traumatisierten Eltern abbricht, die es einem oft nicht gerade leicht machen. Meist haben die Kriegsenkel als Kinder unter der Kälte und den Autoritätsansprüchen ihrer Eltern gelitten. Sie haben Gegenentwürfe erprobt und dafür nichts als Kritik geerntet. Die Eltern verstehen nicht, warum ihre Nachkommen anders wohnen, anders essen, anders Urlaub machen. Warum sie ihre Kinder anders erziehen und Partner wählen, die die Eltern als unpassend ablehnen. Die Kriegsenkel dagegen fühlen sich nicht akzeptiert. Besserwisserei und Bevormundung ihrer Eltern gehen ihnen auf die Nerven. Da ist es wesentlich einfacher, Abstand zu halten, als immer neue Angriffsflächen zu bieten. Aussöhnungen dagegen sind schwierig. Zu komplex erscheinen die Themen, zu festgefahren sind die übergriffigen Strukturen und die dauernden Auseinandersetzungen.

Viel Zeit bleibt den Kriegsenkeln allerdings nicht mehr. Ihre Eltern haben jetzt ein Alter erreicht, in dem sie hilfsbedürftig werden. Sie gehören der ersten Generation an, die nicht mehr selbstverständlich zu Hause gepflegt wird. Nie wurden so viele Alters- und Pflegeheimplätze in Anspruch genommen wie heute. Sind die Eltern erst einmal in einem Heim untergebracht, werden die Besuche der Kinder und Kindeskinder seltener, und die alten Leute bleiben weitgehend sich selbst und dem Pflegepersonal überlassen. Gelegenheiten zum klärenden Gespräch ergeben sich kaum noch. Viele Eltern der Kriegsenkel sterben, ohne dass ihre Kinder noch einmal den Versuch unternommen hätten, mehr über deren Geschichte zu erfahren – und über die Ursachen für ihr oft provozierendes Verhalten.

Immerhin sind es noch vier Millionen Männer und Frauen, die meisten von ihnen Nachkriegskinder und Kriegsenkel, die ihre Eltern selber pflegen. Plötzlich kehren sich die Hierarchien um: Die einstigen Versorger werden zu Versorgten. Und dabei entdecken die Kinder oft, wie wenig sie ihre Eltern kennen. Die Autorin Katja Thimm schildert in ihrem Buch *Vatertage* die Erfahrung vieler Kriegsenkel: »Meist, und vielleicht birgt das die größte Schwierigkeit, sind sie wenig vertraut mit dem Innenleben dieser Eltern. Der Vater war immer der Vater, die Mutter immer die Mutter. Nun sind sie bedürftige Wesen und werden von mächtigen Erinnerungen bestimmt, die sie von ihren Kindern stets ferngehalten haben.« Und sie bekennt: »Auch ich wusste nichts von der jahrelangen Haft meines Vaters in einem Zuchthaus der DDR, nichts von den Leichen, die er in Brandenburg aus den Kriegstrümmern barg, nichts von seiner Flucht aus Ostpreußen.«

Die Unwissenheit ist groß. Insofern wäre es ein Glücksfall, wenn die Betreuung hinfälliger Eltern ein Anlass sein könnte, sich näher mit der Familiengeschichte zu beschäftigen. Nachzufragen, zuzuhören, und nicht nur bei Kaffee und Kuchen Belangloses zu bereden, wie es in den meisten Familien der Fall ist. Denn nicht nur die Eltern schwiegen sich aus, auch die Kinder hatten wenig Interesse an deren düsteren Erinnerungen. »Wer hätte ihre Geschichten auch hören wollen«, fragt Katja Thimm in ihrem Buch. »Mir hätten sie noch vor ein paar Jahren nicht gefallen ... Ich interessierte mich nicht für deutsche Kriegskinder. Ich hätte es revanchistisch gefunden.«

Nun scheinen sich zumindest Bedingungen abzuzeichnen, die intensive Gespräche begünstigen. Je älter die Eltern werden, desto mehr kreisen ihre Gedanken um die Vergangenheit. Das Langzeitgedächtnis wird aktiv, Bilder kehren zurück, Gefühle, die lange schlummerten. Es wird still im Leben der Älteren, und in die Stille hinein dringt längst Vergessenes. Eine ältere Lehrerin, die sich zu einem meiner Seminare anmelden wollte, begründete ihr Interesse mit den Worten: »Ich bin 71 und merke jetzt, dass die Kriegsvergangenheit für mich relevant wird.« Da wir uns sympathisch waren, wagte ich zu antworten: »Ich glaube, die Kriegsvergangenheit war immer relevant. Nur haben Sie nicht mehr so viele Möglichkeiten, die Erinnerungen wegzudrücken.« Sie lachte etwas verlegen, dann sagte sie: »Ich glaube, Sie haben völlig recht.«

Aussöhnung mit den Eltern

Ob die Annäherung der Kriegsenkel an ihre Eltern noch im letzten Moment gelingt, wage ich nicht zu vorherzusagen. Ich sehe vielmehr eine gesamtgesellschaftliche Symptomatik der Elternablehnung, die weder den Kriegsenkeln noch deren Eltern guttut. Nur mit dem Kontakt kommt das Verständnis. Oft ist dafür therapeutische Hilfestellung nötig. Wer als Kind vor seinen Eltern Angst hatte und sie immer noch als böse und bedrohlich wahrnimmt, kann in der Familientherapie einen Schritt zurück gehen und den Blick weiten. Dann wird das erwachsene Kind die Eltern vielleicht so gut verstehen, dass es die Liebe annehmen kann. Die Liebe, die sie ihm entgegenbrachten, auch wenn es sie nicht fühlen konnte. Sichtbar waren oft nur die Ängste, die die Eltern weitergaben, verborgen hinter Autoritätsansprüchen und emotionaler Distanz.

Eine Aussöhnung könnte allen dienen, nicht nur den greisen Eltern, die sich in ihrer Vereinsamung wieder an manches erinnern, was jahrzehntelang durch den Alltag überdeckt war. Auch die Kriegsenkel könnten profitieren. Denn sie würden Muster erkennen, die ihre Eltern ihnen weitergaben und die sich in den eigenen familiären Konflikten widerspiegeln, in Ehekrisen, Erziehungsproblemen, in Störungen des Körpergefühls und der Sexualität. In der Aufstellungspraxis beobachte ich immer wieder, wie sehr es die Kriegsenkel entlastet, wenn sie den Schritt zur Versöhnung wagen und mit Wärme und Liebe auf ihre Eltern schauen. Dann sind Mutter und Vater nicht mehr die mächtigen Übereltern, von denen sie schlecht behandelt wurden, sondern Menschen, die sie endlich erkennen können als das, was sie sind: gefangen in ihren Ängsten und befangen in ihren Traumata. Aus der Ablehnung kann Liebe werden, wenn man ihr Schicksal erfasst.

Die Familienaufstellung ist dafür das auslösende – und erlösende – Medium. Eine Klientin erlebte einmal die Stellvertreterin ihrer Mutter während der Aufstellung klein, erbärmlich und völlig verschreckt. Das überraschte sie sehr. War das die herrische Person, mit der sie seit Jahren im Streit lag? Plötzlich wurde ihr bewusst, dass sie immer nur einen sehr begrenzten Persönlichkeitsanteil ihrer Mutter wahrgenommen hatte. Nie hatte sie ernsthaft erwogen, die Gründe für das feindselige Verhalten ihrer Mutter in deren Geschichte zu suchen. Erst als sie die Stellvertreterin zusammengekrümmt am Boden liegen sah, hilflos und schutzlos, entwickelte sie Empathie. In diesem Moment konnte sich die Klientin auf eine Gefühlsebene mit ihrer Mutter stellen. Und in dem Augenblick, in dem die familiäre Hierarchie ausgeblendet wurde, war die Mutter gleichsam entdämonisiert oder entmystifiziert. Die Beziehung pendelte sich auf Augenhöhe ein. Die Klientin drückte das in dem Satz aus, an die Stellvertreterin ihrer Mutter gewandt: »Jetzt sehe ich dich ganz.«

Wenn wir heute wieder ein bejahendes Verhältnis zur Familie finden wollen, auch und besonders zur eigenen Familie, kann das nur durch Bewusstein, durch Hinsehen und durch Aussöhnung geschehen. Wir sollten endlich die Waffen niederlegen und den Krieg in uns beenden. Dabei kommen wir nicht um die Themen der Kriegsvergangenheit herum. Sie sind wirkmächtig, und sie sind der Grund dafür, dass Familie immer häufiger abgelehnt wird, Beziehungen scheitern, Kinder und Eltern sich auseinanderdividieren und dass Freude an Sexualität, an Kindern, an Nähe nicht gelingen will. Mit einigen Beispielen aus meiner Praxis möchte ich das näher erläutern.

Die »deutsche Krankheit«

Wie ich bereits erwähnte, kommen Kriegsenkel oft zu mir, weil sie meinen, Probleme mit sich selbst zu haben. Sie wollen ihre Bindungsschwierigkeiten ergründen, ihre Erfolglosigkeit oder Unzufriedenheit im Beruf, und erhoffen sich eine Besserung bei körperlichen Beschwerden und seelischen Störungen. Die transgenerationelle Dimension solcher Beschwerden liegt außerhalb ihres Vorstellungsvermögens. Sie sehen sich losgelöst von der Familie, als Individuen, die nicht mehr zurechtkommen und deshalb Hilfe brauchen. Die Störungen, die sie als belastend empfinden, decken sich zum großen Teil mit den Symptomen der »deutschen Krankheit«.

Ich denke hier konkret an eine junge Frau um die dreißig, die keinen emotionalen Zugang zum Vater fand. Die Ursache dafür vermutete sie in sich selbst. Sie wollte ihr Verhalten ändern, denn sie sehnte sich nach einem unbefangenen Kontakt mit ihrem Vater.

Umso verblüffter war sie über das Bild, das die Aufstellung ergab. Denn zur Schlüsselfigur wurden weder sie noch ihr Vater, sondern einer der Großväter. Es zeigte sich, dass der Vater des Vaters eine Nazigröße gewesen war. Die Familie hatte in einer Villa gewohnt, die weit über ihre persönlichen Verhältnisse hinaus luxuriös war. Vermutlich war das Haus in jüdischem Besitz gewesen und konfisziert worden. Die Klientin berichtete, dass ihr Vater als Kind von Hitlers Leibarzt behandelt wurde, was auf eine Nähe zur Führungselite der Nazis schließen ließ. Durch die Einsichten in der Aufstellung mussten wir sogar davon ausgehen, der Großvater habe den Tod vieler Menschen verantwortet.

Ich beendete die Aufstellung erst, als zwei Seiten des Großvaters vor dem inneren Auge der Klientin deutlich wurden und auch angenommen werden konnten: die liebende Seite, mit allen guten Eigenschaften, die er ihr als Großvater gezeigt hatte, und der mörderische Anteil seiner Persönlichkeit. Der Großvater musste also nicht in Gänze aus ihrem Leben ausgeschlossen werden. Er war nicht nur ein Mörder gewesen. Neben dem Mann, der schweres Unrecht auf sich geladen hatte, war er präsent als der Opa, den die Enkelin noch brauchte und den sie auch lieben durfte.

Aus späteren Rückmeldungen weiß ich, dass es für sie ein sehr heilsames Erlebnis war. Anschließend deutete sie das Verhalten ihres Vaters neu. Aus der Aufstellungsperspektive sah sie ihn in der Rückschau ganz anders als zuvor: als Sohn aus einem Elternhaus, das er selbst als äußerst problematisch empfunden hatte. Das Verhältnis zwischen Vater und Tochter entspannte sich, und sie konnte ihm Liebe entgegenbringen. Systemisch war durch ihr Interesse und ihr Verständnis viel in Bewegung geraten. In dem Maße, in dem sie

Empathie signalisierte, öffnete sich der Vater. Das war eine völlig neue Erfahrung für diese Klientin. Vorher hatte sie ihn als abweisend und unzugänglich erlebt. Nun begriff sie, warum er sich gleichsam gepanzert hatte. Er schämte sich für seine Eltern, für den Nazivater und für die Mutter, die als Mitläuferin keinen Protest angemeldet hatte. Seit die Tochter aber Verständnis für ihn aufbringen konnte, musste er sich nicht mehr verschließen. Das jahrzehntelange Versteckspiel war vorbei. Die neue Offenheit brachte einen versöhnlichen Ton in das Vater-Tochter-Verhältnis. Er hatte keine Angst mehr, sein Kind könne sich gegen ihn stellen. So musste er auch nichts mehr verbergen.

Unerfüllter Kinderwunsch

Dieselbe Klientin kam ein Jahr später wieder zu mir, weil sie einen Mann kennengelernt hatte, mit dem sie sich ein Kind wünschte. Umso beunruhigter war sie, dass sie keine Kinder bekommen konnte, wie ein Arzt ihr bescheinigt hatte. Seine Diagnose lautete, ihre Eileiter seien verklebt. Sie hatte vor, im Rahmen einer medizinischen Behandlung diesen Defekt beheben zu lassen, wollte aber vorher noch eine Aufstellung machen. Danach bat ich sie, mich auf dem Laufenden zu halten. Zwei Wochen später schrieb sie mir eine lange E-Mail, die mit den Sätzen begann: »Ein Wunder ist passiert! Als ich zum Behandlungstermin kam, hatte ich keine verklebten Eileiter mehr!« Es schien fast unglaublich.

Ganz so unglaublich ist diese Wendung nicht. Nach allem, was wir über die enge Verbindung zwischen Psyche und Physis wissen, würde ich die körperliche Gesundung als Folge der seelischen Klärung für wahrscheinlich halten. Der Körper der Klientin wurde fähig zur Empfängnis, nachdem sie sich gewissermaßen die innere Erlaubnis dafür geben konnte.

Heute werden zunehmend Umweltgifte für Fertilitätsstörungen verantwortlich gemacht. Doch diese Einflüsse wirken unterschiedslos auf alle Menschen. Entscheidend ist, wie der Körper jeweils darauf reagiert. Mangelt es ihm an Steuerungsmechanismen, die diesen Einfluss ausgleichen, wird sich tatsächlich das Symptom der Unfruchtbarkeit zeigen. Eine geschwächte Immunabwehr hat ebenso einen seelischen Grund wie alle anderen Krankheiten.

In einem metaphorischen Sinn könnte man sagen, dass sich der Körper der Klientin vor der Familienaufstellung im Zustand der Gebärverweigerung befand. Der Grund dafür war vor allem Angst – als Ausdruck des unbewussten Wissens, sie werde möglicherweise die mörderische Energie ihrer Familie an die nächste Generation weitergeben. Systemisch wäre das auch möglich, vielleicht sogar wahrscheinlich gewesen, jedenfalls so lange, wie diese Angst nicht bewusst reflektiert und bearbeitet wurde. Solche psychosomatischen Wechselwirkungen laufen nicht auf der Verstandesebene ab. Es sind unbewusste Prozesse, und deshalb wirken sie unerkannt auf das physische Geschehen zurück.

Auch wenn ich vorsichtig mit allgemeinen Schlussfolgerungen aus individuellen Schicksalen bin, glaube ich, dass Unfruchtbarkeit ein Symptom ist, das man durchaus auf der gesellschaftlichen Ebene analysieren kann. Im ersten Kapitel hatte ich bereits die These erwähnt, dass postfaschistische Länder eine auffallend niedrige Geburtenquote haben. Zu den unmittelbaren Ursachen, so wird gemutmaßt, gehöre eine negative Selbstwahrnehmung, die verhindere, dass jemand Kinder haben möchte – ganz nach der Logik, er sei es nicht wert, sich fortzupflanzen. Aber es sind sicherlich auch Rückkopplungen zwischen Seele und Körper, die zum Geburtenrückgang führen. Angst lähmt die Seele, und sie verbietet dem Menschen Zukunft.

Das Berlin-Institut für Bevölkerung und Entwicklung hat berechnet, dass sich in Deutschland 12,8 Millionen Menschen zwischen 25 und 59 Jahren Kinder wünschen. 1,4 Millionen, also mehr als zehn Prozent dieser Gruppe, bleiben ungewollt kinderlos. Andere Studien gehen davon aus, dass etwa 15 Prozent aller Paare unter ungewollter Kinderlosigkeit leiden. Die tatsächlichen Zahlen liegen vermutlich weit höher, da sich nicht alle Betroffenen an Ärzte wenden. Scham und Minderwertigkeitsgefühle hindern sie daran. Sie empfinden es als persönliches Versagen, wenn die Frau nicht schwanger wird. Wie viele von ihnen mögen unbewusste Ängste hegen? Wie viele versagen sich physisch den Kinderwunsch, weil die Seele für Nachwuchs nicht bereit ist?

Wir brauchen Aufklärung, Interesse, Zugewandtheit, was unsere Vorfahren betrifft, und zwar ohne Denk- und Redeverbote. Meine Großtante wurde von den Nazis zwangssterilisiert – ist das ein Grund, nicht über sie zu sprechen? In meiner Familie wurde ihr Leid nie erwähnt. Die Einzelheiten erfuhr ich erst Jahre nach ihrem Tod, als ich Freunde und Bekannte anrief, die mir von meiner Tante erzählten. Zu diesem Zeitpunkt hatte die transgenerationelle Vererbung ihres Schicksals längst eingesetzt. Da sie nicht betrauert werden durfte, war augenscheinlich eine Angehörige der jüngeren Generation mit dieser Tante identifiziert. Das Schicksal der Zwangssterilisation kehrt mit anderen Vorzeichen wieder, als eine Krankheit des jungen Mädchens, die es ihr schwierig machen wird, Kinder zu bekommen. Das ist buchstäblich das Motiv der »Selbstabschaffung«.

Tätermuster

Die unbewusste Furcht davor, dass Täterverstrickungen sich auf den Nachwuchs auswirken, ist jedenfalls mehr als begründet. Eine Klientin berichtete mir alarmiert, dass eines ihrer Kinder sein neugeborenes Geschwisterchen mehrfach fallen ließ. Beim ersten Mal hielt sie das noch für einen bedauerlichen Unfall. Doch die Vorkommnisse häuften sich. Die Mutter war natürlich entsetzt. Wie konnte es sein, dass mitten in der eigenen Familie so etwas passierte? War das Kind zu kurz gekommen und eifersüchtig auf das Baby? Hatte sie als Mutter einen Erziehungsfehler gemacht? Und musste sie vielleicht sogar davon ausgehen, ihr Kind sei wirklich bereit, sein Geschwister zu töten?

In der Aufstellung stellte sich heraus, dass das Kind mit der Täterenergie eines Angehörigen der Großelterngeneration verstrickt war. Im Mittelpunkt der Aufstellung stand ein Onkel, der bei der SS gewesen war. Mit ihm war das Kind identifiziert. Die Befürchtung der Mutter bestätigte sich. Eine grauenvolle Entdeckung für die Mutter, wie man sich vorstellen kann. Wir haben an diesem Thema intensiv gearbeitet, und nach einigen Aufstellungen verbesserte sich das Verhalten des Kindes. Einmal mehr zeigte sich: Sobald wir die Zusammenhänge verstehen lernen, kommt das System in Bewegung. Als der Onkel nicht länger ausgegrenzt wurde, näherte sich das Familiensystem wieder der Balance, und das Kind musste nicht länger Symptomträger sein.

Das Beispiel zeigt, dass es leicht um Leben und Tod gehen kann, wenn wir unsere Familiengeschichte ignorieren. Ich erinnere mich an eine Aufstellung mit einem Jungen, der damals 14 Jahre alt war. Seine Eltern waren besorgt, weil der Sohn eine auffallende Vorliebe für Waffen hatte. In seinem Kinderzimmer häuften sich Spielzeugpistolen, Wasserpistolen und Softguns. Wenn er mit anderen Jungen spielte, waren die Softguns immer dabei. Sie beschossen sich mit weichen Kugeln, trieben ihre Scherze damit. Dabei war es bereits zu gefährlichen Situationen gekommen. Einmal traf der Sohn fast das Auge eines Freundes. Die Eltern mussten fürchten, dass er eines Tages jemanden ernsthaft verletzte.

Zur Aufstellung kam der Junge freiwillig. Er merkte selbst, dass seine Beziehung zu Waffen sich von der seiner Freunde unterschied.

Fast alle Jungs spielen gerne Räuber und Gendarm oder Krieg, das halte ich für normal. Ich gehöre nicht zu den pazifistischen Müttern, die meinen, ihren Söhnen Spielzeugpistolen vorenthalten zu müssen. Jungen sollten sich mit ihrer männlichen Rolle auseinandersetzen dürfen. Doch bei diesem Jungen lag ohne Zweifel mehr vor als vorübergehendes Interesse an Waffen.

An der Aufstellung nahmen nur Kinder und Heranwachsende teil, außerdem Therapeuten und Kinderpsychologen. Während der Gruppenarbeit zeigte sich: Der Junge war identifiziert mit seinem Großvater, den er niemals kennengelernt hatte. Der Großvater war als junger Mann eingezogen und nach Russland geschickt worden. Dort wurde er verwundet und verlor den rechten Arm. Der Junge wurde in der Aufstellung vom Stellvertreter dieses Großvater gelobt, er sei ein guter Junge und tapferer Krieger. Der Großvater verteidigte seinen Enkel und signalisierte ihm Zugehörigkeit. Das scheint erlösend auf den Jungen gewirkt zu haben, denn nach dieser Aufstellung legte sich seine Waffenobsession. Der Enkel wurde von der Pflicht entbunden, seinen Großvater zu vertreten, weil dieser nun als Mann angeschaut wurde, der im Krieg vermutlich getötet hatte, aber als Amputierter schwer gezeichnet weiterleben musste.

Herkunft und Zukunft

Wir werfen unseren Eltern und Großeltern so viel vor, sind oft auch zu Recht so wütend auf sie, dass wir ihr Leiden gar nicht wahrnehmen. So wird es unmöglich, sie auch als Opfer zu sehen und anzuerkennen. Wir können nur dann den inneren Weg zur Lebensbejahung einschlagen, wenn wir auch vermutete Täter bewusst einbeziehen, statt sie auszuklammern. Entscheiden wir uns für die Ausgrenzung, dann richten wir die Energien hin zum Tod, zu Krankheiten, zu Ängsten. Wir haben die Wahl: Licht oder Schatten,

Leben oder Tod. Für die Familie gilt das Gleiche wie für politische Diskussionen: Es darf keine Tabus geben, keine Ausgrenzungen, keine moralische Überheblichkeit.

Der Vorschlag, sich ausgerechnet mit den Tätern zu versöhnen, ist für viele eine Zumutung. Kritiker werden zu der Unterstellung versucht sein, mit der Aussöhnung sollen die Verbrechen des Naziregimes relativiert werden. Das ist natürlich keineswegs beabsichtigt. Ich begegne viel Hochmut bei jenen, die in einer freiheitlichen Demokratie geboren wurden und sich nun eine Richterrolle anmaßen über Menschen, die in einer Diktatur bestehen mussten. Die Autorin Christa Rotzoll, die Ehefrau von Sebastian Haffner, sagte schon in den Achtzigerjahren voller Empörung, jetzt werde ihrer Generation sogar schon übel genommen, dass sie sich während des Dritten Reiches verliebt hätte, während so viel Schreckliches geschah.

»Wir haben schließlich den Krieg angefangen«, mit diesem Stereotyp werden immer noch konstruktive Auseinandersetzungen mit der Familiengeschichte verhindert. Dabei werden nicht nur die Täter abgewiesen, sondern auch die Opfer, die es in jeder Familie gibt. Insofern ist die Klärung der familiären Lebensthemen ein dringend notwendiges Unterfangen. Der Schleier aus Schuld und Scham, der viele Kriegsenkel an der Erfüllung ihrer ureigensten Bedürfnisse nach Liebe, Nähe und Familie hindert, muss gehoben werden. Dabei geht es eben nicht um Leugnen und Verdrängen der historischen Schuld. Es geht darum, dass wir uns in diese Zeit einfühlen. Nur wenn wir wissen, woher wir kommen, können wir befreit unseren persönlichen Lebensraum gestalten. Oder, wie es der Philosoph Odo Marquard formuliert: »Keine Zukunft ohne Herkunft.« Denn, so sein Argument: »Identität ist die Antwort auf die Frage, wer einer ist. Und wer einer ist, erfährt man durch seine Geschichte.« Diese Definition hat umso mehr Gültigkeit, wenn wir den Blick auf frühere Generationen richten.

Trauma Vergewaltigung

Neben der Schuld gibt es ein weiteres düsteres Thema, das eine positive Einstellung zur Familie behindert, die Vergewaltigung deutscher Mädchen und Frauen am Ende des Zweiten Weltkriegs. Wie gesagt: Man schätzt, dass allein die Soldaten der Roten Armee zwei Millionen Frauen und Mädchen vergewaltigten. Sie gingen dabei oft systematisch vor. Ganze Dörfer wurden durchkämmt und die gesamte weibliche Bevölkerung zusammengetrieben. Zehn bis zwölf Prozent der Opfer – mindestens 200 000 Frauen – starben an den unmittelbaren Verletzungen, wurden anschließend getötet oder begingen Selbstmord aus Scham.

Hinter diesen Zahlen steht unermessliches Leid. Weit vor Misshandlungen, Plünderungen und Herabwürdigungen aller Art gehören Vergewaltigungen zu den brutalsten Verbrechen jedes Krieges. Die lebenslangen Folgen dieses demütigenden, schmerzhaften, gewaltsamen Eindringens in den Körper eines Kindes oder einer Frau werden völlig unterschätzt. Daher müssen wir fragen: Wie wirkt sich diese furchtbare Erfahrung auf die Sexualität einer Frau aus? Wie gehen Menschen damit um, dass sie die Vergewaltigung ihrer Mütter, Schwestern, Großmütter und Tanten miterleben mussten? Und wie lassen sich die Auswirkungen der traumatisierenden Erfahrungen auf die nächsten Generationen beschreiben?

Eines meiner Seminare, die ich regelmäßig veranstalte, heißt »Mit dem Schicksal versöhnen – für Kriegskinder und Kriegsenkel und deren Familien«. Dabei fällt mir auf, dass erst jetzt viele Frauen endlich zu reden wagen, alte Frauen, die ihre Vergewaltigung oft jahrzehntelang geheim gehalten haben. Zu groß war die Scham, zu groß die Sprachlosigkeit. Das Ungeheuerliche in Worte zu kleiden fällt schwer. Viele hatten auch Angst, von ihren Gefühlen überwältigt zu werden. Während der Seminare zeigte sich außerdem, wie stark die kriegsbedingte Gewalt gegen Frauen über die Generationen hinweg fortwirkt.

Symptomträger sind nicht allein die Frauen. Auch Ehemänner und Söhne sind betroffen. Millionen Männer, die gedemütigt aus Krieg und Gefangenschaft zurückkehrten, mussten erfahren, dass ihre Frauen von den früheren Feinden und jetzigen Siegern geschändet worden waren. Das kam einer zweiten Demütigung gleich. Vielen Männern fiel es daraufhin schwer, zu einem vertrauensvollen Verhältnis zu ihren Frauen zurückzufinden. Sie waren entsetzt. Aber mancher fragte sich auch, ob seine Frau nicht vielleicht doch Lust beim gewaltsamen sexuellen Akt empfunden habe. Ob sie möglicherweise schwanger geworden und über eine Abtreibung zur Kindestöterin geworden sei. Andere Männer schämten sich, weil die Vergewaltigung Schande über die Familie gebracht hatte. Auch für die Söhne entstanden Belastungen. Nie wieder wurden sie das Bild los, wie Mutter oder Schwester vergewaltigt wurde. Die Verbindung von Sexualität und brutaler Gewalt blieb bei vielen eine Konstante ihres sexuellen Erlebens.

Vergewaltigung im Krieg ist eine traumatische Erfahrung, die jahrzehntelang für menschliche Tragödien sorgt. Die Dynamiken, die ausgelöst werden, sind derart katastrophal für die Betroffenen und ihre Nachkommen, dass wir nicht länger darüber schweigen dürfen. Erst jetzt scheint in der Öffentlichkeit etwas in Bewegung zu kommen. Das Interesse an meinen Seminaren zu diesem Thema wächst. Alle Altersgruppen sind unter den Teilnehmern vertreten, alle sozialen Schichten. Die Klienten haben oft nur eine diffuse Ahnung, dass sich Grausamkeiten in ihrer Familie abgespielt haben könnten, Genaueres aber wissen sie selten.

Gestörte Beziehungen

Frauen der Kriegsgeneration, die Opfer von Vergewaltigungen wurden, berichten übereinstimmend, dass ihre Ehen danach nie wieder zur einstigen Intaktheit zurückfanden. Der Schmerz und die seelischen Verletzungen waren zu groß. Eine Frau sagte, der Gedanke an die Vergewaltigung fühle sich an wie eine blutende Wunde. Sobald sich ihr Mann ihr nähere, werde sie ängstlich, manchmal nahezu panisch.

Anders reagieren Männer, die Zeugen einer Vergewaltigung wurden. Eine Geschichte steht mir besonders vor Augen, ein Ehepaar, das bereits im Rentenalter war. Beide waren vaterlos aufgewachsen, was die Beziehung ohnehin belastete. Die Frau hatte ihren Vater nur ungenau in Erinnerung, er fiel, als sie noch ganz klein war. Auch ihr Mann hatte seinen Vater nicht erleben dürfen.

Die beiden waren über fünfzig Jahre lang verheiratet, und genauso lange stritten sie sich. Die Ursachen reichten weit zurück. Der Ehemann hatte nie ein funktionierendes väterliches Vorbild gehabt und wusste nicht, wie er die männliche Rolle im familiären Kontext ausfüllen sollte. Die Ehefrau hatte ebenfalls keine Erfahrung mit männlichen Bezugspersonen. Beide waren in Frauenhaushalten groß geworden, mit Müttern, die ihren Kindern manche Härte zumuteten, damit sie die Familie durchbringen konnten. Diese Härte bestimmte auch die Ehe. Es gab keine Nähe, kaum Gesten der Zärtlichkeit, endlose Reibungsflächen.

Während des Seminars hielten sich die beiden eher zurück und deuteten ihre Probleme nur an. Gegen Ende aber, in der Schlussrunde, erzählte der Mann, dass er als pubertierender Junge eine Vergewaltigung gesehen habe. Er hatte miterleben müssen, wie Sexualität in ihrer rohesten und erniedrigendsten Form erzwungen wurde. Sein Fazit war, dass dies seine Ehe wahrscheinlich stärker beeinflusst habe, als er vordem für möglich gehalten hätte. Das Seminar hatte ihm bewusst gemacht, dass diese Schreckensbilder in all den Jahrzehnten in ihm überdauert hatten. Die Erinnerung an die Vergewaltigungsszene war unauslöschlich in seiner Seele gespeichert. Obwohl er danach nie darüber sprach, war das Erlebnis immer präsent. Jetzt wurde ihm klar, dass Sexualität für ihn angstbesetzt war und wenig mit Nähe und Vertrauen zu tun hatte. Als er den Mut hatte, das in der Runde anzusprechen, blickte seine Frau ihn voller Liebe an.

Ein anderer Klient berichtete Ähnliches. Er erlebte beim Einmarsch der Roten Armee in Königsberg schlimmste Gewalt gegen Frauen. Die Soldaten warfen seine Mutter aufs Ehebett, und einer nach dem anderen machte sich über sie her. Wie gelähmt habe er hinter der Tür gestanden und zugeschaut, erzählte er sechzig Jahre später, immer noch erschüttert. Es war seine erste Begegnung mit Sexualität gewesen. Für ihn blieb der sexuelle Akt stets eine hastige Angelegenheit, mit Schuldgefühlen besetzt, dass er seiner Frau etwas »antue«. Er sah sich selbst als Aggressor, der seine Triebe befriedigte. Sexualität und Liebe waren für ihn zwei vollkommen unterschiedliche Dinge. Geborgenheit und innige Zärtlichkeit habe es in seiner Ehe nie gegeben.

Übertragung von Vergewaltigungstraumata

Relativ neu ist die Erkenntnis, dass auch die Nachkriegskinder und Kriegsenkel und deren Kinder unter dem Trauma der Vergewaltigung ihrer Vorfahrinnen leiden. Bei jungen Frauen prägt sich die Übertragung als problematischer Umgang mit dem eigenen Körper aus. Vergeblich versuchen sie, ein positives Verhältnis zu ihrer Weiblichkeit zu finden. Magersucht und Selbstverletzungen können ebenso die Folge sein wie unbefriedigende sexuelle Kontakte und Minderwertigkeitsgefühle. In einem Fall hatte die Großmutter ein Männerbild vermittelt, das feindlich und bedrohlich war. So ging die Enkelin davon aus, dass Männer grundsätzlich zur Gewalttätigkeit neigten und man sich vor ihnen ängstigen müsse. Irgendwann hatte die Großmutter dann erzählt, dass sie vergewaltigt worden war.

Die Angst vor dem Mann ist ein verbreitetes transgenerationelles Motiv. Seine Wurzeln liegen im weit zurückliegenden Erfahrungshorizont von Frauen, die sexuelle Handlungen auch ohne Gewalttätigkeiten als bedrohlich empfanden. Frauen jener Altersgruppe, die als junge Mädchen im Krieg aufwuchsen, haben nicht nur selbst Vergewaltigungen erlebt oder im Umfeld davon gehört, sie gehören auch einer Generation an, in der es wenig Wissen über Verhütungsmethoden gab. Schwanger zu werden war ein hohes Risiko, und entsprechend war Sexualität mit Angst besetzt. Kam es dann zu einer Vergewaltigung, waren die Frauen doppelt stigmatisiert. Sie verloren ihre Ehre, und wenn sie ein uneheliches Kind erwarteten, mussten sie sich langfristig auf die Ächtung durch ihr Umfeld einstellen.

Was Vergewaltigungen in den Kriegswirren und während der Flucht einen zusätzlichen Schrecken verlieh, war die Unerfahrenheit in sexuellen Belangen. Frauen, die Mitte der Zwanzigerjahre zur Welt gekommen waren, glaubten oft noch, sie könnten durch einen Kuss schwanger werden. Die Aufklärung bestand dann meist kurz vor der Hochzeitsnacht in einem eilig dahingemurmelten Satz der Mutter, sie solle sich nicht wundern über das Unangenehme, das jetzt passieren werde. Diese Frauen lebten in einer Zeit, in der voreheliche sexuelle Kontakte noch die Ausnahme waren. Kam es dazu und wurde es offenbar, so galten sie als »gefallene Mädchen«. Sie wurden dann entweder in Erziehungsheime geschickt oder lebten allein am Rand der Gesellschaft, denn »gefallene Mädchen« waren auf dem Heiratsmarkt schwer vermittelbar. So fristete die Urgroßmutter einer meiner Freundinnen vereinsamt und als Messie ihr

Leben. Ihr Kind hatte man ihr weggenommen und in ein Heim gegeben. Sie sammelte daraufhin über Jahrzehnte alles, was man nur sammeln kann, verschnürte es in kleine Päckchen und stapelte es in den Räumen – bis kaum noch Platz für sie blieb.

Angesichts der fehlenden sexuellen Aufklärung war es umso schockierender für Frauen dieser Generation, wenn fremde Männer sie – möglicherweise als Jungfrauen – in ihrer Intimität brutal verletzten. Sie erlebten die Vergewaltigung als Initiation in die Sexualität und waren ein Leben lang unfähig, körperliche Nähe positiv zu erleben. Eine meiner Klientinnen entwickelte aufgrund ihrer Vergewaltigung einen wahren Putzzwang, der an den freudschen Waschzwang erinnerte. Mit Scheuersand schrubbte sie täglich die Böden und achtete peinlichst darauf, dass nirgendwo ein Stäubchen lag. Ihrem Mann und ihren Kindern machte sie mit dieser Reinlichkeitsobsession das Leben schwer. Ein normales Familienleben war kaum möglich. Ihre eheliche Sexualität empfand sie als roh und unbefriedigend und war daher erleichtert, als ihr Mann das Interesse verlor.

Systemisches Ungleichgewicht

In einem anderen Beispiel ging es um die Tante einer Klientin. Sie war vergewaltigt worden und unverheiratet geblieben. Das Kind, das sie bekam, wurde in ein Heim gegeben, so beschloss es die Familie mit der damals üblichen Härte. Irgendwann zog die Tante in das Haus ihrer Schwester und wurde die Lieblingstante der Klientin. Sie kümmerte sich liebevoll um das Mädchen, spielte und sang mit ihr, übernahm praktisch die Mutterrolle. Die Klientin kam zur Aufstellung, weil sie unter einem peinigenden Symptom litt: Nacht für Nacht befiel sie ein quälendes Schwindelgefühl, das sie am Schlafen hinderte. Mehrfach in der Nacht stand sie auf und wanderte durch ihre Wohnung, bis der Schwindel etwas nachließ. Doch das half jeweils nur für ein paar Stunden. Im Wortgebrauch der Psychoanalyse würde man dieses Phänomen als Hysterie einordnen.

Während der Aufstellung wurde deutlich, dass die Klientin mit ihrer Tante identifiziert war. Sie gehorchte dem Familiengewissen mit der Haltung: »Ich verzichte wie du.« So wie die Tante nach ihrem schrecklichen Erlebnis auf Ehe und Sexualität verzichtet hatte, wehrte der Körper der Nichte eine erfüllende Sexualität ab. Angesichts ihrer Beschwerden waren sexuelle Kontakte kaum möglich. Sie war zum zweiten Mal verheiratet, der erste Ehemann war gestorben. Obwohl sie ihren Mann über alles liebte, lebte sie das Muster der Tante, die als Folge der rigiden Familienmoral um ihr Liebesleben gebracht worden war. Die Klientin hatte zwar Kinder bekommen, jedoch niemals Vergnügen an der Sexualität gehabt. Wie die geliebte Tante verzichtete sie auf Sinnenlust. Mit der Hysterie, die sie entwickelte, wich sie dem ehelichen Verkehr während der ersten Ehe und sogar noch nach ihrer zweiten Liebesheirat aus.

Solche Störungen kann kein Arzt heilen. Sie hatte im Laufe ihres Lebens unzählige Mediziner aufgesucht und unterschiedlichste Therapien ausprobiert. Doch weil es ihre Seele war, die litt, konnte ihr niemand helfen. Sie berichtete mir später, die Aufstellung habe das Erscheinungsbild ihrer Beschwerden leicht verbessert, losgeworden sei sie den Schwindel jedoch nicht. Ich gab zu bedenken, dass seelische Heilungsprozesse Jahre dauern könnten. Dennoch war sie schon unmittelbar nach der Aufstellung sehr dankbar. Endlich habe sie einen Hinweis bekommen, was da in ihr vorgehen könnte. Das erleichterte und tröstete sie sehr.

Wie aber kam es zu der starken Identifikation? Durch die Gruppenarbeit trat die Klientin der Tante zum ersten Mal als erwachsene Frau gegenüber. Das veränderte ihren Blick auf deren Schicksal. Systemisch war ein Ungleichgewicht entstanden. Die Tante hatte der Klientin unendlich viel gegeben, gleichzeitig aber hatte sie auf eine Ehe und eigene Kinder verzichtet. Die Liebe und Fürsorge, die die Klientin überreichlich erhielt, schuldete sie also, systemisch gesehen, dem Verzicht der Tante und natürlich auch deren Kind. Ihr Gewinn war die Folge des Verzichts von beiden.

Solche Ungleichgewichte können nur sehr behutsam aufgelöst werden. Etwa, indem sich die Klientin bei der Tante und ihrem Kind auf der geistigen Ebene bedankt. Das kann beispielsweise in Form eines inneren Monologs geschehen: »Eurem Verzicht verdanke ich meine glückliche Kindheit. Dafür danke ich euch. Ich bitte um eure Erlaubnis, auch jetzt, als Erwachsene glücklich und erfüllt zu leben. Auch wenn ihr auf euer gemeinsames Leben und euer Glück verzichten musstet. Bitte, schaut freundlich auf mich, wenn es mir besser geht als euch. Ich bitte um euren Segen für mein Leben, meine Zukunft, meine Liebe, meine Kinder.« Das ist eine symbolische Aussöhnung, die neben der realen Aussöhnung mit lebenden Familienmitgliedern systemisch ungeheuer wichtig ist. Sie befreit den Symptomträger von seiner Last und die Seele von unbewussten Blockaden.

Das Drama Hannelore Kohls

Die politische Geschichte der Bundesrepublik ist von Anfang an geprägt durch das Leid und die Verunsicherung der Kriegsgeneration, die ihre Wunden nicht zeigte und nur im Verborgenen litt. Unbekannt war bis vor Kurzem, dass es eine exponierte Frau in der politischen Sphäre gab, die ihre Traumata hinter der Fassade einer vermeintlich perfekten Familie versteckte. Ich spreche vom erschütternden Drama Hannelore Kohls.

Die Frau des ehemaligen Bundeskanzlers nahm sich 2001 das Leben. Die offizielle Begründung war ihr erloschener Lebenswille, vorgeblich ausgelöst durch eine Lichtallergie. Hannelore Kohl zog sich immer mehr in ihre abgedunkelte Wohnung zurück, einsam, zum Schluss in völliger Isolation. Erst jetzt wurde bekannt, die Lichtallergie sei eine Legende gewesen, mit der die schwere Depression eines Kriegskinds vertuscht wurde. Hannelore Kohl stand ganz im Bann ihrer traumatischen Erlebnisse, wie der Journalist Heribert Schwan in seinem Buch *Die Frau an seiner Seite. Leben und Leiden der Hannelore Kohl* berichtet. Schwan gehörte zu einem Autorenteam, das die Memoiren Helmut Kohls schrieb. Deshalb traf er die Frau des Bundeskanzlers oft, auch jenseits offizieller Termine. Er sah nicht nur die Maske ihres Lächelns, ihrer Eleganz, ihrer übertrieben künstlichen Frisur, sondern den Menschen, der diese undurchdringliche Oberfläche mühsam herstellte. »Wie einen Panzer«, so Schwan, habe die Ehefrau des Kanzlers Tag für Tag ihr Lächeln aufgesetzt. Niemand sollte wissen, was wirklich in ihr vorging.

Hannelore Kohls Vater war Direktor eines NS-Musterbetriebs in Leipzig. Die Mutter pflegte ein aufwendiges gesellschaftliches Leben und wurde zum Leitbild für ihre Tochter. »Hannelores Mutter war eine distanzierte, kühle Frau, die im Gegensatz zu ihrem Mann niemals richtig Liebe zu ihrem Kind zeigen konnte«, schreibt Schwan. Disziplin und Pflichtbewusstsein seien die wichtigsten Erziehungswerte gewesen: »Die Mutter hatte die Erziehungsmaximen der Nationalsozialisten eins zu eins übernommen«, so Schwan über die Atmosphäre des Elternhauses. »Als Hannelore am Blinddarm operiert wurde, notierte die Mutter, das Mädchen habe nicht geweint. Tapferkeit. Sauberkeit. Pünktlichkeit. Leistungsfähigkeit. Und bloß keine Gefühle zeigen. Diese Prinzipien hat Hannelore unbewusst auch an ihre Söhne weitergegeben.«

Das junge Mädchen war privilegiert. Auch als der Krieg für viele schon Hunger und Entbehrung bedeutete, lebte die Familie noch in einem großbürgerlichen Ambiente, wo es an nichts fehlte. Erst 1945 kam das, was Heribert Schwan den »totalen Absturz« nennt. Hannelore Kohl ist zwölf Jahre alt. Sie wird mehrfach von den Russen vergewaltigt und dann »wie ein Mehlsack« aus dem Fenster geworfen. Davon hat sie eine Rückenverletzung zurückbehalten, die ihr lebenslang chronische Schmerzen bereitet. Schon allein dadurch wird sie permanent an die schrecklichen Erlebnisse erinnert. Schwierigkeiten, wenn auch geringeren Ausmaßes, kommen hinzu: »Die Familie flieht in die Pfalz, der Vater bekommt keinen Job, die Tochter muss betteln gehen, damit sie nicht verhungert.« Auch das war eine Traumatisierung.

Bereits 1993 versuchte sie, sich das Leben zu nehmen. Bezeichnend ist, dass einer ihrer Söhne, Walter Kohl, unlängst in einem bemerkenswerten autobiografischen Buch bekannte, auch er habe sich häufig mit Selbstmordgedanken getragen. Täglich hatte er eine Mutter erlebt, die ihrem Mann zuliebe auf jede familiäre Normalität verzichtete. Ausschlaggebend für ihren Selbstmord, so schildert es Schwan, sei die CDU-Spendenaffäre gewesen. Hannelore Kohl geriet mit ihrer eigenen Stiftung in den Verdacht, sie habe illegale Praktiken betrieben. Die Sympathie, die sie vorher genossen hatte, verwandelte sich in Misstrauen, zuweilen sogar in Wut, wenn Leute sie auf offener Straße beschimpften. Für Hannelore Kohl, meint Schwan, sei das »eine Parallele zu dem Bruch von 1945« gewesen. »Sie hatte den Absturz nicht verschuldet und sah keine Chance, da herauszukommen.« Zweifellos eine Retraumatisierung.

Scham und Sprachlosigkeit

Schuld, Scham, Verlust, Verzicht, Trauma – die kardinalen Symptome der Kriegskinder verdichten sich in dem Fall von Hannelore Kohl. Sie steht für eine Generation, die unter Sprachlosigkeit und Einsamkeit litt, allein mit dem Grauen, das immer präsent blieb. Hilfe konnte sie nicht erwarten von einem Mann, dessen eisernes Gebot die Haltung war. »Man trägt sich«, pflegte in solchen Situationen auch die Norddeutsche Hilde Heinemann, die Ehefrau des dritten Bundespräsidenten, zu sagen. Es ist kaum zu ermessen, wie viel Kraft es Hannelore Kohl kostete, ihren Schmerz zu verbergen. Ihre Söhne litten mit. »In der Kältekammer« übertitelte der *Spiegel* eine Geschichte über die Familie Kohl. Darin ist vom rücksichtslosen und selbstsüchtigen Kanzler die Rede, von seinen unerbittlichen Forderungen, etwa unter Anteilnahme der Presse alljährlich am Wolfgangsee Urlaub zu machen, was seine Frau hasste.

Hannelore Kohls Vater starb, als sie in die Pubertät kam. Sie gehört zu den Töchtern, die im Partner den Schutz und die Sicherheit suchte, die sie früh entbehren musste. »Ich habe den Vater in meinen Männern nachgeholt«, lautet ein Satz aus Cornelia Staudachers Buch über vaterlose Töchter. Dass Hannelore Kohl sich derart bereitwillig dem väterlichen Partner unterordnete, entsprach ihrer Familientradition. Anders als vaterlose Söhne, die den Ernährer zunächst ersetzen, dann überflügeln sollen, besteht der weitergegebene Familienauftrag der Töchter darin, dass sie in der Partnerschaft als gehorsame Frau agieren, ganz gleich, welche Gefühle sie dabei empfinden.

Leiden, Schweigen, Dulden ist das Muster dieses Familienauftrags. Konventionen erfüllen, hübsch sein, dem Mann den Rücken freihalten. Solange das nicht genauer hinterfragt wird, bleibt das Muster unantastbar, selbst dann, wenn es auf tragische Weise zerstörerisch wirkt. Man muss davon ausgehen, dass Hannelore Kohl keine professionelle Hilfe suchte. Zum einen fehlte vermutlich das Bewusstsein dafür, dass Sprechen und Bearbeiten ihrer Lebensthemen den Weg zur Linderung hätte weisen können. Dagegen sprach ihr Elternhaus, in dem Gefühle nicht zugelassen wurden. Andererseits hätte Helmut Kohl womöglich verhindert, dass seine Frau therapeutische Unterstützung in Anspruch nahm. Wäre das öffentlich geworden, hätte die sorgfältig gemalte Familienidylle einen Riss bekommen.

Flucht und Vertreibung

Zu den weiteren großen Themen, die unser Selbstwertgefühl und unsere familiären Bindungen beeinträchtigen, gehört die Flucht Millionen Deutscher gegen Ende des Krieges. Dies ist ein Faktum, das wir, wie so vieles andere, nur selten und ungern erwähnen. Man redet lieber darüber, dass die Deutschen doch immerhin den ungeheuren Menschenstrom, der nach Westen zog, aufgenommen und integriert hätten. So weit die Legende.

In der Tat: Dass die Aufnahme von vierzehn Millionen Neubürgern nicht zu bürgerkriegsähnlichen Zuständen geführt hat, ist vielleicht die größte Nachkriegsleistung der Deutschen. Dennoch wird wenig und ungern darüber gesprochen, dass es um bitterstes menschliches Elend ging, während und nach der Flucht. Und um ein hartnäckiges Verschweigen. Der Psychoanalytiker Bertram von der Stein findet deutliche Worte: »Der Umgang mit Flucht und Vertreibung der Bevölkerung aus den ehemaligen deutschen Ostgebieten war über lange Zeit, wie generell bei kollektiven Traumatisierungen, streng verleugnend.«

Knapp fünfzehn Millionen Deutsche wurden zwischen 1945 und 1947 aus ihrer Heimat vertrieben – aus Landstrichen wie Schlesien, Pommern, Ostpreußen, Westpreußen und den deutschen Siedlungsgebieten in Osteuropa. Man hat berechnet, dass etwa 2,8 Millionen Menschen auf der Flucht starben. Bei meinen jüngsten Wochenendseminaren hatten acht von zehn Teilnehmern einen Vertriebenenhintergrund. Ihre Probleme haben unmittelbar damit zu tun: sich der Herkunft ihrer Eltern schämen, nicht sesshaft werden können, Scheitern in Beziehungen, Unstetigkeit im Beruf, häufige Wohnungswechsel. Sie leiden darunter, stellen aber zunächst keinen Zusammenhang mit der lange zurückliegenden Flucht her. Noch weniger kommen ihre Kinder und Enkel auf die Idee, ihr eigenes Schicksal unter diesem Gesichtspunkt zu bedenken.

Doch das Thema Flucht gehört zum weitergegebenen Familienerbe. Wer es berücksichtigt, kann mit seinen eigenen Lebensthemen wesentlich besser umgehen. Dafür müssen die Nachgeborenen nicht einmal alle Details wissen. Allein schon, wenn sie sich diesem Großereignis im Leben ihrer Familie in aller gebührenden Intensität widmen, verschiebt sich das eigene Fühlen, Denken und Handeln. Insofern ist es kein Hindernis, dass die älteren Familienangehörigen nicht mehr in allen Einzelheiten darüber sprechen mögen, wenn sie sich mit den Worten verweigern »Es war so schrecklich, lasst uns über anderes reden. Wir schauen jetzt in die Zukunft.« Heute lassen sich typische Muster beschreiben, die aus der Flucht resultieren. Sie können Aufschluss darüber geben, warum die Nachgeborenen oft irrationale oder selbstschädigende Verhaltensweisen annehmen.

Flucht und Vertreibung bedeutete für die Betroffenen, alles zu verlieren. Den Weg nach Westen traten sie sehr oft zu Fuß an, mit ein paar Habseligkeiten, die sie auf Kinderwagen oder primitive Pritschenkarren geladen hatten. Unablässig mussten sie damit rechnen, erschossen, misshandelt oder vergewaltigt zu werden. Die deutschen Machthaber hatten aus ideologischen Gründen größere Fluchtbewegungen bis kurz vor Kriegsende verhindert. Deshalb gerieten viele Flüchtlingstrecks in das Kriegsgeschehen hinein oder wurden von der Roten Armee beschossen. Unter schlimmsten Bedingungen im Westen angekommen, mussten die Flüchtlinge feststellen, dass sie unerwünscht waren.

Fehlende Zugehörigkeit

Marion Gräfin Dönhoff, die verstorbene Herausgeberin der *Zeit*, hat ihre Flucht zu Pferde aus Ostpreußen 1962 in ihrem Buch *Namen, die keiner mehr nennt* beschrieben. Direkt nach dem Krieg hat sie ihre vertriebenen Freunde und Bekannten in deren ärmlichen Behausungen aufgesucht. In ergreifenden Kurzporträts erzählt sie von Holzverschlägen ohne Heizung, dokumentiert knapp und eindrucksvoll den Hunger und das Elend, das sie bei ihren Besuchen vorfand. Ihre traurig stimmenden Schilderungen schlummern seither unbeachtet in einem deutschen Privatarchiv.

Neben den vielen Entbehrungen machte den Vertriebenen auch ihre soziale Deklassierung zu schaffen. Ich erinnere mich an einen adligen Großgrundbesitzer aus den Ostgebieten, der nach der Flucht als Chauffeur arbeitete. Nicht nur der Verlust seiner einstigen Existenz hatte ihn verändert, sondern auch der Verlust gesellschaftlicher Anerkennung. Das ist kein unwesentliches Motiv. Das Gefühl der Minderwertigkeit betrifft Menschen in allen Schichten, und an ihre Kinder geben sie die Verunsicherung weiter, nicht am richtigen Platz zu sein. In meinen Seminaren geht es immer wieder um Identität. Und selbst wenn die Kriegsenkel scheinbar alle Voraussetzungen für eine selbstbestimmte Existenz, für eine neue soziale und emotionale Identität vorfanden, so bleibt in den tiefen Schichten die Verunsicherung als unaufgearbeitetes Kapitel der Familie bestehen. Daran rühren mögen die Kriegsenkel nicht, denn sie alle haben Angst vor dem Revanchismusvorwurf. Erst bei der Familienaufstellung gestatten sie sich, diese Themen anzusprechen.

In einem meiner Seminare für Kriegsenkel und ihre Familien meldete sich Annelie zu Wort. Sie war neunundsechzig Jahre alt und geschieden, drei langjährige Beziehungen lagen hinter ihr. Sie hatte zwei Töchter Anfang 40 und zwei Enkel. Einer der beiden hat eine Form von Autismus. Seit dem Ende ihrer Berufstätigkeit widmete sie sich intensiv der Malerei. Zu Beginn des Seminars wirkte sie sehr unentschlossen, ob sie sich mitteilen solle oder nicht: »Einerseits habe ich große Bedenken, andererseits möchte ich aber auch etwas erreichen«, sagte sie zögernd. Annelie und ihre drei Jahre ältere Schwester Magda waren bei der Mutter aufgewachsen, die aus Königsberg stammte. Ihr

Vater war in Rumänien vermisst, sodass sie noch lange Jahre in Ungewissheit über seinen Verbleib lebten. Die entscheidende Zäsur in Annelies Familie war die Flucht. Nachdem sie in Königsberg ausgebombt worden waren, flohen sie zunächst nach Hinterpommern. Als es auch dort zu gefährlich wurde, erkämpften sie sich Plätze in einem Zug, der in Richtung Westen fuhr. Der Zug war voller Flüchtlinge, meist Alte, Frauen und Kinder. Sie wurden beschossen, doch schließlich erreichten sie die rettende Heimat, wo wechselnde Notunterkünfte gefunden werden mussten.

Nun begann eine schwierige Zeit. Die Mutter beschwor Annelie: »Sei artig und leise, sonst werden wir hier nicht genommen.« Ihr Leben bestand aus Verboten aller Art. Wenn sie sich heimlich widersetzte, schlug die Mutter sie. Die Klientin beschrieb ihre Mutter als cholerisch. Schon bei geringsten Anlässen habe sie unkontrollierte Wutausbrüche gehabt und laut geschrien. Häufig drohte sie, die Kinder zu verlassen. Oder sie zeigte auf einen Strick und kündigte an: »Ich werde mich umbringen, mit diesem Strick.« Auf Annelie wirkte die Mutter depressiv, pessimistisch, misstrauisch. Als Kind habe sie immer Angst vor ihr gehabt, erzählte sie, und immer ein schlechtes Gewissen, weil es der Mutter so schlecht ging..

Aus Annelies Geschichte lässt sich herauslesen, wie wirkmächtig die Überforderung jener Mütter war, die sich mit ihren Kindern auf die Flucht begeben mussten. Sie standen unter extremer Anspannung, hatten große Ängste und gleichzeitig eine ohnmächtige Wut auf ihr Schicksal. Nach der geglückten Flucht setzte eine Phase neuer Demütigungen ein. Viele Flüchtlinge wurden von Lager zu Lager geschickt, kamen in widerwillig geräumten Zimmern bei westdeutschen Familien unter, wo sie zu mehreren notdürftig in einem Raum hausten. Sehr viele konnten erst nach Jahren eine eigene Wohnung beziehen. Das Familienleben fand auf engstem Raum statt, ohne Privatsphäre, was die Konflikte verschärfte. Aus der Nähe wurde bedrohliche Enge

Außenseiter

Die Kinder der Vertriebenenfamilien mussten häufig schwere Aggressionen ihrer Mütter aushalten, körperliche Gewalt, Selbstmorddrohungen. In ihrer Not ließen die Mütter ihre Kinder spüren, wie schlecht es ihnen ging. Wer anders hätte sich auch dafür interessiert? Jeder war mit sich selbst beschäftigt, mit der Nahrungsbeschaffung, mit der Organisation von Kleidung und Heizmaterial. In solchen Situationen wurden die Kinder oft verhaltensauffällig, was die Konflikte eskalieren ließ und zu harten Strafen und Züchtigungen führte. Die ganze Wucht der mütterlichen Gefühle prasselte auf die Kinder nieder. Das hinterließ seelische Verletzungen, die nie heilten.

Auch Annelie hatte sich nie wieder erholt. Sie litt unter massiven Gesundheitsproblemen: Migräne, Herzrhythmusstörungen und pulmonale Hypertonie, die mit Herzinsuffienz, stark eingeschränkter körperlicher Leistungsfähigkeit, Depressionen und Antriebslosigkeit einherging. Am meisten aber machten ihr massive Unwertgefühle zu schaffen. »Ich bin nichts und ich kann nichts«, war der Schlüsselsatz ihres Lebens. Eines ihrer Anliegen war, ihre Blockade beim Malen zu überwinden. Sie fühlte sich unter Druck, meinte, sie müsse Leistungen erbringen, damit sie etwas wert sei. Doch irgendetwas hinderte sie.

Kinder wie Annelie wurden mit der Angst der Mutter groß. Denn Kinder bewerten Situationen, indem sie die Reaktionen der Mutter registrieren und verinnerlichen. So entstehen Muster, die sie später reaktivieren. Aber auch in den Kindern von Flüchtlingen, die die Flucht selbst nicht erlebt haben, kann die Angst gespeichert sein. Sie erschrecken bei lauten Geräuschen wie ihre Mütter und Tanten, die bei einem knallenden Feuerwerk sofort den Lärm der Bombennächte assoziieren. Sie verhalten sich ablehnend Fremden gegenüber und empfinden Schuldgefühle, wenn sie Anlass zur Freude haben.

Werden sie nicht rückhaltlos akzeptiert, fühlen sie sich auf der Stelle minderwertig und ziehen sich zurück. Selbst als neunundsechzig-Jährige hatte sich Annelie nicht von diesen Reaktionsmustern befreien können. Sie ist eines der vielen Kriegskinder, die sich nach der Flucht nie wieder irgendwo zugehörig fühlten, die sich um Anpassung und Akzeptanz bemühten, doch subjektiv immer Außenseiter blieben. Und dagegen müsse sie immer wieder ankämpfen und sich beweisen, dass sie auch etwas wert sei.

Manchmal maskieren sich die Symptome der Kriegskinder in körperlichen Störungen, deren Interpretation uns wenig Rätsel aufgibt. Ein Klient, der ungefähr im selben Alter wie Annelie war, kam zur Aufstellung, weil er seit frühester Jugend unter Verstopfung litt. Gleichzeitig sammelte dieser Mann alles, was ihm in die Hände geriet. Man könne ja nie wissen, ob nicht eines Tages die Not zurückkehren würde, beteuerte er. Er besaß etwa zweihundert Bleistifte, dreißig Zahnbürsten und Tüten voller Fläschchen, die er aus Hotelbadezimmern mitgenommen hatte: Seifen, Shampoos, Badezusätze. Alles wurde in Vorratsbehältern gehortet und zu einem Turm gestapelt, ganz unten die Fläschchen mit Conditioner, die niemand in der Familie benutzte. Manche Bücher besaß er gleich dreimal, um sie eventuell noch zu verschenken oder zu vererben. Alles nur Denkbare wurde gesammelt. Worunter er litt, war die abgrundtiefe Angst, noch einmal alles zu verlieren.

Der Klient hatte die Bombardierung Berlins erlebt, den Verlust von Familie, Freunden und Mitschülern und anschließend den Einmarsch der Russen. Unter abenteuerlichen Bedingungen schlug er sich auf der Flucht nach Westdeutschland durch, ganz auf sich gestellt, obwohl er damals noch ein Halbwüchsiger war. Die Angst, die er seitdem hat, ließ ihn förmlich durch sein Leben jagen. Er war viel auf Reisen und von einer Unrast befallen, die seine Familie als manisch empfand. Zu Hause könne er sich nicht entspannen, sagte er immer wieder. Er karikierte sich manchmal selber. Dann erzählte er lachend, er kenne jemanden, der ein kleines Kistchen mit der Aufschrift beklebt habe: »Bindfadenenden, nicht mehr zu gebrauchen«. Seine Verstopfung deutete ich als unbewussten körperlichen Ausdruck dafür, dass er alles festhalten wollte, so wie er auch Dinge sammelte, die er eigentlich gar nicht brauchte.

Über einen Zeitraum von etwa acht Jahren nahm er immer wieder an Aufstellungen teil. Seine Verstopfung war dabei nie als gesondertes Anliegen behandelt worden. Dennoch verschwand sie schließlich von alleine. Seine Sammelwut, hörte ich, konnte er nicht ablegen, so wie die meisten Angehörigen seiner Generation. Sie sammeln Plastiktüten und leere Joghurtbecher, trennen sich nicht von abgetragener Kleidung und werden von ihren Kindern dabei ertappt, wie sie sich am Frühstücksbuffet im Hotel die Hosentaschen mit Proviant füllen.

Solche vermeintlichen Schrulligkeiten sind ihren Kindern meist furchtbar peinlich. Sie ertragen es nicht, dass sich Vater oder Mutter seltsam verhalten und den Alltag mit ihren Obsessionen erschweren. Viele Klienten der Nachkriegsgenerationen beklagen sich, dass Reisen mit ihren Eltern einer Flucht glichen. Da herrscht Tage vorher bereits Panik im Haus, da bricht man weitaus früher als notwendig zum Bahnhof auf, da wird höchst unruhig auf den Zug gewartet. Die Eltern sitzen nicht in der Wartehalle gemütlich auf der Bank, sondern laufen panisch auf dem Bahnsteig hin und her. »Nie wieder werde ich mit meinen Eltern verreisen«, seufzte ein Klient, der diese angstbesetzte Art des Reisens nicht mehr ertrug.

Diejenigen, die mit den schwer traumatisierten Überlebenden des Zweiten Weltkriegs zusammenleben, haben Respekt verdient, denn es wird ihnen sehr viel Leichtigkeit und Lebensfreude genommen. Sie müssen deren Schicksal mittragen. Eine Klientin erzählte, dass ihr Lebenspartner über anderthalb Jahrzehnte immer einen gefüllten Wassereimer neben dem Bett stehen hatte und ein Seil, um sich eventuell aus dem Fenster herunterzulassen. Der

Mann hatte die Zerstörung Dresdens miterlebt. Solche Menschen leben fortgesetzt in der Katastrophe, die sie erlitten haben. Darüber sprechen können sie meist nicht, so wenig, wie sie ihr Verhalten zu ändern vermögen. Sie verschließen die Katastrophe in sich wie in einen Panzer.

Aktive und passive Aggression

Dabei leiden Menschen, die den Krieg sowie Flucht und Vertreibung erlebt haben, unter einer großen Wut und oft auch unter einer schweren Überlebensschuld. Das kann sich unterschiedlich äußern. Sie bestrafen sich, indem sie schlecht mit sich umgehen oder lassen ihre Aggressionen an anderen aus. Zuweilen zeigen sich ihre aufgestauten Wut- und Schuldgefühle auch in einem Symptom, das man passive Aggressivität nennt. Die Betroffenen sind scheinbar friedfertig, verhalten sich aber in einer Weise, dass sie die Menschen in ihrer Umgebung so lange provozieren, bis diese wütend werden. Sie übertragen, verschieben unbewusst ihre Wut auf andere. Dabei sind sie äußerst erfindungsreich, und jedes Mittel ist ihnen Recht. Spricht man sie darauf an, wehren sie die Verantwortung ab: »Wieso? Das verstehe ich jetzt nicht. Ich habe doch gar nichts getan.« Vicco von Bülow alias Loriot hat einen hinreißenden Spielfilm zu diesem Thema gedreht – und gleichzeitig ein Selbstporträt: »Papa ante portas«. Vielleicht ein kleiner Trost für jene, die als Filmzuschauer einen gewissen ironischen Abstand zu dem Thema bekommen können.

Eine Klientin schilderte mir eine nahezu klassische Familiensituation: Die Frau kocht, deckt den Tisch und ruft die Familie zum Essen. Der Mann, ein Vertreter der Kriegskindergeneration, tritt an den Tisch und verkündet: »Ich bringe erst einmal den Mülleimer raus.« Mit dem übel riechenden Eimer marschiert er am Esstisch vorbei, wo seine Familie auf ihn wartet, vor sich Teller mit dem erkaltenden Essen. Diese Szene wiederholte sich geradezu zwanghaft, zwanzig Jahre lang. Für die Klientin war das unerträglich. Sobald er den Mülleimer holte, bekam sie einen Wutanfall, während die Kinder sich irgendwann weigerten, mit der ganzen Familie zu essen. Ähnliche Situationen passiver Aggressivität gab es zuhauf. Immer zerstörte der Vater scheinbar absichtslos Situationen, in denen es harmonisch zu werden versprach.

Wir stellten dann die Familie der Klientin auf, weil sie mehr über das Muster dieser Verhaltensauffälligkeit erfahren wollte. Die Stellvertreter für sie und ihren Mann standen bald inmitten mehrerer auf dem Boden liegender anderer Stellvertreter. In der Aufstellungsgrammatik bedeutet das, dass es viele unbeweinte Tote gibt, in der Familie oder darüber hinaus. Die Stellvertreter des Paares umkreisten einander eine Weile, während der Mann die Frau drohend ansah. Dann legte er unvermittelt seine Hände um ihren Hals. Er würgte sie fast. Alle im Raum hielten den Atem an, und ich überlegte, ob ich die Aufstellung abbrechen sollte. Doch er drückte der Stellvertreterin der Klientin nicht die Kehle zu, er zwang ihren Blick mit eisernem Griff zu Boden, dorthin, wo die Toten lagen – als wollte er ihre Aufmerksamkeit auf die Leichen lenken. Worum ging es?

Die gute Laune seiner Frau löste bei ihm unbändige Wut aus, weil sie mit ihm gemeinsam leiden sollte. Der Mann wollte, dass die Frau so trauerte wie er. Es sollte ihr so schlecht gehen wie ihm, und auf diese Weise sollte sie sich mit seinem Schicksal und dem Schicksal der ungezählten Toten verbinden. Paradoxerweise war genau das ein Beweis seiner Liebe. Sein unausgesprochener Wunsch war: »Ich möchte, dass du gemeinsam mit mir leidest, weil ich dich liebe und alles mit dir teilen will, auch meine Trauer.« Er wollte sein Leid nicht allein tragen. Und obwohl er seiner Familie auf der Bewusstseinsebene alles erdenklich Gute gönnte, fand er unbewusst immer

Anlässe, die Familienharmonie zu durchkreuzen. In diesem Störfeuer unbewusster Interventionen mussten zwangsläufig Streitigkeiten entstehen. Wie so viele, die den Hamburger Feuersturm miterlebt haben, kam er nicht darüber hinweg, dass er noch lebte, während so viele wunderbare Menschen, auch Freunde und Verwandte, zu kleinen, vom Feuer verkrümmten schwarzen Gebilden geschrumpft waren. Das Bild ließ ihn nie los. Der lebenslange Verzicht auf Glück war erst zu seinem, dann auch zum Schicksal seiner Frau geworden.

Verstrickungen machen den Menschen unfrei. Sie hemmen ihn an einer reifen, gelungenen Beziehung zu sich selbst, zum Partner und auch zu seinen Kindern. In dem Beispiel vertrat der Ehemann auch die Toten seiner Herkunftsfamilie, die Opfer des Krieges geworden waren. Ich empfahl der Klientin eine weitere Aufstellung gemeinsam mit ihrem Mann. Doch der wehrte diesen Vorschlag ab. Er habe keine Probleme, es sei doch alles in bester Ordnung. Vielmehr brauche seine Frau eine Therapie, sagte er, sie sei ja schließlich so aggressiv. Er wollte nicht wahrhaben, dass unter seiner vermeintlichen Friedfertigkeit Aggressionen lauerten. Man kann sich leicht vorstellen, was diese Menschen ihren Kindern weitergeben. Sie vererben ihre Verunsicherungen, ihre Phobien, ihre Ängste, ihre Unruhe. Viele Berichte der Kriegsenkel mit einem Vertriebenenhintergrund weisen deutlich darauf hin.

Kinder und Enkel der Vertriebenen

Auch Karin hat die Unsicherheit von ihren Eltern übernommen. Sie war knapp vierzig Jahre alt, als ich sie kennenlernte. Über Ehe und eine eigene Familie habe sie nie nachgedacht, betonte sie. Das sei eher ein Lebensmodell für andere, aber nicht für sie. »Das hat das Schicksal für mich nicht vorgesehen«, war ihr Kommentar.

Kurz zuvor hatte sie einen Artikel über Vertreibung gelesen. Da ihre Eltern aus Pommern stammten, wollte sie mehr über das Thema erfahren. Gleich in der Vorstellungsrunde sagte sie: »Ich habe ein Gefühl der Heimatlosigkeit und der Nichtzugehörigkeit, das mich stark belastet. Früher gab es keine Sprache dafür. Erst durch den Artikel bin ich auf den Gedanken gekommen, dass mein negatives Lebensgefühl mit der Geschichte meiner Eltern zu tun haben könnte.« Als ich sie bat, ihr Lebensgefühl zu präzisieren, formulierte sie den Satz: »Ich denke oft: Ich nehme anderen etwas weg.«

Karins Mutter litt unter Rheuma und weiteren körperlichen Beschwerden. Wie Karins Vater auch, nahm sie jeden Tag Beruhigungsmittel und klagte viel. Oft seufzte sie: »Wir waren mal etwas Besseres.« Den sozialen Abstieg und das anhaltende Fremd- und Unerwünschtsein erlebte sie als Kränkung. Ihre kleinbürgerliche Existenz machte sie zunehmend depressiv. Für ihren Mann und ihre Kinder hatte sie nur Vorwürfe. Da sie einer wohlhabenden Großgrundbesitzerfamilie entstammte, fühlte sie sich gleichsam durch den Krieg enterbt. Wie viele Frauen der Vertriebenengeneration heiratete sie vor allem aus einem Sicherheitsbedürfnis heraus. Die Tochter erinnerte sich in diesem Zusammenhang an eine Bemerkung über den Vater, die sie sehr verletzte: »Wenn wir nicht vertrieben worden wären, hätte ich ihn niemals geheiratet.« Die Mutter sehnte sich zurück in die Sicherheit und Geborgenheit, in der sie aufgewachsen war. Sie war erfüllt von der Schmach, einen vermeintlich nicht standesgemäßen Mann geheiratet zu haben. Das empfand die Klientin als dünkelhaft und beleidigend ihrem Vater gegenüber.

Karins Vater trug eine Geschichte der Entbehrung und Verbitterung mit sich. Wie so viele junge Männer meldete er sich freiwillig noch vor dem Abitur zur Wehrmacht. Er wusste, dass seine Einberufung ohnehin nur eine Frage der Zeit sein würde, und bedachte nicht, dass für ihn damit der Verzicht auf eine Ausbildung und eine spätere berufliche Karriere verbunden sein würde. Die Folgen verwand er nie. Bis zu seinem Tod litt er unter Gefühlen der Minderwertigkeit. Von seiner Zeit in der Luftwaffe war er wie besessen. Er hatte weit über zweihundert Einsätze geflogen und schreckte oft nachts hoch, im Glauben, dass er wieder mitten im Kriegsgeschehen sei. Man könnte sagen, dass er ein Parallelleben führte – innerlich blieb er lebenslang mit seinen Kameraden im Kriegseinsatz verbunden. Sozialen Kontakten wich er aus. Da er zudem Alkoholiker war, verachteten ihn seine Frau und seine Schwiegermutter. Tagsüber pflegte er penibelst den Garten ihres Reihenhauses. Die Mauern und den Eingang hatte er blutrot gestrichen, die Bepflanzung glich der eines Friedhofs. Über zwei Jahrzehnte verbrachte er die Abende meist allein in den Kellerräumen des Souterrains, in denen er drei Wände mit Öffnungen versehen hatte, durch die er seine kunstvoll aufgebaute Märklin-Eisenbahn fahren ließ. Besuch kam selten. Auch Karin vermied, ihm allzu häufig zu begegnen. Lieber traf sie sich mit ihrer Mutter zum Spaziergang oder im Café.

Ich fragte Karin, wie immer in den Seminaren, zunächst nach ihrem persönlichen Ziel. »Ich würde mich gern mehr zugehörig fühlen«, antwortete sie. »Ich möchte das Gefühl verlieren, mit einem Stigma herumzulaufen: Ich empfinde eine große Scham wegen meiner Herkunft aus Pommern.« In der Aufstellung setzte sie sich erstmals mit ihrer gesamten Familie auseinander. Der Stellvertreter des Vaters sagte, er fühle sich auf schwankendem Boden, und es ziehe ihn in die Ferne. Er schaute mit leerem Blick in den fernen Horizont, unfähig, irgendjemanden in seiner Umgebung wahrzunehmen: ein Zeichen der Todessehnsucht.

Monate später kam Karin noch einmal wegen ihrer heftigen Migräneanfälle. In ihrer zweiten Aufstellung konzentrierten wir uns auf die geografischen Bezugspunkte ihrer Biografie. Ich wählte eine

Person für Pommern, eine Person für das Gutshaus, in dem ihre Familie mütterlicherseits seit Generationen gelebt hatte, dann wählte ich einen Stellvertreter für ihren aktuellen Wohnort und einen Stellvertreter für sie selbst. So konnte sie sich Klarheit darüber verschaffen, welche Bedeutung die einzelnen Orte für sie hatten und wo sie sich möglicherweise wohlfühlen könnte. Es war ein Schritt in die Ablösung von der mütterlichen Klage um das Verlorene, das Karin mit brennendem beruflichem Ehrgeiz für sie zurückerobern wollte. Die Aufstellung war ein Schritt in die körperliche und seelische Gesundung. Karin hatte ja nicht ihre Heimat verlassen müssen, wuchs aber im Bewusstsein auf, dass sie nicht dort war, wo sie hingehörte. Jetzt konnte sie darüber nachdenken, wo sie persönlich heimisch werden könnte.

Wie viele Vertriebene war Karins Mutter ganz in der Mentalität der Zeit nach 1945 gefangen, als sich die entwurzelten Flüchtlinge noch Hoffnungen auf eine mögliche Rückkehr machten. Diese Einschätzung drückte sich unter anderem in einer Fülle von Büchern aus, die solche Visionen beschworen. »Im Vordergrund stand lange Zeit eine eher rückwärtsgewandte, auf Rückgewinnung der Ostgebiete ausgerichtete, einseitig deutsche Opfer betonende und Ressentiments schürende Literatur«, schildert Bertram von der Stein den Zeitgeist. Der Blick blieb auf die Vergangenheit gerichtet. Man traf sich zu Volkstanzabenden, für die man die alte Tracht herausholte, wie sie in Pommern, Schlesien oder Ostpreußen üblich gewesen war. Und immer blieb die Sehnsucht nach der alten Heimat. An Aussöhnung mit dem Schicksal war da nicht zu denken. Die Vertriebenen haderten mit dem, was man ihnen angetan hatte, ein Leben lang. Und ihre Kinder übernahmen das Grundgefühl der Heimatlosigkeit. Wie sollten sie sich jemals zugehörig fühlen?

Unstete Beziehungen

Eine häufige Störung, unter der Kinder von Vertriebenen leiden, sind Bindungsschwierigkeiten. Ohne dass ihnen die Gründe bewusst wären, verweigern sie die Verwurzelung auch auf der Beziehungsebene. Die Verbindung zum Partner bleibt vorläufig und unverbindlich. Monika war 43 Jahre, als sie in mein Seminar kam. »Ostpreußen hat meine Kindheit überschattet«, sagte sie in der Vorstellungsrunde. »Ich habe den Krieg mit der Muttermilch aufgesogen.« Sie hatte sich nie fest gebunden und vermisste eine sichere Partnerschaft. Andererseits traute sie sich eine Beziehung gar nicht zu: »Bei jedem Mann, der mir näher gekommen ist, bin ich in letzter Sekunde zurückgezuckt. Der Richtige wird wohl noch nicht dabei gewesen sein. Ich würde mir wünschen, dass ich nicht immer so schnell Angst bekomme, ich hätte etwas falsch gemacht.«

Die Klientin wirkte ungewöhnlich sensibel. Wie so oft, war es das Kind mit der zarten, feinen Seele, das unbewusst versuchte, das Drama der Familie in der jüngeren Generation zu lösen. Die Mutter der Klientin war zehn Jahre alt, als die Familie flüchtete. Für die Aufstellung war außerdem relevant, dass der Vater vor dem Krieg mit einer anderen Frau verlobt gewesen war. Solche Informationen sind wichtig, weil verlassene Partner eines Elternteils oft von einem Kind vertreten werden. Meist wird die Wut des verletzten ersten Partners dann von einer der Töchter ausgelebt und zeigt sich als Bindungsstörung, manchmal auch in körperlichen Symptomen wie Neurodermitis.

Die Ehe der Eltern war nicht glücklich. Permanent hatten sie Auseinandersetzungen. Ein Grund mag die Enttäuschung des Vaters gewesen sein, der seine Lebenspläne nicht hatte realisieren können. Nach dem Krieg war für einen Schulabschluss und ein Studium weder Zeit noch Kraft gewesen, da er seine Frau und seine drei Kinder ernähren musste. So hatte sich der Eindruck bei ihm verfestigt, er sei um sein Leben betrogen worden.

Vor diesem Hintergrund zeichnete sich ab, dass Monika verzichtete, so wie der Vater, so wie dessen erste Verlobte. Auch hier wirkte die Familiensolidarität: »Es darf mir nicht besser gehen als dir.« In der Aufstellung kam es zu erschütternden Szenen. Der Stellvertreter des Vaters fiel nach schon wenigen Minuten auf die Knie und fing hemmungslos an zu schluchzen. Monika schluckte. Ihr fiel ein, dass ihr Vater im Schützengraben hatte mit ansehen müssen, wie sein bester Freund durch einen Kopfschuss starb. Da er selbst rechtzeitig Deckung gesucht hatte, fühlte er sich schuldig, dass er überlebt hatte. Dem Freund gab er vor dessen Tod noch sein Ehrenwort, dass er sich um dessen Verlobte kümmern werde. So kam es, dass er nach dem Krieg eine andere Frau heiratete als wie geplant seine Jugendliebe. Es muss qualvoll für ihn gewesen sein, den geliebten Freund bei dessen Verlobter lebenslang pflichtbewussst zu vertreten. Inzwischen hatte er wegen einer Krebserkrankung schon zwei Chemotherapien hinter sich und verbrachte die meiste Zeit im Bett.

Menschen, die zum Opfer werden, schämen sich dafür. Gerade das aber macht deren Kinder besonders wütend, und deshalb ist auch die Kindergeneration derart von Wut erfüllt, während die Opfer selber keine Gefühle zeigen. »Ich würde mir wünschen, dass ich meine Eltern wieder respektieren, dass ich meinen Vater wieder ertragen kann«, sagte vor diesem Hintergrund eine andere Klientin.

Ohne festen Platz

Es gibt eine Fülle von Auffälligkeiten, die man bei den Nachkommen von Vertriebenen beobachten kann. Oft wirken sie eher harmlos, obwohl sie die Betroffenen selbst unter Umständen sehr belasten. Ein Klient, Jahrgang 1955, der sich als Hausmann um seine Kinder kümmerte, sagte während eines Seminars: »Ich habe lauter angefangene Projekte. In jeder Schublade liegt irgendetwas, doch ich kann mich für nichts entscheiden. Ich schwanke hin und her und finde keinen Anker.« Seine Familie väterlicherseits kam aus Ostpreußen und floh Anfang 1945 über die Ostsee nach Dänemark. Als Hausmann fühlte er sich sichtlich unwohl. Er schien klug und begabt und hätte sicherlich vieles leisten können. Doch er fand seinen Platz nicht. Seine Frau arbeitete, und er übernahm die traditionell weibliche Rolle, die anstrengend, aber gesellschaftlich wenig angesehen ist. In der Selbstbeschreibung sagte er nachdenklich: »Mein Leben ist eine Abbrecher-Geschichte. Ich bin abgeschnitten vom Leben, ich habe eine Blockade beim Zutrauen zu mir selbst.«

Sein Umfeld würde ihm womöglich unterstellen, er sei nicht stark genug für die Ellbogengesellschaft, denn Unwissenheit führt zu neuen Ausgrenzungen. Deshalb ist mir die Kultur der Versöhnung so wichtig, wie wir sie in Familienaufstellungen praktizieren. Wir müssen uns mit den Zusammenhängen auseinandersetzen, wir müssen verunsicherten und verstörten Menschen einen angemessenen Raum geben und sie in ihrer Verstricktheit erkennen. Das gilt für alle vier Gruppen: für die Kriegsgeneration, die den Krieg als Erwachsene erlebt hat, für die Kriegskinder, die Nachkriegskinder und die Kriegsenkel. Und auch für die nächste Generation, die sich heute zwischen Pubertät und jungem Erwachsenenalter bewegt. Der Streit, der so viele Familien entzweit, ist der Krieg, der im Kopf und in der Seele fortdauert. Erst mit der Aussöhnung wird der Weg frei für eine unbeschwertere Existenz.

Leider wird es noch einige Zeit dauern, bis dieses Bewusstsein Allgemeingut wird und eine breite Öffentlichkeit versteht, dass fast jeder, der sich abweichend verhält, mit großer Wahrscheinlichkeit durch ein Familienschicksal belastet ist. Solange diese Einsicht fehlt, wird weiter gestritten und ausgegrenzt werden. Man beschuldigt sich gegenseitig, statt die jeweiligen Dispositionen zu ergründen und zu respektieren. Es ist tragisch, dass die vielen familiären Konflikte, die bis in die jüngste Generation hineinreichen, so selten unter dem geschichtlichen Aspekt reflektiert werden. Flucht, Vertreibung, Vergewaltigung und Misshandlungen haben Traumata hinterlassen, die immerfort wieder aufleben und die Existenz bedrohen.

Ich denke, dass wir den Zustand einer Gesellschaft danach beurteilen sollten, wie wir mit Auffälligkeiten umgehen. Nicht von ungefähr nenne ich die Menschen, mit denen ich arbeite, Klienten. Ich fände es entwürdigend, wenn man sie zu Patienten erklärte, weil sie bestimmte Symptome entwickelt haben. Meine Klienten sind die Lehrer unserer Kinder, die Verkäuferinnen im Supermarkt, die Handwerker, die zu uns ins Haus kommen – Menschen wie du und ich. Wir haben auf Schritt und Tritt mit ihnen zu tun, mit der Sachbearbeiterin bei der Versicherung, mit dem Verwaltungsangestellten im Fahrzeugamt, mit dem Bäcker, dem Professor. Sie alle haben mehr oder weniger gelernt, ihre Defizite zu überspielen. Sie wirken normal, freundlich und ausgeglichen. In den Aufstellungen zeigen sie ein anderes Gesicht. Dann offenbaren sie ihre Lebensangst, ihre Verzweiflung, ihre Einsamkeit.

Ich selbst habe mich zu Therapien durchgerungen und mich für die Aufstellungsarbeit entschieden, weil ich die Schwere und die Angst meiner Herkunftsfamilie nicht an meine Kinder weitergeben wollte. Ich wollte die Kette der sich vererbenden Angst durchbrechen. Und ich möchte, dass wir aufhören, Menschen zu ächten, die ihre Probleme bearbeiten wollen. Ich möchte, dass wir uns nicht länger schämen müssen, wenn wir unter Depressionen leiden. Was wir als normal bezeichnen, führt uns häufig in die Irre. Normal ist es auch, dass Menschen sich mit seelischen Verletzungen und tiefen Verunsicherungen auseinandersetzen müssen. Nur sprechen sie meist nicht darüber.

2009 folgte ein Trauerzug mit Tausenden von Menschen dem Sarg des Fußballers Robert Enke. Viele weinten. Der Selbstmord des depressiven Torwarts erschütterte die Deutschen bis ins Mark. Er hatte sich seiner Depression geschämt und deshalb den Tod gewählt. Scham und tiefe Unwertgefühle gehören zum Bild der Depression. Wenn sich der Erkrankte sicher sein kann, dass sein Umfeld ihn auch mit seiner Depression akzeptiert und nicht fallen lässt, wird es ihm eher möglich sein, zu gesunden.

Es könnte viel Leid verhindert werden, wenn Therapien nicht weitgehend tabuisiert würden. Wenn gleich bei den ersten Anzeichen von Störungen an den Ursachen gearbeitet würde, so früh wie möglich, würde man den Betroffenen und ihrem Umfeld eine große Last nehmen. Es ist sehr viel leichter, mit jungen Menschen zu arbeiten. Sie haben wesentlich größere Chancen, Übernommenes abzustreifen, weil ihre Muster sich noch nicht verfestigt haben. Ältere Menschen haben es demgegenüber schwerer. Sie haben die wichtigsten Weichen ihres Lebens unter den Zwängen ihres psychischen Erbes gestellt. Sie haben bereits dementsprechend ihren Beruf gewählt, den Partner ausgesucht, ihre Kinder erzogen, ihr soziales Verhalten entwickelt.

Das Los der »hilflosen Helfer«

Transgenerationelle Übertragungen von Traumata verdienen höchste Aufmerksamkeit. Während wir inzwischen zunehmend akzeptieren, dass Kriegskinder ein schweres Schicksal tragen, werden die Leiden der Kriegsenkel und deren Kinder weitgehend ignoriert. Viele versuchen daraufhin, in einem helfenden Beruf persönliches Leid zu relativieren. Sie identifizieren sich mit den Bedürftigen und helfen ihnen, statt ihr eigenes trauriges »inneres Kind« zu trösten. Weil sie sich selber retten wollen, arbeiten sie in sozialen Diensten. Sie werden zu »hilflosen Helfern«. Als Lehrer, Sozialarbeiter, Krankenschwestern oder Altenpfleger suchen sie nach einem Ausweg aus ihren Verstrickungen. Es ist jedoch nicht gesagt, dass jene, die selbst leiden und unbewusst die professionelle Helferrolle gewählt haben, besonders gut für diesen Beruf geeignet sind – es sei denn, sie haben ihre eigene psychische Dynamik bearbeiten können. Die meisten aber stehen unter dem Bann ihrer Familiengeschichte und neigen dazu, ihre eigene seelische Bedürftigkeit im Beruf zu stillen.

Allein in der Jugendarbeit ist es seit Kriegsende zu tausendfachen Verfehlungen gekomnmen, die auf unbearbeitete Traumata schließen lassen. Erst in den vergangenen Jahren sind viele dieser Fälle ans Licht gekommen. In Sportvereinen, kirchlichen Organisationen und in der pädagogischen Arbeit fanden Gewalt und sexueller Missbrauch in großem Ausmaß statt. Ausgerechnet dort also, wo Kinder einen Schutzraum vorfinden sollten, geschah das Unfassbare. In Internaten, Klosterschulen und Heimen wurde geprügelt, wurden Kinder Opfer sexueller Übergriffe und seelischer Herabwürdigung. Die Täter fühlten sich sicher, waren sie doch Respektspersonen und galten als aufopferungsvoll und engagiert. Schulleiter und Priester waren beteiligt, Fußballtrainer und ehrenamtliche Mitarbeiter.

Auch das skandalöse Versagen der Jugendämter bei Vernachlässigung und Missbrauch von Kindern hat hier seine traurige Ursache. Immer wieder sind wir schockiert, dass Kinder unbemerkt misshandelt werden, verwahrlosen oder sogar verhungern. Erst wenn sie tot sind, geht ein Aufschrei durch die Bevölkerung. Wo waren die Jugendämter?, fragen dann viele. Warum hat der zuständige Mitarbeiter nichts gemerkt, obwohl er die Familie regelmäßig besuchte? Die Antwort lautet: Wo Traumatisierte arbeiten, wird über vieles hinweggesehen. Selbst sichere Anzeichen dafür, dass etwas nicht stimmt, werden wortlos übergangen, weil den hilflosen

Helfern manches so bekannt erscheint, dass sie nicht mehr genauer hinschauen. Sie spüren vielleicht das Leid, halten es aber auf grausige Weise für normal.

Eine fünfzehnjährige Klientin, die abwechselnd beim Vater und bei der Mutter lebte, wurde von beiden Eltern geschlagen. Völlig abgemagert kam sie in meine Praxis, mit blauen Flecken übersät. An ihren Armen hatte sie Schnittverletzungen, weil sie sich mit einem Messer ritzte. Die zuständige Mitarbeiterin vom Jugendamt kannte die Verhältnisse. Dennoch geschah nichts. Für mich war schwer zu verstehen, dass ihr das Drama des Mädchens nicht aufgefallen war. Als ich im Amt anrief, war die zuständige Mitarbeiterin völlig desinteressiert. Die Akte liege irgendwo im Keller, wimmelte sie mich ab, und es sei jetzt zu umständlich, danach zu suchen. Ich war fassungslos, dass sie nicht wahrhaben wollte, was eigentlich unübersehbar war.

Unsere Institutionen, die sich dem Wohl von Kindern widmen, bedürfen dringend einer Erneuerung. Das beginnt bei der Frage, nach welchen Kriterien Mitarbeiter eingestellt werden. Ein weiterer Punkt betrifft ihre Ausbildung. Wer es mit den Kindern gut meint, sollte den Helfern das Beste bieten: Selbsterfahrung, Weiterbildung, Supervision. Die Sozialarbeiter sollten sich ihrer eigenen Geschichte weitgehend bewusst sein, bevor man sie mit Schutzbefohlenen arbeiten lässt. Eine verpflichtende Anzahl von mindestens zwei- bis dreihundert Stunden Selbsterfahrung für diese Mitarbeiter hielte ich für sinnvoll. Das gilt übrigens für alle sozialen Berufe und weitgehend auch für die Lehrerberufe. Solange hilflose Erwachsene in aller Regel unkontrolliert ihre Defizite ausleben, wird weiterhin viel Leid geschehen, das unbemerkt bleibt. Schlimm ist auch, wenn der teure Einsatz der sozialen Helfer lediglich dazu dient, den Status quo der Betroffenen aufrechtzuerhalten – was leider oft der Fall ist.

Bedauerlicherweise neigen die einschlägigen Institutionen zur Leugnung solcher Probleme. Ich habe beispielsweise die Erfahrung gemacht, dass die Kirchen Familienaufstellungen ablehnen und sich weigern, Räume für Seminare zur Verfügung zu stellen. Nur wenige Pastoren sind zur Zusammenarbeit bereit, weil sie von der Dringlichkeit und Wirksamkeit der Aufstellungsarbeit überzeugt sind. Ich weiß von einigen Pfarrern, die selber Aufstellungen leiten. Diese Beispiele sollten Schule machen.

Ausgrenzung von Auffälligkeiten

Eine meiner Klientinnen, die wegen einer Depression zu mir kam, ist Pastorin. Sie musste, um von der Landeskirche eingestellt zu werden, eine Versicherung unterschreiben, dass sie nie eine Psychotherapie gemacht habe. Sonst hätte man sie als krank eingestuft. Die therapeutische Arbeit mussten wir deshalb offiziell Coaching nennen. Woran liegt diese Abwehr? Könnte es sein, dass es den Interessen der Kirche zuwiderläuft, wenn Menschen sich innerlich befreien? Oder ist es Unkenntnis?

Offenbar denken manche kirchlichen Würdenträger, aber auch Schuldirektoren und Amtsleiter immer noch: Wer eine Therapie nötig hat, ist verdächtig. Familienaufstellungen sind ihnen suspekt, so wie jede andere Form psychologischer Arbeit. Dabei können die Familienaufstellungen eine wichtige gesellschaftliche Funktion übernehmen. Sie können Menschen zu bindungsfähigen Partnern und liebevollen Eltern machen. Und sie können verhindern, dass Kinder zu Opfern werden.

In der Bibel steht, dass eine Schuld über sieben Generationen hinweg gesühnt wird. Wir haben nur noch nicht verstanden, was das bedeutet. Wir sind lediglich verwundert, wenn wir Emotionen und Verhaltensweisen an uns feststellen, die nicht recht zu unserem Leben passen wollen. Die Macht der Verdrängung ist groß. Genauso mächtig sind aber auch unsere Gefühle, die sich nicht immer kontrollieren lassen. Noch ist die systemische Aufarbeitung unserer Vergangenheit ein Randphänomen. In der Öffentlichkeit ist darüber wenig bekannt, und die Bereitschaft zur Verdrängung hält an. Aber manchmal brechen kollektive Emotionen auf, deren Ursache das verdrängte eigene Leid ist.

Ein auf den ersten Blick kurioses Beispiel dafür war die Reaktion auf das Leben und Sterben des Eisbären Knut. Das Schicksal des Tieres bewegte Millionen. Knuts Mutter verstieß ihren Nachwuchs. Da konnte eine Mutter ihrem Baby die ihm zustehende Liebe und Fürsorge nicht geben, und eine Welle des Mitgefühls überrollte Deutschland. Ein Tierpfleger ersetzte bekanntlich mit der Flasche die Mutterbrust, und schon flogen dem Bären die Herzen der Deutschen zu. Von Anfang an faszinierte mich diese allgemeine Anteilnahme. Woher kamen die großen Gefühle? Was ließ eine Nation aus der Fassung geraten, nur weil ein Zootier mit der Flasche aufgezogen wurde?

Viele, die Knut aus der Ferne ihre tiefe Zuneigung entgegenbrachten, gehörten den Generationen der Nachkriegskinder und der Kriegsenkel an. Sie kannten das Gefühl des Verlassenwerdens, das sie nun auf Knut projizierten. Durch ihn kamen sie in Kontakt mit ihren eigenen verdrängten Emotionen. Viele, die nach Knuts Tod trauerten und sich ihrerseits verlassen fühlen, identifizierten sich mit seinem Schicksal. Die Nachkriegskinder und Kriegsenkel wissen nur zu gut, wie sich Einsamkeit und Beziehungsabbrüche anfühlen. Die Tränen, die sie für den Bären vergossen, galten stellvertretend ihrem eigenen Leid. Wenn sie um Knut trauerten, um ein Tier, das die meisten nur von Fotos und aus dem Fernsehen kannten, dann trauerten sie in Wahrheit um sich selbst.

Mut zur Trauer

Hilfreicher wäre es, wenn wir unsere Gefühle nicht stellvertretend auf solche Medienereignisse richten würden. Wenn wir wagen könnten, im engeren Familienverband zu einer Authentizität der Gefühle zurückzufinden. Der Weg dahin ist die bewusste Trauer um das Leid, das in allen Familien auf die eine oder andere Weise geschehen ist und über das geschwiegen wird. Leider sind uns so viele Rituale abhandengekommen, mit denen Familien einst um Angehörige trauerten, dass wir emotional verstummen, sprachlos und hilflos sind. Wir flüchten uns in die Rituale der Vergnügungen, aber die Zeremonien des Abschieds und der Trauer haben wir weitgehend vergessen.

In den letzten Monaten habe ich zwei Trauergottesdienste erlebt, die man nur armselig nennen kann. Und ich schätze mich glücklich, dass ich wegen meiner familientherapeutischen Erfahrungen mein Verhältnis zur Trauer mittlerweile ändern konnte. Als meine Mutter starb, habe ich sie drei Tage lang aufgebahrt und Totenwache gehalten. Es war ein wundervoller Abschied, der erlösend wirkte. Ich habe gewartet, bis der Geist den Körper verlassen hatte, was man deutlich spüren konnte. Während der Trauertage habe ich immer wieder mit meiner Mutter gesprochen, gesungen, gescherzt, geschimpft. Der Unterschied zum Abschied von meinem Vater, den ich als Toten nicht mehr gesehen hatte, war groß. Denn in der gelebten Trauer liegt die Chance zur Versöhnung. Ich hatte mit meiner Mutter gehadert, mit der Tatsache, dass sie mir so wenig Liebe geben konnte. Der Tod hat uns miteinander verbunden, so dass wir einander nah waren. Die Zeit der Konflikte war vorbei. Ich fühlte mich der Frau zugehörig, die mir das Leben geschenkt hatte und die Großmutter meiner Kinder war.

Erst, wenn wir aus vollem Herzen trauern und uns aussöhnen, können wir die nächste Generation mit aller Zugewandtheit willkommen heißen. Sonst bleiben wir gefangen in der Familiengeschichte. Wir verzichten freiwillig oder leiden unter ererbter Schuld, die uns auch daran hindern kann, Kinder zu wollen. Depression ist oftmals auch nicht gelebte Trauer. Insofern ist das Trauerverbot, das ich eingangs erwähnte, noch immer eine Quelle depressiver Lebensgefühle, denn Trauer wurde nur zugelassen, wenn sie sich auf die Opfer der Nazis bezog. So stellte es unter anderem Margarete Mitscherlich dar. Wortführer wie sie beschworen eine moralisch verordnete Trauer, die auf keinen Fall den Familienangehörigen gelten durfte.

In der Untersuchung *Erinnerungsarbeit – zur Psychologie der Unfähigkeit zur trauern* definiert Margarete Mitscherlich Trauer folgendermaßen: »Trauer kann als ein Prozess angesehen werden, in dessen Verlauf eine begangene schlechte Tat als solche anerkannt und eine Wiedergutmachung angestrebt wird. Dann kann Trauer über schlechtes Handeln zu gutem Handeln führen.« Eine merkwürdige Definition. Würde man an die Stelle des Wortes Trauer das Wort »Reue« oder »schlechtes Gewissen« setzen, so ergäbe der Satz vielleicht einen Sinn. Aber Trauer? Margarete Mitscherlich scheint es allein um gutes Handeln, nicht um Heilung zu gehen. Sobald aber die Deutschen um sich selbst und ihre Familien trauern, wittert sie übertriebenes Selbstmitleid und narzisstische Nabelschau.

Theoretiker wie Margarete Mitscherlich instrumentalisierten die Trauer. Sie wiesen ihr die Funktion einer kollektiven Erziehungsaufgabe zu, in deren Verlauf die Schuld zum Kardinalthema wird. Es scheint Margarete Mitscherlich deshalb auch zu stören, dass die Deutschen ihre materiellen Nöte nach dem Krieg rasch überwinden konnten. Der Wiederaufbau, der zunehmende Wohlstand, das sogenannte Wirtschaftswunder, diese fraglosen Leistungen wertet sie als Verdrängung und Ersatzbefriedigung ab. »Der Wiederaufbau ist beendet, er hat Städte und Umwelt zerstört, also auch keine

Wiedergutmachung geleistet«, urteilt sie. Deshalb solle es zur Wiedergutmachung auf einer emotionalen Ebene kommen.

Ich halte dieses gelenkte Trauerdiktat für ein fragwürdiges Konstrukt. Gefühle sind keine Folge politisch korrekten Bewusstseins. Sie können auch keine Aufgabe übernehmen. Sie sind entweder authentisch – oder geheuchelt. Auch lässt sich Trauer nicht aufteilen in richtige und falsche Trauer. Alle Gefühle werden unterdrückt, wenn nur ein Teil davon gestattet ist. Wem Trauer in Bezug auf persönliche Verluste abgesprochen wird, kann mit Sicherheit nicht zielgerichtet, nicht moralisch richtig trauern. Er kann sich nur verstellen. Trauer gilt zunächst dem eigenen Schmerz über erlittene Verluste. Doch genau das wurde als unzulässiges Selbstmitleid abgewertet. Aufrichtige Trauer aber ebnet die Gräben ein, die zwischen Tätern und Opfern gezogen wurden.

Beenden wir den Krieg. Wenn uns bewusst ist, woher Wut, Aggression, Scham und Schuldgefühle rühren, können wir endlich unseren Frieden mit uns selbst machen. Auf die Trauer folgt Entlastung. Wir müssen dann nicht mehr Stellvertreterkämpfe führen, die in jeder neuen Generation wieder aufbrechen. Trauer, Anerkennung und Aussöhnung sind die wichtigsten Voraussetzungen der Heilung.

6. Kapitel

Die Renaissance der Familie

Plädoyer für eine neue Kultur des Miteinanders

Jede Gesellschaft ist ein Organismus, dessen Funktionieren von der Bereitschaft des Einzelnen abhängt, sich den Regeln des Zusammenlebens zu fügen. Neben ordnungspolitischen und zivilrechtlichen Rahmenbedingungen kommt es darauf an, dass es eine Kultur des Miteinanders gibt, die Zusammenhalt, Gewaltfreiheit und Solidarität möglich macht. Keine staatliche Intervention kann die Gefährdung des sozialen Friedens garantieren, wenn das Individuum bindungslos bleibt. Wenn es rücksichtslos, egoistisch oder aggressiv agiert. Doch genau diese negativen Verhaltensweisen bestimmen immer stärker unseren Alltag. Sie zeigen sich auf allen Ebenen, vom aggressiven Verhalten im Straßenverkehr bis hin zur systematischen Ausbeutung des Sozialstaats, also unserer Mitbürger, unserer Nachbarn. Jeder ist sich selbst der Nächste, davon sind allzu viele überzeugt.

Traditionell war es die Familie, in der die Regeln des Miteinanders eingeübt wurden. Das bezog sich nicht nur auf die Kernfamilie, sondern auf den gesamten Familienverband. Soziales Lernen fand im Rahmen der Großfamilie statt. Was aber geschieht, wenn die Familie an Bedeutung verliert? Wenn die vielen Korrektive fehlen, durch die Loyalität, Interessenausgleich und konstruktive Konfliktgestaltung verinnerlicht werden?

Auflösung fester Familienverbände

Die Entscheidung gegen ein Kind ist nicht nur eine kurzfristige Entscheidung gegen ein Baby, sondern die grundsätzliche Abkehr von der Lebensform Familie. Man entscheidet sich zugleich gegen Enkelkinder, gegen die ersten Freundinnen und Freunde der Kinder, gegen Schwiegersöhne, gegen den gesamten Reichtum der Großfamilie samt Nichten und Neffen. Man entscheidet sich auch gegen die potenziellen Freundschaften mit anderen Eltern. Kurz gesagt: Man verweigert vielfältige soziale Erfahrungen, die mit starken familiären Beziehungen und Bindungen einhergehen.

Oft wird als Gegenargument ins Feld geführt, dass es heute parafamiliäre Umfelder gebe, die sich aus Freunden, Bekannten und Berufskollegen zusammensetzten – und ein gleichwertiger Ersatz seien. Hier muss man widersprechen. Familie und Großfamilie konstituieren ein komplexes, nicht austauschbares Gewebe, das alle vorübergehenden Verstimmungen oder Zerwürfnisse überdauert. Während Partnerbeziehungen und Freundschaften immer wieder aufgekündigt werden können, bleibt die Familie ein Faktum, ganz gleich, wie weit man sich von ihr entfernt. Die Familie ist als Ort sozialen Lernens nicht ersetzbar. Ich halte es daher für eine große Verarmung und Einschränkung der Persönlichkeit des Einzelnen und des größeren Miteinanders, wenn sich Menschen gegen Kinder entscheiden. Sie verzichten damit auf die wesentlichen lebenspraktischen Einflüsse, die uns ausmachen – und uns bescheidener, demütiger und dankbarer werden lassen.

Diese Erfahrung geht immer mehr verloren. Heute herrscht vielfach die Meinung vor, Familie sei eine überkommene Lebensform, aus der man sich endlich befreien könne. Als Solidargemeinschaft habe sie ohnehin ausgedient, da der Sozialstaat im Notfall die materielle Verantwortung und die medizinische Versorgung übernehme. Nun könne jeder sich selbst verwirklichen. Berufliche

Belange bestimmen die Identität. Familienrituale, die zunehmend als lästig empfunden werden, weichen einer unverbindlichen Freizeitkultur. Zugleich wechseln die emotionalen Bindungen und werden der jeweiligen Lebenssituation angepasst.

Demgegenüber sollte man das Bewusstsein für die familiären Zusammenhänge stärken. Trotz aller emanzipatorischen Bewegungen, die auf Eigenständigkeit und Individualismus abzielen, bleibt die Familie identitätsstiftend. Niemand ist eine Insel.

Wer bin ich, und wenn ja, wie viele? ist der Titel eines bekannten Bestsellers. Genauso heißt seit Jahren eines meiner Seminare. Und die Antwort auf die Frage würde lauten: »Ich bin die Summe aller Seelenanteile aus meinem Familiensystem *plus* mein Selbst.« Wenn ich mich also kennenlernen möchte, sollte ich so viele Familienmitglieder wie möglich in meine Überlegungen einbeziehen. Nur so kann ich herausfinden, wer überhaupt zu meinem Einflusssystem gehört. Deshalb möchte ich jedem ans Herz legen: Beschäftigen Sie sich mit Ihrer Familiengeschichte. Nehmen Sie Ihre Familie als das wahr, was sie ist: ein über mehrere Generationen reichendes Gebilde, das Sie geformt hat. Die Herkunftsfamilie ist der Schlüssel für Stärke und Gelassenheit, aber natürlich auch eine mögliche Quelle für Störungen und Probleme.

Emotionale Lernprozesse

Wer eine Familie gründet, wird diese Zusammenhänge deutlicher wahrnehmen. Kinder sind häufig der Anlass, die eigene Kindheit zu reflektieren. Dann werden längst vergessene Erinnerungen wach. Gesten und Sätze der Eltern, Erziehungsmaximen, atmosphärische Eindrücke, die jemanden zu dem gemacht haben, was er ist, tauchen auf. Gerade in Konfliktsituationen erleben viele Eltern eine Überraschung. Obwohl sie glauben, dass sie alles anders machen als ihre eigenen Eltern, sagen sie plötzlich Dinge, die ihnen bekannt vorkommen: »Solange du deine Füße unter meinen Tisch stellst ...« oder »Du bist ein Nichtsnutz, du weißt nichts, und du kannst nichts.« Oft sind Eltern dann erschrocken. Warum ahmen sie nach, was sie an ihren eigenen Eltern kritisierten? Warum fallen sie zurück in Verhaltensweisen, die sie doch ablehnen?

Solch ein schockhaftes Wiedererkennen halte ich für heilsam. Im besten Fall wird sich Respekt einstellen vor der Leistung der eigenen Eltern, die ihre Kinder oft unter widrigsten Umständen großzogen. Die Bedingtheit des Verhaltens wird deutlich, die Not, die aus Überforderung und Hilflosigkeit entsteht. Vieles, was die Jüngeren den Älteren vorwerfen, beruht auf völligem Unverständnis für deren Geschichte. Insofern ist die Erfahrung mit eigenen Kindern äußerst wichtig. Sie macht bewusst, welche Muster vererbt wurden, und oft auch, woher sie stammen. Vor allem jene Mütter, die im Krieg schwer gelitten hatten, können dadurch rehabilitiert werden. Wie oft haben sie ihre Lieben, ihre Verlobten, ihre Männer verloren. Ihre Härte und ihre Unerbittlichkeit wurden durch belastende Erfahrungen verursacht, ihre Kälte war vielfach den damaligen Lebensbedingungen geschuldet und kein persönliches Versagen oder gar Bösartigkeit.

Als ich dies erkannte, spät erst, wie ich zugeben muss, veränderte sich auch meine Einstellung zur Mutterschaft. Ich sah nun, welch ungeheure Aufgabe Müttern gestellt wird und wie wichtig es ist, ihnen größtmögliche Anerkennung zuteilwerden zu lassen.

Dies ist nicht immer meine Haltung gewesen. Ich erinnere mich noch gut daran, mit welchem Hochmut ich als junge Frau Müttern begegnete. Mit Anfang dreißig reiste ich als *Merian*-Redakteurin mit großem Gepäck durch die Welt. Damals dachte ich, mit meinem Attaché-Case sei ich etwas Besonderes. Ich blickte herab auf Frauen, die sich mit ihren Kindern abplagten, statt einem attraktiven Beruf nachzugehen. Ich fand es läppisch, dass sie behaupteten, den ganzen Tag zu tun zu haben. Seit ich selbst Kinder habe, schäme ich mich dafür, wie arrogant ich damals über Mütter und Hausfrauen sprach, sie für antriebsarm und etwas beschränkt hielt. Ich war vollkommen dem Zeitgeist erlegen, der Mütter bedauerte und kinderlose, berufstätige Frauen auf ein Podest stellte. Ich nahm mich selbst als Siegerin wahr – und Mütter als Verliererinnen. Heute denke ich, dass es tief empfundener Neid auf einander liebende Paare und ihren gemeinsam gewünschten Nachwuchs war, den ich mit meinem Hochmut in Schach zu halten versuchte. Ein Neid, den ich völlig verdrängte und verschob, wie Psychoanalytiker sagen würden. In Wahrheit war ich dem zukünftigen Vater meiner Kinder in meinen Beziehungen einfach noch nicht begegnet. Ich war zutiefst einsam und hielt das Glück anderer nicht aus.

Mittlerweile habe ich nicht zuletzt durch meine Arbeit begriffen, woher unser negatives Mutterbild rührt. Die meisten meiner Klientinnen haben ein gespanntes Verhältnis zu ihren Müttern. Folgerichtig können sie kein positives Selbstbild aufbauen, sobald sie selbst Mütter werden. Zum einen liegt das an der Aversion gegenüber vermeintlich ideologisierten »Nazimüttern« und der Diskreditierung von Mutterschaft durch die Frauenbewegung. Zum anderen aber sind es auch die schwierigen Beziehungen zu den eigenen Müttern, die zu einer Abwertung des Mutterseins überhaupt führten. Mütter wurden abwechselnd als machthungrige Monster, kalte Tyranninnen oder schwache Weibchen gesehen. Welche Frau wollte schon diesem negativen Rollenbild entsprechen?

Verkannte Mütter

Die Geringschätzung von Müttern hält bis heute an. Zwar wird viel über die »neuen Mütter« gesprochen, über jene Generation von Frauen, die sich bewusst für Kinder entscheiden und sich ihnen intensiv widmen. Doch zugleich kursiert das Schmähwort von den »Latte-macchiato-Müttern«, die ihre Zeit in Cafés und auf Spielplätzen vergeudeten und verplauderten. Noch immer wird ignoriert, was Mütter wirklich leisten, in der Familie und für die Gesellschaft. Man belächelt sie, man neidet ihnen ihr angebliches Nichtstun. Nur Mutter zu sein gilt weithin immer noch als unzureichend. Wenn man auf Partys zugibt, dass man sich ausschließlich um seine Kinder kümmert und deshalb den Beruf zeitweise aufgegeben hat, wendet sich so manche Gesprächspartnerin, so mancher Gesprächspartner abrupt ab.

Eine Leistungsgesellschaft, deren Werte sich vorrangig am unmittelbaren finanziellen Gegenwert einer Arbeit orientieren, will und kann nicht anerkennen, in welchem Umfang gesellschaftlich wertvolle Arbeit geleistet wird, wenn eine Frau sich konsequent um die Erziehung ihrer Kinder kümmert.

Sophie Freud, die Enkelin Sigmund Freuds, die als Sozialarbeiterin und Dozentin an der Harvard-Universität arbeitete, schrieb in ihrem Buch *Meine drei Mütter und andere Leidenschaften*, das Anstrengendste und Wichtigste, was sie je in ihrem Leben geleistet habe, intellektuell und psychisch, sei die Erziehung ihrer Kinder gewesen. Mütter sind permanent gefordert, da sie neben der Sicherstellung von körperlichen und emotionalen Bedürfnissen zugleich eine welterschließende Funktion für die kommende Generation haben. Damit tragen sie eine hohe Verantwortung.

All das erfordert zunächst einmal Präsenz. Man kann die Mutterrolle nicht auf ein enges Zeitfenster reduzieren. Vor allem berufstätige Mütter beteuern gern, der Alltag sei eine eintönige Sache und sie konzentrierten sich lieber auf eine »quality time«. Ein, zwei Stunden pro Tag reichten völlig aus, um dem Kind prägende Eindrücke zu bereiten. Es sei in der Krippe nicht unglücklich, und im Übrigen könnten ja auch Kinderfrauen oder Au-pair-Mädchen die sogenannten trivialen Tagespflichten übernehmen.

Was diese Frauen verschweigen: Wenn eine Mutter abends erschöpft von ihrem Beruf nach Hause kommt, sind auch die Kinder müde und haben den Tag mit seinen Fragen bereits hinter sich. Dann erfüllen sie nicht den Anspruch, aufmerksam und aufnahmebereit für mütterliche Ambitionen zu sein. Sie quengeln, zeigen sich desinteressiert und weigern sich, gleichsam auf Knopfdruck das ideale Kind zu spielen. Ihr Rhythmus ist ein anderer als das eng getaktete Leben berufstätiger Mütter, die in kurzer Zeit nachholen wollen, was am Tag nicht möglich war.

Kinder brauchen Kontinuität. Es kann passieren, dass eine Fünfjährige wie aus heiterem Himmel nach dem Mittagessen fragt, was es mit dem Tod und mit dem lieben Gott auf sich habe. Die Antwort, die eine Mutter daraufhin gibt, wird das Kind prägen. Ist sie nicht da, erhält das Kind keine Antwort. Kleine Kinder sind keine Intellektuellen, die ihre Fragen und Bedürfnisse für den passenden Moment aufheben. Es ist wichtig, für das Gespräch genau in dem Moment zur Verfügung zu stehen, in dem das Kind nach Antworten sucht. Solche Situationen kann man als Mutter oder Vater nicht herbeiführen. Es reicht nicht, wenn eine Mutter beschließt: »Am Freitag habe ich früher Feierabend, und dann nehmen wir uns mal das Thema Religion vor.« Wie ein Kind die Welt wahrnimmt und versteht, wird entscheidend bestimmt durch das, was eine Mutter direkt und indirekt vermittelt. Was sie vorlebt und was sie wie mitteilt, formt das Weltbild, das sich im Kind verankert. Dazu gehören die Bücher, die sie dem Kind vorliest und später zu lesen gibt oder nicht gibt, die Schulen, die sie aussucht oder eben nicht aussucht.

Erziehung ist in den frühen Jahren nicht vollends delegierbar, weil die Vermittlung von Inhalten nicht zu trennen ist von Liebe und Vertrauen. Insofern muss man es kritisch betrachten, dass Krippen und Kindertagesstätten zunehmend mit Bildungsangeboten werben. Das schmeichelt dem Ehrgeiz mancher Mütter und gibt ihnen das Gefühl, alles für ihre Kinder zu tun. Es ist aber vielmehr so, dass die Fürsorge von der Seele auf den Intellekt verschoben wird. Untersuchungen von Bindungsforschern belegen, dass emotional bedürftige Kinder später anfälliger für Krankheiten sind. Die zu frühe Trennung von der Mutter hinterlässt emotionale Defizite, die auch auf der körperlichen Ebene sichtbar werden. Diese Kinder sind abgetrennt von ihren Gefühlen, da sie ihre Verlustängste und Verlassenheitsgefühle immer unterdrücken mussten.

Mütter sind Kulturträger. Sie sind es, die über die Prägung der Kinder unsere Zukunft gestalten. Und sie sind so wenig ersetzbar wie die Familie. Die seelische Geburt eines Kindes dauert länger als die physische, entscheidend sind die ersten vier Lebensjahre. Ungestillte seelische Bedürfnisse aus dieser Phase haben lebenslange Folgen. Kinderpsychologen wissen: Die Interaktion mit der Mutter, vom ersten Haut- und Augenkontakt bis zur differenzierten sprachlichen Kommunikation, bildet das Urmodell von Welterfahrung. Sukzessive lernt das Kind aus den Reaktionen der Mutter, wie es Handlungen und Ereignisse bewerten soll. Zustimmung, Ablehnung, Angst, Freude, all das liest es unmittelbar aus der mütterlichen Mimik und Gestik ab und übernimmt die Muster. So werden das eigene Verhalten und die Phänomene der Außenwelt in einem Sinnzusammenhang verknüpft. Das Zusammenspiel eigener und anderer Bedürfnisse gehört dazu, die Stellung innerhalb der Familie, die verschiedenen kontextabhängigen Handlungsweisen. Das Kind entdeckt immer komplexere Zusammenhänge und kann sich schließlich eigenständig in seinem Umfeld bewegen.

Die Bedeutung mütterlicher Anwesenheit

Jeder Entwicklungsschritt des Kindes bedarf spezifischer Verhaltensweisen. Auch das erfordert Kontinuiät und Anwesenheit. Viele Mütter, die tagsüber nicht da sind, werden von solchen Entwicklungsschritten förmlich überrumpelt und können kaum adäquat reagieren. Gerade noch hatten sich die Abläufe eingespielt, und schon wartet der nächste Entwicklungsschub darauf, begleitet zu werden. Dieses Geschehen äußert sich zwangsläufig konflikthaft, weil man auf etwas reagieren muss, womit man nicht gerechnet hat. Je genauer eine Mutter ihr Kind kennt, je aufmerksamer sie es wahrnimmt, desto besser wird sie auf diese Veränderungen eingehen können. Tut sie es nicht, entstehen Frustrationen, die sich spätestens in der pubertären Phase entladen. Für die Mutter ist dann der Teenager immer noch das kleine Kind, das umsorgt werden muss. Sie verkennt, dass inzwischen andere Themen akut werden, Themen wie Sexualität, Gruppenzwänge und Drogen. Das Kind entgleitet ihr, und sie will unter Umständen die einsetzende Entwicklung zum Erwachsenwerden nicht wahrhaben.

Deshalb ist es besonders heikel, wenn sich Kinder altersgerecht von der Mutter distanzieren. Eine Mutter, der dieser notwendige Entwicklungsschritt nicht auffällt, wird enttäuscht sein und sich ihrerseits abwenden. Doch gerade die Pubertät darf kein Anlass für Eltern sein, die Kinder sich selbst zu überlassen. In Wahrheit können sie sich nur ablösen, wenn sie sich eines liebevollen, engen Verhältnisses zu Mutter und Vater sicher sind. Als Gegenüber aber muss die Mutter schlicht anwesend und ansprechbar sein.

Der Direktor eines Berliner Gymnasiums erzählte mir vor Jahren, er habe ein unsichtbares Schild an seiner Tür hängen. »Ich bin dafür da, dass ihr euch an mir reiben könnt.« Die Kinder wollen sich reiben, an der Mutter, am Vater, an Erziehern. Eine Mutter, mit der Kinder ihre Konflikte nicht ausleben können, weil sie sich, wie der Vater oft auch, entzieht, ist eine Zumutung. Das Kind kann nur seelisch wachsen, wenn es ein gut verankertes Erwachsenen-Gegenüber hat. Eltern dürfen es dem Kind ab und an schwer machen, damit es Grenzen zu respektieren lernt. Die Distanz jedoch sollten die Kinder erproben, nicht die Eltern.

Was passiert aber, wenn eine Mutter mit ihrer Rolle hadert oder ihr Kind zu früh in eine Betreuung abgibt? Dann lernt das Kind, dass es mit seinen Bedürfnissen erst an zweiter oder dritter Stelle steht. Es lernt, dass es nicht so wichtig genommen wird wie Beruf und Partnerschaft der Mutter. Es verinnerlicht seine Zweitrangigkeit oder sogar Bedeutungslosigkeit in der Eltern-Kind-Beziehung. Das Kind braucht den Blick der Mutter gleichsam als psychische Nahrung. Nach Meinung der überwiegenden Mehrheit von Entwicklungspsychologen hat sich gezeigt, dass die Mutterbindung in den ersten Jahren, besonders während des Stillens und in der folgenden Ablösungsphase, die bedeutsamere ist. Auch der Vater spielt natürlich eine wichtige Rolle als Unterstützer und Tröster des Kindes in der Zeit der Selbstwerdung. Dafür sollte er sich Zeit nehmen können.

Können Eltern der seelischen Entwicklung des Kindes nicht genug Aufmerksamkeit widmen, sind die volkswirtschaftlichen Folgekosten berechenbar, Kosten für Krankheitsausfälle, Instabilität und Bindungsstörungen. Bisher hat noch niemand diese Rechnung aufgestellt, vermutlich deshalb, weil es gesellschaftlich nicht opportun ist, die Pflichten von Eltern anzumahnen. Vielleicht ist es an der Zeit, darüber nachzudenken. Vielleicht würde das manche familienpolitische Konsequenz nach sich ziehen, die Kritiker als rückwärtsgewandt bezeichnen könnten. Immerhin scheint es so, als sei die konsequente Entscheidung für Kinder und für ihre Betreuung in der Familie ein zu traditionelles Modell. Allzu schnell wird dann das Heimchen am Herd beschworen, ein überkommen geglaubtes Frauenbild. Ich meine, dass wir uns von solchen Ideologien lösen müssen. Bindung ist nicht ersetzbar, so wenig wie Liebe und Vertrauen.

Narzissmus

Ein Kind, dessen Bindungssehnsucht unerfüllt bleibt, entwickelt Auffälligkeiten, die oft erst im Erwachsenenalter sichtbar werden. Wird ihm die Mutterliebe dauerhaft vorenthalten und leidet es unter frühen Trennungen, werden Traumata ausgelöst. Dann entwickelt es Angst vor Nähe. Es verschließt sich. Es will die befürchtete nächste Verletzung vermeiden, die, so der Lernschritt, unweigerlich der Nähe folgen wird.

Die Angst vor Nähe ist also letztlich die Angst vor neuerlichem Verlust. Deshalb scheut der Betreffende sein Leben lang enge Bindungen. Im Laufe der Zeit wird er erfindungsreich in den Strategien, wie er sich auf Distanz halten kann. Er begegnet uns als Mann, der behauptet, er sei noch nicht so weit, eine Beziehung einzugehen. Oder als Frau, die sich überfordert fühlt von einem Mann, der heiraten und Kinder haben möchte. Doch die Folgen reichen wesentlich tiefer. Frühe Entbehrungen formen ein Charakterbild, das sich inzwischen als gesellschaftliches Phänomen eines grassierenden Narzissmus beschreiben lässt.

Wir favorisieren heute einen extremen Individualismus. Sich abzutrennen von allem und allen, nur sich selber zu sehen, ist scheinbar ein gangbarer Weg, um den familiären Verstrickungen des vergangenen Jahrhunderts zu entfliehen. Auch im Zusammenleben ist die individualistische, oft sogar egozentrische Haltung zur Regel geworden. Entsprechend ist das Wort Egoist kein Schimpfwort mehr. Sonst wären die Manager einer bekannte Marke wohl kaum auf die Idee gekommen, ein Parfüm mit dem Namen *Égoiste* auf den Markt zu bringen. Die Werbekampagne für das Parfüm zeigte einen Mann, der sich selbstgefällig im Spiegel betrachtet. Damit wurde der klassische Narziss der griechischen Mythologie zitiert, jene Figur, die sich ins eigene Spiegelbild verliebt und die Liebe der Nymphe Psyche nicht erwidern kann.

Narzisstische Menschen leiden unter Beziehungs- und Bindungsunfähigkeit. Sie haben kein Vertrauen und können sich in Partnerschaften und Gruppen nur schwer einfügen. Die Ursache liegt meist in der frühen Kindheit. Wird einem Kind früh die Mutterliebe vorenthalten – weil die Mutter eine schwierige Beziehung zum Kind hat oder schlicht nicht anwesend ist –, kommt es zu ernsthaften Störungen. Als Erwachsener wird sich das zu kurz gekommene Kind wesentlich schlechter in andere Menschen einfühlen können als »Normalneurotiker«. Dem Narzissten mangelt es an Empathie. Dieses Defizit beschert ihm Konflikte, die er nicht begreifen, nicht durchdenken kann. Er ist unfähig, sich in die Gefühlslage seines Gegenübers hineinzuversetzen. Permanent fühlt er sich zu Unrecht angegriffen, unfähig, den Grund für seine Kontaktschwierigkeiten zu erkennen.

Möglicherweise wird jetzt deutlich, warum ich mich so vehement für eine neue Familienkultur einsetze, die Müttern mehr Raum und Zeit zugesteht. Viele Mütter werden gezwungen, ihre Kinder früh zu verlassen, weil sie neuerdings nach einer Scheidung gesetzlich dazu genötigt werden oder weil man ihnen einredet, dass sie nur im Beruf eine anerkannte Stellung in der Gesellschaft einnehmen. Die betroffenen Kinder erleiden nachhaltige Schäden. Schon jetzt hat sich die Zahl von Menschen mit narzisstischen Störungen erhöht, wie der Psychologe Beat Stübi darlegt. »Der Narzissmus war noch nie so verbreitet wie heute«, schreibt er in seinem Artikel »Größenwahn und Schönheitskult« im Magazin *INSIST*. »In aktuellen Untersuchungen zeigt jeder vierte Studierende erhöhte Narzissmus-Werte.«

Neben dem Mangel an Aufmerksamkeit führt Stübi diese Entwicklung auch auf den Wandel sozialer Werte zurück. Solidarität und Loyalität mache einer »Ich-Inflation« Platz. Der Erfolg von Castingshows, in denen offensive Selbstvermarktung bis zum Größenwahn honoriert werde, sei Ausdruck dieser Entwicklung.

Für den gesellschaftlichen Lebensraum bedeutet das einen Paradigmenwechsel. Aus dem Schoß der Gemeinschaft wird eine Arena der Konkurrenten. Narzissten legen den Keim für eine selbstzerstörerische Gesellschaft, weil ihnen die Kraft der Vermittlung und des Interessenausgleichs fehlt. Sie riskieren permanent die harte Konfrontation – und die anschließende Isolation, in der sie sich ohnehin wohler fühlen. Lieber steht der Narzisst, bildlich gesprochen, einsam im Rampenlicht, als im Kreise der vertrauten Familie. Dort muss er auf die Bedürfnisse anderer Rücksicht nehmen, statt zu strahlen und zu glänzen. Dort erwartet man von ihm Zuneigung und Einfühlungsvermögen, Dinge, die er nur für sich selbst einfordert.

Mutterentbehrung

Ich meine, dass den meisten Narzissten zu Unrecht nachgesagt wird, sie hätten ein übergroßes Ego. Was auf den ersten Blick wie unmäßige Selbstliebe wirkt, entpuppt sich bei näherem Hinsehen oft als große Bedürftigkeit. Auch wenn sich der Narzissmus zuweilen als Folge von Verwöhnung und Überbehütung zeigen kann, habe ich die Erfahrung gemacht, dass Klienten mit dieser Störung meist jener Gruppe angehören, die sehr früh emotionale Entbehrungen erleiden musste. Der lebensgeschichtliche Hintergrund vieler Narzissten legt jedenfalls nahe, dass nicht etwa übertriebene Mutterliebe der Schlüssel ihrer Störung ist, sondern die Erfahrung, dass sie als Kind, oft schon in einer frühen Phase, zu kurz gekommen sind. Die Reaktion darauf bleibt prägend: Das Kind kapselt sich ab, damit es nicht weitere Zurückweisungen durchleben muss. Der Autor Heinz-Peter Röhr hat das Dilemma des Narzissten in ein sinnfälliges Bild gefasst. In seinem Buch *Narzissmus. Das innere Gefängnis* zeichnet er das Märchen vom Eisenofen nach. Der Narzisst, so Röhr, sei wie die Märchenfigur gleichsam eingeschlossen in einen Schrank aus Eisen, in dem er sich gegen negative Wahrnehmungen wappnet. Die Tür dieses Schranks könne er von innen nicht aufdrücken, und genauso wenig gelinge es anderen, sie von außen zu öffnen.

Möglicherweise wird es immer wieder Versuche geben, den Narzissten zu befreien, durch liebevolle Zuwendung von Menschen, die spüren, einen einsamen, liebenswerten, oft auch interessanten und intelligenten Menschen vor sich zu haben. Doch diese wohlmeinenden Annäherungen scheitern in der Regel.

Narzissmus ist eine gravierende, nur sehr schwer therapierbare Persönlichkeitsstörung. In der Familienaufstellung ist sie nicht ohne Weiteres gleich erkennbar. Die meisten Menschen sind so gut erzogen, dass sie sich halbwegs anpassungsfähig in der Gruppe präsentieren. Sie bauen eine Fassade der Zugewandtheit und Anteilnahme auf, die täuschend echt wirkt. Oft stehen sie im öffentlichen Leben und nehmen dort eine exponierte Rolle ein. Erst im Binnensystem der Familie werden ihre verletzenden Verhaltensweisen offenbar. Dort können sie den ihnen nahestehenden Menschen furchtbare Dinge antun, als Despoten, die Macht ausüben und dennoch auf Distanz bleiben.

Aus meiner Perspektive als Therapeutin habe ich festgestellt, dass viele narzisstische Störungen heute unmittelbar auf die Kriegszeit zurückzuführen sind. Die betreffenden Klienten hatten kalte, teilnahmslose Mütter, die ihnen keine Wärme und Geborgenheit geben konnten. Schon als Kleinkindern wurde ihnen die Erfüllung von emotionalen Grundbedürfnissen verwehrt. Einer Klientin wurde permanent mit einem strafenden Gott gedroht, der durch Decken und Wände hindurch alles sehe und bestrafe. Ein älterer Klient, ein Kriegskind, wurde von seiner Mutter nur dreimal im Jahr geküsst, an Weihnachten, zum Geburtstag und einmal ohne Anlass. Sie meinte, auf diese Weise könne er nicht verweichlichen.

Andere wurden als Babys nicht beachtet, wenn sie zur Unzeit schrien.

Erziehung im Dritten Reich

Ablehnende Verhaltensweisen sind nicht unbedingt den Müttern anzulasten. Auch Eltern-Kind-Beziehungen unterliegen historischen Randbedingungen, und die Qualität der Bindung hängt weitgehend davon ab, in welchem emotionalen gesellschaftlichen Klima sie sich entwickeln kann.

Ein wesentlicher Aspekt ist heute die Nachwirkung der rigiden Kindererziehung, die unter den Nationalsozialisten propagiert wurde. Als Bibel dieses Erziehungsstils gilt das berüchtigte Buch *Die deutsche Mutter und ihr Kind* der Kinderärztin Johanna Haarer. Es erschien erstmals 1934 und erlebte Neuauflagen bis in die Neunzigerjahre hinein. In dem Buch wurden Mütter geradezu gewarnt, sie sollten ihren Nachwuchs keinesfalls zu sehr verwöhnen und verziehen. Zärtlichkeiten seien deshalb tabu. Verächtlich spricht Johanna Haarer von der »Affenliebe« mancher Mütter. Der Stillrhythmus sollte einem strengen Regime unterliegen, von dem keinesfalls abgewichen werden dürfte, selbst dann nicht, wenn das Kind schrie. Es wurde empfohlen, weinende Kinder nicht in den Arm zu nehmen, sondern sie samt Bettchen nach draußen zu schieben, unhörbar für die Mutter.

Dieses Buch hat nicht nur die Mütter der Kriegskinder beeinflusst, es hat ein Bild geprägt, das bis heute präsent ist. Über die Generationen hinweg meinte man, eine moderne, ja, revolutionäre Lösung gefunden zu haben, um Mütter vor der Überforderung durch ihre Kinder zu bewahren. Selbst Mütter, die nicht direkt durch Johanna Haarer beeinflusst wurden, verhielten sich entsprechend. Großmütter und Tanten gaben ihnen den Ratschlag, das

Kind nur nicht in den Mittelpunkt zu stellen. Auch die Kriegsenkel wurden groß mit der Einstellung, das Kind potenziell als Feind zu sehen, das die Mutter terrorisieren und unterwerfen wolle. »Liebe Mutter, werde hart!«, dieser Schlachtruf Johanna Haarers ist seither nicht verstummt. Kinder hatten sich den Bedürfnissen der Erwachsenen unterzuordnen. Sie sollten das schwächste Glied in der Kette sein und hatten am unteren Ende der Familienhierarchie zu stehen.

Im Dritten Reich dienten diese Richtlinien dazu, die Kinder möglichst früh zu Befehlsempfängern zu machen. Den Willen des Kindes zu brechen galt als wichtigstes Erziehungsziel. Emotionale, warme Bindungen dagegen wurden als sentimentale Schwäche abgetan. Dadurch sollte die Mutter-Kind-Bindung lose bleiben, mit dem Ziel, den Nachwuchs möglichst rasch in die organisierte Kinderbetreuung einzugliedern. Die diversen Angebote sind bekannt, von den Kinder- und Jugendorganisationen der HJ und des BDM bis zu den Kinderlandverschickungen. Ein Kind, das keine starke Bindung zum Elternhaus hatte, ließ sich umso leichter manipulieren und politisieren. Für das Regime war es daher ein Triumph, wenn Kinder die eigenen Eltern denunzierten, weil diese sich regimefeindlich äußerten oder verbotene ausländische Radiosender hörten.

Die Psychoanalytikerin Judith S. Kestenberg hat Kinder von Nazieltern befragt, woran sie sich aus ihrer Kindheit erinnerten. Die Auswertung ergab, dass sie von ihren Eltern »vernachlässigt wurden, dass sie Angst vor ihren Vätern hatten und sich von den Müttern im Stich gelassen fühlten, wenn diese sie allein ließen, um Parteiveranstaltungen zu besuchen«. Bezeichnend ist auch, dass körperliche Nähe vermieden wurde, was später zu gravierenden Problemen in Beziehungen führte.

Nach Kriegsende verlor die harte und distanzierte Kindererziehung ihre ideologische Funktion. Was blieb, war die Einstellung, dass Kinder sich selbst überlassen werden konnten und sollten. Die Mütter hatten ohnehin andere Dinge zu tun, die sie in Atem hielten. Sie mussten ihre verlorenen Angehörigen suchen, ihre schrecklichen Erlebnisse verarbeiten, mussten die in Schutt und Asche zerfallenen Wohnungen wiederaufbauen helfen, Notunterkünfte wohnlich machen. Es ging ums Überleben. Im Vordergrund stand die Beschaffung von Essen und Heizmaterial.

Die kalte Mutter

In den zerstörten Städten gab es wohl kaum eine Mutter, die ihre Tage liebevoll mit ihrem Kind spielend verbringen konnte. Diese Frauen verschlossen sich, alleingelassen in ihrem Kummer, und funktionierten nur noch. Sie kamen – so waren sie erzogen – allen Pflichten nach. Aber für ihre Kinder blieben und bleiben sie emotional lebenslang nicht verfügbar. So erlebten es besonders viele Nachkriegskinder, die Fünfzigerjahrgänge, zu deren Lebensthema die abwesende Mutter wurde. Doch es betrifft auch die nachfolgenden Generationen. Sie strengen sich bis heute vergeblich an, den warmen, innigen Blick ihrer Mutter zu erhaschen und Anerkennung zu erhalten. Als Folge fällt es ihnen schwer, Beziehungen aufzubauen, viele bleiben ungebunden und einsam.

Das Defizit an elterlicher Zuwendung konnten auch andere Verwandte kaum ausgleichen. Manche Klienten der Kriegsenkelgeneration erzählen zwar von netten Großmüttern, die Kuchen backten und Strümpfe strickten. Doch auch diese Großeltern gaben selten ihre Gefühle preis. Sie sprachen nicht über den Krieg, sie verbargen ihr Inneres und blieben emotional auf Distanz. Übereinstimmend berichten mir viele Klienten der Baby-Boomer-Generation, dass sie nicht wussten, was in ihren Eltern und Großeltern eigentlich vor sich ging, welche Lebensgeschichte sie mit sich herumtrugen. Alles, was sie wahrnahmen, waren zuweilen resignierte Seufzer oder Sätze wie »Vielleicht wäre es besser gewesen, wenn ich gestorben wäre.«

Diese Kriegsenkel sind es, die in meiner Praxis Hilfe suchen. Sie fühlen, dass etwas nicht stimmt mit ihnen. Sie empfinden es als peinigend, dass sie keine Nähe aushalten, dass ihre Ehen scheitern, dass sie zwischen Verunsicherung und Selbstüberschätzung hin und her schwanken. Ihnen fehlt die Zuversicht, sich tatkräftig den alltäglichen Anforderungen zu stellen. Noch immer leben sie mental in jener zerstörten Welt, in die sie hineingeboren wurden und in der ihnen keine uneingeschränkte Mutterliebe zuteilwurde.

Als Kinder haben sie unendlich viel entbehrt. Viele wurden nicht gestillt, wurden nicht gesehen und nicht anerkannt. Die fehlende Nähe schmerzt sie noch immer, und das erweist sich gleichsam als Fluch. Sie werden nur schwer ertragen und kaum genießen können, wenn ein Mensch ihnen nahekommen will. Beziehungen und Nähe auszuhalten ist die größte Herausforderung für sie.

Die Doppelgesichtigkeit der Narzissten

Narzissten haben heute gute Chancen, es weit zu bringen, nicht nur in Castingshows. Das mag paradox klingen im Zeitalter der Kommunikation. Schließlich ist ein Narzist eingeschlossen in einem selbstreferenziellen System. Sich selbst fühlt er nicht, er sieht nur sein Abbild im Spiegel – wie mancher der Politiker, die ich im vierten Kapitel erwähnte. Ein Analytiker sagte mir einmal mit leichtem Sarkasmus, wer in die Öffentlichkeit dränge, habe es nötig. Mit anderen Worten: Wer sich öffentlich exponiere, kompensiere seine Defizite. Viele politische Protagonisten haben eine eindeutig narzisstische Persönlichkeitsstruktur und möchten deshalb unbedingt gesehen werden. Mit diesem Wunsch korreliert das Bedürfnis der Massen. Auf manchmal fast voyeuristische Weise schauen sie den

Menschen zu, die sich allerorten ihre Bühnen schaffen. Bei Politikern betrifft das nicht nur die Bundestagsdebatten, sondern auch ihre private Welt. So mancher Volksvertreter kommt dem Wunsch eilfertig nach, mit Homestorys, Fotos an Urlaubsorten, Blitzlichtauftritten und Glanzbildern auf dem roten Teppich. Sie fühlen sich geschmeichelt, weil das Interesse auch ihrer Person gilt, nicht nur ihrer Funktion. Außerdem: Wer sich zeigt, steigert seine Bekanntheit. Ein Politiker kann sich dann darauf verlassen, in den veröffentlichten Bekanntheitsrankings weit oben zu rangieren und als erfolgreich zu gelten.

Im Binnensystem der Familie hat es der Narzisst wesentlich schwerer als auf den glänzenden Bühnen. In der Familie kann er sich nicht permanent in ungeteilter, bewundernder Aufmerksamkeit sonnen, es sei denn, er trifft einen Partner, der sich für ihn völlig aufgibt. Seine Erwartungen an eine Partnerschaft weichen vom Ideal eines ausgeglichenen Gebens und Nehmens deutlich ab. Der Narzisst liebt, um geliebt zu werden, und er neigt dazu, einen Partner hemmungslos emotional auszubeuten. Bleibt die Bestätigung aus, ist er gekränkt. Dann kommt es schneller zum Bruch als bei anderen Paaren.

Im statistischen Durchschnitt werden Ehen heute nach fünf Jahren geschieden. Die Dramaturgien der Beziehungsgeschichten von Klienten mit narzisstischen Anteilen ähneln sich. Man erlebt gemeinsam einen Höhenflug, und wenn der Höhenflug endet, gibt man auf. »Unsere Beziehung hat den Zauber verloren«, wird dann erzählt. »Wir hatten eine gute Zeit, jetzt gehen wir wieder auseinander.« Ohne Beschönigung heißt das: Der Narzisst benutzt Menschen, danach wirft er sie weg. Durch die fehlende Elternbindung mangelt es ihm an einer Kultur des Miteinanders, an der Kunst des Zusammenlebens. Es mangelt ihm auch an der Achtsamkeit für die Zwischentöne, die vielen kleinen Gesten der Kommunikation wie Haltung, Ausdruck, Sprache.

Mir scheint, dass der Trend zum Einzelkind dieses Phänomen begünstigt. Immer mehr Kinder wachsen heute ohne Geschwister und deren Freunde auf. Die wichtige Erfahrung von geschwisterlicher Nähe fehlt, auch die für die Entwicklung so notwendigen typischen Geschwisterstreitigkeiten. Sie sind eine Einübung der konstruktiven Streitkultur. Sich entzweien und sich wieder versöhnen sind Grundmodelle sozialen Lebens und konstitutiv für gelingende Beziehungen. Wer diese Abläufe nicht kennt, wird als Erwachsener sehr wahrscheinlich unnachsichtiger und härter reagieren, wenn er mit Auseinandersetzungen konfrontiert ist. Dann muss er mühsam nachholen, was er schon im Kindesalter hätte verinnerlichen können: Standpunkte zu behaupten. Interessen zu verteidigen, aber auch Kompromisse zu finden, statt sich resignierend zu verhärten.

Geschwister können einander Schlimmes antun. Aber sie lernen dadurch, mit dem manchmal zurücksetzenden Verhalten anderer umzugehen und sie dennoch nicht abzulehnen. Wenn man als Einzelkind aufwächst und keine Konflikte aushalten muss, mag das zunächst angenehm sein. Auf der anderen Seite ist das Einzelkind aber auch nicht vorbereitet auf die vielen Streitigkeiten, denen es später nicht mehr aus dem Weg gehen kann. Wer unvorbereitet hinausgeht ins Leben, wird dem zuweilen problematischen Verhalten anderer hilflos und abweisend gegenüberstehen. Man ist schneller gekränkt, neigt dazu, sich abzuspalten und Verbindungen abzubrechen, sobald Schwierigkeiten auftauchen. Dann lehnt man den ganzen Menschen ab, statt ihn trotz seiner Widersprüchlichkeiten anzunehmen. Die streitbare und damit auch korrigierende Geschwisterliebe als Urmodell von Beziehungsmustern fehlt.

Urvertrauen und Konfliktfähigkeit

Eine positive Konfliktkultur vermittelt natürlich auch die Mutterliebe. Sie hat Facetten von Güte und Verständnis, von Tadeln und Verzeihen, die kein noch so gut ausgebildeter Erzieher in gleicher Intensität vermitteln kann. In der Gruppe gelten andere Regeln. Sehr selten können Erzieher gerade bei Kleinkindern ein vergleichbares Urvertrauen erzeugen, das ambivalente Erfahrungen erträglich macht. Mutterliebe ist kein Job für gewisse Stunden. Wird sie kontinuierlich und in ausreichendem Maße gewährt, kann sie korrigierend wirken, ohne dem Kind die Anerkennung zu verweigern. Kritik auf der Basis unhinterfragbarer Liebe, das ist der Glücksfall früher Menschwerdung.

Vermutlich würden die meisten Narzissten protestieren, wenn man sie mit ihrer Diagnose konfrontiert. Schon solch eine Feststellung empfinden sie als Beleidigung. Genauso wenig kommen sie auf den Gedanken, dass ihre Schwierigkeiten mit ihrem Familiensystem zu tun haben könnten. Ich erlebe immer wieder, dass es auf der Bewusstseinsebene kaum Wissen über die Verletzungen in der Kindheit gibt. Es gehört zum Erscheinungsbild der narzisstischen Störung, dass die Betroffenen ihre Familienmitglieder, wenn überhaupt, nur sehr oberflächlich wahrnehmen. Viele Klienten sagen anfangs, sie hätten nur mit zwei oder drei Verwandten Kontakt, die Familie sei sehr geschrumpft. Im Laufe der Arbeit stellt sich dann heraus, dass es im für sie relevanten System eine große Anzahl von Verwandten gibt, die sie gar nicht wahrgenommen haben. Diese Spurensuche kann ein erster Schritt sein, mit dem sich die narzisstische Selbstbezogenheit verändert.

Wie wir gesehen haben, hat die bewusste Integration in die Herkunftsfamilie eine wichtige Funktion für gelingende Beziehungen, aber auch für die gesellschaftliche Kompatibilität. Wer sich seiner familiären Konflikte bewusst ist, kann auch in anderen Kontexten

Konflikte aushalten und konstruktiv zu Lösungen finden. Wer sich dem Schicksal seiner Familie stellt, wird demütig und ist bereit zum Verständnis.

Systemische Auswirkungen künstlicher Befruchtung

Ich plädiere aus den genannten Gründen für die Renaissance der Familienkultur. Das meine ich durchaus im konventionellen Sinne. Eher ratlos betrachte ich die Zunahme künstlicher Befruchtungen. Grundsätzlich ist der Wunsch, eine Familie aufzubauen, natürlich sympathisch und legitim. Aus familientherapeutischer Sicht allerdings ist der Wunsch nach Kindern problematisch, wenn sich ein Paar für die Zeugung im Reagenzglas entscheidet. Systemisch hat das fatale Auswirkungen, sofern der Samenspender nicht der eigene Partner ist.

Ein Mann, der sich als Samenspender zur Verfügung stellt, hat folgerichtig leibliche Kinder. Damit tut er etwas, was sein eigenes Familienleben und auch das der Generation danach beeinflusst – er zeugt von ihm nicht gesehene, von vornherein ausgegrenzte Geschwister. Das heißt, er mutet seinen unbekannten Kindern ein kompliziertes Schicksal zu, weil sie ihren Vater nie kennenlernen werden.

Unweigerlich werden die durch In-vitro-Fertilisation gezeugten Kinder spüren, dass einer der beiden Eltern an ihnen letztlich nicht interessiert ist. Einer von beiden hat sich freimütig zur Elternschaft bereitgefunden – ohne je im Leben erfahren zu können, wie das eigene Kind aussieht und sich entwickelt, ohne dem Kind jemals über den Kopf streicheln zu können. Wir wissen noch nicht, wie die Kinder aus dem Reagenzglas damit umgehen werden. Man kann jedoch davon ausgehen, dass es eines ihrer, wenn nicht ihr zentrales Lebensthema sein wird. Außerdem werden diese Kinder nie wissen, an welcher Stelle sie stehen, als Erstgeborene, Zweitgeborene oder als Hundertachtundneunzigste. Für die Identitätsbildung spielt dieses Wissen eine unerhört wichtige Rolle. Samen sind Informationsträger. Mit dem Erbgut wird das gesamte unbewusste Wissen einer Familie weitergegeben. Es ist da, doch die Kinder werden niemals die Möglichkeit haben, ihre Familiengeschichte zu ergründen. Da sie ihre Wurzeln nicht finden können, wird es für sie schwer werden, ihren Platz zu finden. Es wird immer diese Leerstelle zurückbleiben, die ihr Leben wesentlich prägen kann.

Solche Überlegungen mögen auf manche Leser ungewöhnlich wirken. Sie gehören aber dazu, wenn wir ein neues Familienbewusstsein entwickeln wollen, das Bewusstsein dafür, dass wir Glieder einer Kette sind. Diese Perspektive bleibt immer mehr Menschen verschlossen. Selbst in den bürgerlichen Milieus haben sich die Traditionen abgeschliffen. Selten sieht man noch Familienfotos in den Wohnungen, Konterfeis von Großmutter und Urgroßmutter, Gruppenfotos von Taufen und Hochzeiten. Diese Art von Familienstolz ist uns verloren gegangen, auch aus der Distanz zu früheren, womöglich schuldbeladenen Generationen heraus. Damit einher geht oft ein unversöhnlicher, harter Ton zwischen Kriegskindern und Kriegsenkeln und deren Kindern. In vielen Familien gibt es Streitigkeiten und Brüche, die jeden Gedanken an familiäre Kontinuität unerträglich werden lassen.

Verharmloste Abtreibung

Im Zusammenhang mit der vernachlässigten Familienkultur darf man das Thema Abtreibung nicht ausklammern. Mit der Parole »Mein Bauch gehört mir« politisierten die Feministinnen das Thema Mutterschaft. Verhütung, aber auch Abtreibung wurden zu heroischen Akten hochgeredet, mit denen ein neuer Frauentypus seine Unabhängigkeit unter Beweis stellte. Heute wird Abtreibung als selbstverständliches Recht einer modernen Frau verstanden. An der spektakulären Aktion Alice Schwarzers im Magazin *Stern* »Wir haben abgetrieben«, beteiligten sich 1971 insgesamt 374 Frauen, darunter viele Prominente wie Senta Berger und Romy Schneider. Freimütig bekannten sie sich zu einer Tat, die als Tötungsdelikt damals noch unter Strafe stand. Bis zu fünf Jahren Gefängnis riskierten sie mit ihrem Bekenntnis. Dass jede Abtreibung Tötung von Leben ist, wurde beiseitegeschoben. Die Frauen erzählten, welche Motive sie zu einer Abtreibung bewogen hatten. Und immer wieder war es die eigene Autonomie, die sie betonten. Sie wollten Herrinnen ihrer Biografie sein.

Seit die feministische Bewegung die Kampfansage »Mein Bauch gehört mir« verkündete, hat sich nicht nur die Gesetzeslage verändert, sondern auch unser Verhältnis zu Empfängnis und Geburt. Die Abschaffung des Paragrafen 218 loste endgültig einen bestürzenden Mentalitätswandel aus. Man kann feststellen, dass der Respekt vor menschlichem Leben seither weitgehend abhandengekommen ist. Im Namen einer fragwürdigen Selbstbestimmung über den eigenen Körper bagatellisierte der Feminismus die Abtreibung. Manche Feministin behauptete sogar, sie sei so undramatisch wie ein Zahnarztbesuch. Nach und nach wurde diese Betrachtungsweise Allgemeingut.

Die Bundeszentrale für Politische Bildung schätzt, dass zwischen 1974 und 2005 etwa 4,4 Millionen bis 8,8 Millionen Abtreibungen vorgenommen wurden. Diese ungenaue Zahl muss man auf die hohe Dunkelziffer zurückführen, da nur ein Teil der Abtreibungen statistisch erfasst ist.

Halten wir uns an einen Mittelwert von etwa sechs Millionen Abtreibungen, gleicht das, polemisch formuliert, einer Massentötung, deren Dimension an die Auslöschung eines kleinen Landes grenzt. Deshalb müssen wir sehr genau hinsehen, wie es zu solch einem gesellschaftlichen Handeln kommt, das für normal gehalten wird. Die Verharmlosung von Abtreibungen verdanken wir sicherlich einem Meinungskartell. Doch es müssen aufseiten der Frauen starke psychische Gründe vorliegen, sich derart bereitwillig dem Mainstream zu fügen.

In jeder Abtreibung manifestiert sich zunächst einmal Angst. Wer verbunden ist mit schweren Schicksalen, wer in der eigenen Familie Fälle kennt, in denen Schwangerschaften zu Fehlgeburten oder sogar zum Tod führten, wird jeden Kinderwunsch für problematisch halten. Doch diese Risiken werden aufgrund des medizinischen Fortschritts geringer, können also nicht als schlüssige Erklärung herhalten. Kaum eine Frau wird heute eine Schwangerschaft als lebensgefährlich einschätzen.

Schwerer wiegt die innere Abwehrhaltung gegen Kinder. Sie werden als Zumutung empfunden, solange sie sich nicht mit dem richtigen »Timing« ankündigen. Ein Kind soll in die selbst entworfene Biografie passen, sonst ist es ein Störfaktor, lautet eine verbreitete – und akzeptierte – Meinung. Bei näherem Hinsehen handelt es sich meist um Zukunftsängste. Aber ist eine Frau mit 21 Jahren zu jung, um ein Kind zu haben? Ist ein Lebensalter von 28 Jahren, wenn gerade die erste Beförderung in Aussicht gestellt wird, der falsche Zeitpunkt für ein Kind? Was ist falsch, was richtig?

Mit der tolerierten Praktik der Abtreibung wird das äußerste Mittel bemüht, sich gegen Kinder zu entscheiden. Viele der Frauen verdrängen das ureigene Anliegen des Menschen, seine Familie fortbestehen zu lassen. Stattdessen lassen sie zu, dass ihre Nachkommen getötet werden, bevor sie überhaupt das Licht der Welt erblicken.

In welch großer Not muss sich eine Frau befinden, dass sie ihr Kind abtreibt? Ich bin voller Mitgefühl und Verständnis für Frauen, die keinen anderen Ausweg sehen. Sie verdienen jede Unterstützung. Ich glaube aber auch, dass sie Opfer sind, weil sie ein Umfeld vorfinden, das es Müttern schwer macht. Die Gemeinschaft sollte jedem Kind einen Platz zur Verfügung stellen, den erwünschten und den unerwünschten. Kinder sind Geschenke, die wir dankbar annehmen und für die wir gemeinschaftlich Verantwortung übernehmen sollten. Frauen, die Leben weitergeben, gebührt jede Form von Zuwendung und Achtung. Die notwendigen Eingriffe sollten nicht medizinischer, sondern familienpolitischer Natur sein und Lösungen bereitstellen, die das Wohl von Mutter und Kind gewährleisten. Warum werden Mütter in diesem Land nicht vier Jahre lang finanziell großzügig unterstützt? So lange, bis das Kind in seiner seelischen Entwicklung so weit ist, dass es in eine Betreuungseinrichtung gehen kann? Ich kann gut verstehen, dass sich viele junge Frauen heute nicht mehr zutrauen, diese Leistung allein zu erbringen, und sei es auch gemeinsam mit einem Partner.

Die große Gleichgültigkeit

Im Jahre 2003 absolvierte ich als Gasthörerin an der Freien Universität Berlin ein Seminar über Gesprächstherapie nach Rogers. Gegen Ende des Semesters, als der theoretische Teil abgeschlossen war und die praktischen Übungen mit Rollenspielen begannen, wurden die Studenten gebeten, eine typische Beratungssituation zu benennen. Eine Studentin schlug vor, das neu erworbene Wissen in folgendem Setting zu erproben: Eine Gymnasiastin, die ein Jahr vor dem Abitur steht, kommt in eine Schwangerenberatung. Die Studentin konnte ihren Vorschlag kaum zu Ende formulieren, da fuhr ihr die Dozentin energisch über den Mund: »Da ist doch kein Beratungsbedarf!« Sie bat um weitere Vorschläge. Offenbar war für sie eine Abtreibung in dieser Situation derart selbstverständlich, dass ihr das Beispiel völlig banal erschien. Auch die Tatsache, dass möglicherweise innere Konflikte hätten vorliegen können, kam ihr nicht in den Sinn. Ich war tief bestürzt. Erst am Ende der Sitzung meldete sich eine andere Studentin zu Wort, die dafür plädierte, das eingangs verworfene Beispiel doch noch aufzugreifen. Es wurde abgestimmt – und die Mehrheit der etwa hundert Studentinnen war dafür. Im Nachhinein bin ich glücklich, dass sich hier die Mehrheit junger Menschen dem Meinungsdiktat und der Gehirnwäsche widersetzte. Dennoch war ich fassungslos, dass eine Angehörige des Lehrkörpers dieser Universität so leichtfertig mit diesem großen Thema umging.

Erkennen wir in der Bagatellisierung von Abtreibungen eine mörderische Energie, oder, drastischer formuliert: Hitlers Erbe? Die Reaktion der Dozentin jedenfalls enthielt eine klare Aufforderung zur Tötung eines ungeborenen Kindes, ohne dass auch nur im mindesten eine Notsituation deutlich gewesen wäre. Um es ganz deutlich zu sagen: Eine minderjährige Schwangere ist keine Katastrophe. Kurz darauf erfuhr ich von einer jungen Frau, die am Berliner Canisius-Colleg ihre Abiturprüfung ablegte, während man sich im Schulsekretariat liebevollst um ihr Neugeborenes kümmerte.

Im Rahmen der beiläufigen Abtreibungspraxis thematisiert heute kaum jemand offensiv die psychischen Konsequenzen, die solch ein Eingriff nach sich zieht. Wenige haben den Mut, auszusprechen, was vielfach belegt ist: dass sich die Mehrzahl der betroffenen Frauen lebenslang mit dem Schwangerschaftsabbruch auseinandersetzen und darunter leiden wird. Man könnte zwar meinen, dass ein Abtreibungserlebnis irgendwann verblasst, wenn die Frauen älter werden. Oft ist das Gegenteil der Fall. Denn die Kinder, denen es nicht vergönnt war zu leben, wachsen in der Fantasie der Mütter heran und werden erwachsen. Ich weiß von vielen Frauen, dass ihr abgetriebenes Kind im Laufe der Zeit immer präsenter wurde. Viele denken Jahrzehnte später darüber nach, wie alt das Kind jetzt wäre, wie es aussähe, was es beruflich tun würde.

Eine Klientin erzählte mir, dass sie alte Fotos vom Vater des abgetriebenen Kindes neben die Fotos ihrer beiden lebenden Kinder gestellt habe. Dann könne sie sich ein Bild machen, wie ihr Kind vielleicht heute aussehe, und könne es im Kreis seiner Geschwister erleben. Sie wolle dem nicht geborenen Kind ein Gesicht geben.

Was selten geschrieben wird: Oft bleiben seelische Störungen nach einer Abtreibung zurück. Eine Klientin berichtete, sie habe anschließend ein Jahr lang jede Nacht geträumt, dass sie umgebracht werde. Jede nur denkbare Todesart wurde in ihren Träumen durchgespielt. Sie wurde von Krokodilen verschlungen, von Schlangen gebissen, stürzte von Hochhäusern und Baugerüsten. Diese Albträume erlebte sie als so real, dass sie morgens regelmäßig schweißgebadet aufwachte. Am Ende stand sie gar nicht mehr auf und fiel in eine schwere Depression.

Inzwischen ist das Post-Abortion-Syndrom Gegenstand der medizinischen Forschung. Die Ärztin Angelika Prokopp-Hippen nennt als Folgen Antriebsstörungen, Schlafstörungen sowie Depressionen. Ihre Patientinnen weisen alle Symptome einer posttraumatischen Belastungsstörung auf, einschließlich Angst- und Panikattacken. Große Schuldgefühle lasten auf vielen Frauen, die sich zuweilen in Selbstbestrafungsfantasien und Suizidgedanken verlieren. Manchmal wird der Zusammenhang mit der Abtreibung von den Patientiennen gar nicht erkannt, so stark ist die Verdrängungsleistung der Seele.

Auch Männern macht eine Abtreibung zu schaffen. Ausgesprochen wird das selten, es sei denn, man fragt intensiv nach. Die Autorin Carola Stern – sie gehörte zu den 374 Frauen der *Stern*-Aktion – hat es getan. Sie dokumentierte Aussagen verschiedener Männer, die im Nachhinein ihr Handeln bedauerten. Was in den Siebzigerjahren als Triumph gefeiert wurde, die Hoheit über Leben und Tod, löst heute keinen Jubel mehr bei den Betroffenen aus.

Das Leid der Männer, die wegen einer Abtreibung nicht Vater wurden, ist auch in meiner familientherapeutischen Arbeit ein wiederkehrendes Thema. Ein Klient erzählte mir seine Geschichte, die nicht untypisch ist. Er war als junger Mann verliebt in eine Frau, wollte sie heiraten und Kinder mit ihr haben. Dann wurde seine Freundin ungeplant schwanger. Als sie davon erzählte, war er überglücklich und freute sich auf seine zukünftige Familie. Sie aber eröffnete ihm, er sei nicht der richtige Mann. Deshalb wolle sie abtreiben und halte es für angebracht, wenn er sich an den Kosten beteilige. Er war wie vor den Kopf gestoßen. Nach weiteren Aufforderungen gab er ihr schließlich das Geld. Danach verließ sie ihn, und er verlor seine Freundin aus den Augen. Er hörte später nur, sie sei depressiv geworden.

Als er in meine Praxis kam, wollte er über nichts anderes sprechen. Fünfundzwanzig Jahre nach dem Vorfall hoffte er noch immer, diese Frau habe vielleicht doch nicht abgetrieben, und sein Kind sei am Leben. Er wünschte sich sehnlichst, es kennenzulernen. Oft hatte er Albträume, in denen sein Kind ihm erschien. Immer, wenn wir auf dieses Kind zu sprechen kamen, das zu seiner Obsession geworden war, brach er in Tränen aus.

Fast alle meine Klientinnen und Klienten, die eine Abtreibung erlebt haben, bereuen es heute. Und selbst manche der Frauen, die sich für die Abtreibungskampagne des *Stern* zur Verfügung gestellt hatten, tun es. Das Magazin *Cicero* befragte vor einigen Jahren ein paar der Aktivistinnen von einst, wie sie ihre damalige Stellungnahme sähen. Beeindruckt hat mich die Antwort der Hochschullehrerin Hilde von Balluseck: »Ich hatte gar keine Abtreibung hinter mir. Warum ich trotzdem unterschrieben habe? Weil ich es verantwortungslos fand, dass der Gesetzgeber den Schwangerschaftsabbruch in die Illegalität verbannt hatte.« Jahre danach änderte sie ihre Einstellung: »Später habe ich ein Kind bekommen. Die Schwangerschaft hat meine Haltung zur Abtreibung verändert. Bei einer der ersten Ultraschalluntersuchungen habe ich gesehen, wie sich mein Kind im Bauch bewegte. Da erst wurde mir bewusst, dass ein Embryo von Anfang an ein lebendiger, werdender Mensch ist.« Es habe damals eine gewisse Leichtfertigkeit im Umgang mit Abtreibungen gegeben, gesteht sie zu und schließt: »Abzutreiben bedeutet, ein Leben zu töten.«

Seelische Folgen der Abtreibung

Bis heute verschweigt man den Frauen und jungen Mädchen, die abtreiben wollen, welche Folgen sie auf sich nehmen. Man verschweigt ihnen, dass sie sehr viel von ihrer Leichtigkeit verlieren, weil sie eine Entscheidung treffen, die sie ihr ganzes Leben begleiten wird. Man sagt ihnen nicht, dass sie ein Stück von sich selbst töten. Man lässt sie nicht wissen, dass sie nicht selten auch dem Mann und dessen Familie Leid zufügen. Und man verschweigt ihnen, dass die bisherige Beziehung zum Partner damit unwiderruflich zu Ende ist. Was sie gemeinsam hatten, ist vorbei, sodass eine Trennung fast unausweichlich wird. Wenn die Paarbeziehung dennoch weitergeht, müssen die Beteiligten neu zusammenfinden.

Ich bin fassungslos und wütend, dass die seelischen und systemischen Konsequenzen eines Schwangerschaftsabbruchs in der Beratung nicht immer genug Raum erhalten. Wenn junge Frauen wirklich wüssten, dass ein Schwangerschaftsabbruch eben keine Lappalie ist wie ein Zahnarztbesuch, würden sich viele von ihnen, so vermute ich, dagegen entscheiden. Doch noch immer leben wir mit einer fatalen Gleichgültigkeit. Das Zulassen, das Gutheißen, das weitgehende Ausbleiben von Protest hat eine gesellschaftliche Atmosphäre geschaffen, in der ungeborenes Leben keine Rechte mehr hat.

Nur wenige trauen sich eine andere Meinung zu. So war ich überrascht, als *Zeit*-Chefredakteur Giovanni di Lorenzo vor Kurzem auf das Thema einging, in einem autobiografischen Buch, das er gemeinsam mit Axel Hacke geschrieben hat. Auf das Stichwort, was er wirklich bereue in seinem Leben, erzählt di Lorenzo die weit zurückliegende Geschichte einer Freundin. Sie war schwanger von ihrem Partner gewesen und unschlüssig, ob sie abtreiben sollte oder nicht. Obwohl der Mann sie liebte, war sie nicht sicher, ob er der Richtige sei. Einer der engen Freunde, die sie um Rat fragte, war di Lorenzo. Er riet nicht explizit zu, aber auch nicht ab.

In den folgenden Jahren beobachtete er, wie das gesamte Leben dieser Frau aus den Fugen geriet. Bald nach dem Abort trennten sie und ihr Partner sich. Danach hat sie sich nie wieder gebunden, auch beruflich gelang ihr nichts mehr. Sie zerbrach an der Entscheidung gegen ihr Kind. Rückblickend fühlt di Lorenzo sich schuldig, dass er den Konsens der Freunde geteilt hat. Seit er selbst Vater ist, schreibt er, sei ihm die ganze Dimension einer Abtreibung bewusst geworden. Und er bekennt, dass er dieser Freundin bis heute kein Foto seiner eigenen Tochter habe zeigen können.

Die abgetriebenen Geschwister

Einmal arbeitete ich mit einer Gruppe von Klientinnen im Alter zwischen 18 und 28 Jahren. In der Vorstellungsrunde erzählte ein Mädchen von seinen Ängsten. Wenn sie Fahrrad fuhr, musste sie sich zwanghaft immer umschauen, ob jemand sie verfolgt. Vor dem Schlafengehen schaute sie regelmäßig unter ihrem Bett nach, ob sich dort jemand versteckte. Oft hatte sie Todesangst. Nach einigem Zögern entschloss sie sich, ihre Angst aufzustellen. Es zeigte sich, dass sie verbunden war mit dem Schicksal eines älteren Geschwisters, das die Mutter im Alter von drei Monaten abgetrieben hatte. Die Abtreibung hatte zwölf Jahre vor der Geburt des Mädchens stattgefunden. Ihre scheinbar unerklärliche Todesangst bezog sich auf die Angst, wie das Geschwisterkind umgebracht zu werden.

Zum Aufstellungsseminar waren auch zwei Mütter mitgekommen. Die Mutter des Mädchens stellte sich mit ihrer Tochter zu ihren Stellvertreterinnen. In der Aufstellungsgruppe trauerten sie um das verlorene Kind. Das Mädchen sagte: »Erst jetzt wird mir klar, wie sehr mir dieses Geschwister fehlt. Ich hatte immer das Gefühl, da ist noch jemand.«

Im Laufe meiner Arbeit habe ich festgestellt, dass die Geschwister abgetriebener Kinder in der Regel unbewusst auf die Abtreibung reagieren, auch wenn ihre Mütter nie darüber gesprochen haben. Die Zahl der Betroffenen ist groß. Viele Frauen brechen die erste Schwangerschaft ab, möglicherweise deshalb, weil sie sich zu jung fühlen oder zunächst ihre Ausbildung beenden wollen. Nehmen wir an, solch eine Frau wird später Mutter. Ihr Kind wird dann als das erste gefeiert und wächst in dem Bewusstsein auf, das Erstgeborene zu sein. Dann aber zeigt sich ein bezeichnendes Phänomen: Das Kind fühlt sich nicht richtig an seinem Platz. Häufig wird es dadurch der Mutter gegenüber aggressiv und entwickelt Ängste und Unsicherheiten.

Ich erinnere mich an eine Fortbildung, in der mehrere Aufstellungen zu diesem Themenkomplex stattfanden. Etwa siebzig Frauen unter den weit mehr als hundert Teilnehmern wirkten von Tag zu Tag betretener. Viele sagten, jetzt erst verstünden sie, warum eine auffällige Aggressivität in ihrer Familie vorherrsche. Diese Mütter taten alles Erdenkliche, um ihr Kind zufriedenzustellen, doch es gelang ihnen nicht. Die Verstörung der Kinder war stärker als die Anstrengungen der Mutter. Ein Ungleichgewicht machte sich bemerkbar.

In der Aufstellung lässt sich daran arbeiten. Dazu gehört zunächst einmal, dass die Mutter das abgetriebene Kind gleichsam zurück in den Schoß der Familie holt. Das Ordnungsprinzip eines Familiensystems verlangt, dass dem ersten Kind der erste Platz und die Anerkennung gebührt.

Die betroffenen Frauen können sich beispielweise während einer Aufstellung beim Stellvertreter des ungeborenen Erstlings bedanken, dass es verzichtete, weil es nicht in das Leben der Mutter passte. Für das zweite und alle weiteren Kinder wiederum ist es wichtig zu wissen, dass es einen Bruder oder eine Schwester hat. Obwohl sie nicht leben, sind diese atmosphärisch sehr präsent. Wenn die Mutter-Kind-Beziehung sich gut entwickeln soll, wird man nicht umhinkommen, den nachgeborenen Geschwistern irgendwann auseinanderzusetzen, warum die Mutter dem älteren Kind das Leben verweigert hat. Es sind Bewusstwerdungsprozesse, die heilend wirken, weil sie der Abtreibung ihre lebensverachtende Härte nehmen. Dann können Mutter und Kind gemeinsam trauern.

Eine weitere Facette dieser Thematik liegt in der unbewussten Angst der Geschwisterkinder vor der Mutter. Ohne zu wissen, warum, fürchten sie sich vor der Frau, die Leben spendete, aber auch tötete. Sie wissen nicht, was geschehen ist, doch sie spüren es. Die tödliche Energie bleibt präsent. Auch hier kann die Familienaufstellung für heilsame Klarheit sorgen, im besten Fall eine Aussöhnung in Gang setzen, die eine angstfreie Mutterbeziehung ermöglicht.

Ich schildere diese Dinge so ausführlich, weil sie in die komplexen familiären Verwerfungen nach Abtreibungen Einblick geben. Jeder Abort ist ein schicksalhaftes Ereignis, das Verunsicherungen in der Familie auslöst, diffuse Ängste, Verstörungen. Es bleibt nie bei der einmaligen Handlung der Abtreibung. Ein energetisches Feld entsteht, in dem Kinder keinen gesicherten Platz mehr haben. Manche Frauen erleben später ungewollte Kinderlosigkeit. Ärzte stellen dann organische Ursachen fest. Doch der Körper weigert sich zu empfangen, weil die Seele blockiert ist. Im weiteren Sinne könnte man die These wagen, dass eine Empfängnis vermieden wird, weil ein Kind spürt, dass es nicht willkommen sein könnte.

Vorgeburtliche Selektion

Bei aller Nachdenklichkeit, die sich zuweilen zeigt, bleibt die Missachtung für entstehendes Leben bei uns eine mentale und politische Realität. So rational auch die Gründe sein mögen, sich gegen ein Kind zu entscheiden, so geschickt die Abtreibung auch gerechtfertigt wird, sie bleibt eine Auslöschung von Leben. Und die Tendenz, sich zum Herr über Leben und Tod zu machen, geht längst einen Schritt weiter. Durch die Präimplantationsdiagnostik wurde eine neue Option geschaffen: die Selektion.

Bei der In-vitro-Fertilisation werden üblicherweise mehrere Eizellen befruchtet, aber nur eine von ihnen wird in die Gebärmutter eingesetzt. Wer, so lautet ein verbreitetes Argument, wolle da nicht behinderte Kinder ausschließen? Und die »minderwertigen« befruchteten Eizellen wegwerfen? Anlässlich einer Podiumsdiskussion wurde die ehemalige Justizministerin Brigitte Zypries gefragt, ob sie nicht Skrupel habe, dass Eltern und Ärzte sich die Rolle des Zensors über lebenswertes oder unwertes Leben anmaßten. Sie selbst hat übrigens keine Kinder. Nein, antwortete sie sinngemäß, was da in der Petrischale liege, sei doch noch kein Leben. Was aber liegt in der Petrischale? Ein bloßer Zellhaufen?

Mich befällt tiefes Unbehagen bei solchen Aussagen. Sie erinnern an die emotionale Kälte der Rassefanatiker des Dritten Reiches, die einen »gesunden Volkskörper« schaffen wollten. Viele Ärzte ließen sich damals zu Werkzeugen der Euthanasie machen. Daneben entstanden gleichsam Zuchtfantasien, die im berüchtigten »Lebensborn«-Projekt ihren Ausdruck fanden.

Der Verein »Lebensborn e.V.« war 1935 auf Initiative Heinrich Himmlers gegründet worden und unterstand organisatorisch der SS. Aufgrund »rassehygienischer« Konzepte fanden vor allem ledige Schwangere Aufnahme, die umfangreiche Abstammungsnachweise und Gesundheitszeugnisse vorlegen mussten. So sollten

Abtreibungen verhindert und die Geburtsrate »arischer« Kinder erhöht werden. Lebensborn-Heime gab es in Deutschland, aber auch in Norwegen und anderen europäischen Ländern. Eine neue Generation gesunder blonder Kinder war das Ziel. Dafür verschleppte man sogar hellhaarige, blauäugige Kinder aus den sogenannten Ostgebieten in Lebensborn-Heime, um sie später SS-Angehörigen zur Adoption zur Verfügung zu stellen. »Unwertes« Leben dagegen wurde bekanntlich der Vernichtung preisgegeben.

Heute entscheiden die Eltern, nicht der Staat, ob sie ihr ungeborenes Kind leben lassen oder nicht. Kürzlich wurde ein Verfahren entwickelt, bei dem schon die Blutprobe einer Schwangeren ausreicht, um genetisch bedingte Krankheiten sichtbar zu machen – ein weiterer Schritt in Richtung Selektion. Denn es liegt auf der Hand, dass nach der solcherart gewonnenen Diagnose sogenannter Erbkrankheiten die Abtreibung eine naheliegende Option ist. Niemand macht sich offenbar Gedanken darüber, welche Konsequenzen sich dadurch für die betroffenen Familien ergeben.

In der Familienaufstellung sind alle Kinder präsent, auch die abgetriebenen, auch Fehlgeburten. Sie gehören zum Geschwistersystem. Verlorene Kinder oder Kinder, die nicht leben durften, haben in Aufstellungen ganz besondere Auftritte. Meist ist es so, dass der Klient oder ein anderer Teilnehmer der Gruppe spürt, dass noch eine Person fehlt. Sie wird dann durch einen weiteren Stellvertreter in die Aufstellung hineingenommen. So komplettiert sich das Bild der Geschwisterfolge.

Dies sind Zusammenhänge, die wir respektieren sollten. So verständlich der Wunsch nach einem gesunden Kind ist, auch nach einem Wunschkind, das zur richtigen Zeit kommt, so verhängnisvoll ist die leichtfertige Vernichtung entstehenden Lebens. Ich glaube, dass wir viel mehr Aufklärung brauchen, was Abtreibungen betrifft. Möglicherweise finden wir dann auch zum grundsätzlichen Respekt vor der Familie zurück. Das würde ich mir jedenfalls wünschen.

Anerkennung der Frauen

Eine verantwortliche Vorstellung davon, wie ein modernes Familienleben mit Kindern aussehen könnte, ist nur durch ein differenziertes Geschichtsbewusstsein zu haben. Dabei ist es wichtig, dass wir unseren Blick nicht starr auf das Dritte Reich richten. Es hat eine deutsche Geschichte vor Hitler gegeben. Gerade aus dem 19. Jahrhundert ist vieles Positive vergessen, unaufgearbeitet und verdrängt, was unser Leben noch heute bestimmt.

So repräsentierten die Deutschen am Ende des 19. Jahrhunderts eine Leitkultur für die ganze Welt, gemeinsam mit England und Frankreich. Man denke nur an Karl Marx, an Helmholtz, Siemens, Virchow oder die Brüder Humboldt. Japan kopierte unser Rechtssystem, die Vereinigten Staaten unsere höhere Universitätsbildung.

Die Unsicherheit und Unzufriedenheit der deutschen Frauen, ihre Zerrissenheit zwischen Familie und Beruf, häufig auch ihre Weigerung, Kinder zu bekommen, ist das Ergebnis einer Geschichte von Unterdrückung und Scham. Wenn man die alten Verletzungen und Erniedrigungen beider Frauenrollen, die der intellektuellen und der mütterlichen bedenkt, wird der Weg frei für einen Bewusstseinswandel. Wir brauchen neue weibliche Leitbilder. Und wir brauchen mehr Informationen etwa über frühe Frauenrechtlerinnen wie Louise Otto-Peters, die zu Unrecht vergessen ist.

Wir sollten die Frauen würdigen, gerade in ihrer Mutterrolle. Andernfalls können wir noch so viele Krippen bauen, die Frauen werden nicht mehr Kinder bekommen, solange sie als Mütter abgewertet werden. Gleichzeitig ist der Wunsch verständlich, den Vätern per Gesetz nicht nur Zeit für intensive Vaterschaft zuzugestehen, sondern ihnen diese auch abzuverlangen. Die enge Bindung der ersten vier Jahre an die Mutter kann der Vater jedoch kaum ersetzen. Dann aber hat er die gleiche Bedeutsamkeit für das Kind und die gleichen Pflichten ihm gegenüber wie die Mutter.

Man spricht im Zusammenhang mit den ersten vier Lebensjahren auch von einer »unsichtbaren Nabelschnur« zwischen Mutter und Kind, die während der »psychischen Geburt« eng miteinander verbunden sind. Diese Bindung sollte so lange gesellschaftlichen Schutz genießen, bis das Kind die seelische Kraft hat, die Nabelschnur von sich aus zu durchtrennen. Diese ausstrahlende Kraft ist es, um die wir Menschen beneiden, denen eine in dieser Hinsicht optimale Kindheit geschenkt wurde.

Eine Renaissance der Familienkultur, die alle Facetten von Bindung, Liebe, Verlässlichkeit und Respekt einbezieht, würde unsere Gesellschaft verändern. Es würde ein Klima des Miteinanders geschaffen, das dem Zusammenleben eine warme, familiäre Komponente zurückgeben könnte. Wir alle sehnen uns danach. Wir alle leiden an der Kälte und Distanziertheit unserer Gesellschaft. Befreien wir uns von überkommenen familienfeindlichen Ressentiments und Ideologien. Reflektieren wir deren Ursachen. Anlass dafür haben wir mehr als genug.

7. Kapitel

Die Überwindung der Angst

Wie wir zu einem positiven Selbstbild finden

Antoine de Saint-Exupéry sagte einmal: »Nur das Unbekannte ängstigt den Menschen. Sobald man ihm die Stirn bietet, ist es schon kein Unbekanntes mehr.« Wie aber sollen wir zu den Wurzeln unserer Angst vordringen, wenn wir nicht wissen, warum wir derart negativ auf uns und die Welt schauen? Die Angst vor dem Scheitern begünstigt das Scheitern, das ist meine Erfahrung aus mehr als zwölf Jahren therapeutischer Einsichten. Viele Klienten leiden. Ihr Verhalten aber löst das Befürchtete geradezu aus, ganz nach dem Prinzip der sich selbst erfüllenden Prophezeiung. Sie führen das Misslingen unbewusst herbei, fühlen sich danach aber in ihren Ängsten bestätigt, statt den Ängsten die Stirn zu bieten, wie Saint-Exupéry sagt.

Unsere Gedanken haben die Kraft von Handlungen. Jeder Gedanke erzeugt ein Energiefeld, und in diesem ereignet sich genau das, was jemand für möglich hält. Wenn diese Einsicht verbreiteter wäre, würden wir sorgsamer mit unseren Gedanken umgehen.

Ererbte Angst

In den vorhergehenden Kapiteln wurde deutlich: Wir sind Träger eines kollektiven Gedächtnisses. Darin sind Erfahrungen vorhergehender Generationen aufbewahrt, die berechtigte Ängste gehegt haben. Bis heute jedoch leben wir mit diesen Ängsten, obwohl wir nicht befürchten müssen, vertrieben, massenhaft vergewaltigt oder ermordet zu werden. So erben wir das Schicksal früherer Generationen und übernehmen deren Traumata. Der Psychoanalytiker Werner Bohleder schildert diesen Mechanismus in Bezug auf jene Generation, die den Krieg erlebt hat: »Die traumatische Realität überrennt die Abwehr des Ichs und seine adaptiven Ressourcen, bringt immer mehr Hilflosigkeit, automatische Angst und eine Regression auf archaische Ich-Funktionen mit sich. Durch die Angst wird der seelische Schutzschild durchbrochen, der Organismus durch nicht zu bewältigende Quantitäten von Erregungen durchflutet, wodurch das Ich in einen Zustand völliger Hilflosigkeit gerät.«

Die Zeiten haben sich geändert, die Symptome sind geblieben. Wir werden von Angst und Hilflosigkeit unserer Vorfahren beherrscht, weit stärker, als wir vermuten. Den meisten Menschen fällt das zuerst am Arbeitsplatz auf. Die Forschungsgruppe Psychosomatische Rehabilitation an der Berliner Charité hat dazu ein Projekt vorgestellt, in dem sie Arbeitsplatzängste untersucht. 67 Prozent der Klienten, die von der Abteilung Psychosomatik und Verhaltenstherapie des Rehabilitationszentrums Seehof betreut werden, sprachen von generalisierten, sozialen und situationsbedingten Ängsten am Arbeitsplatz. Oft führen sie bis zur Berufsunfähigkeit. Angst vor Versagen, Angst vor Kollegen und Chefs sowie Überforderung sind die am häufigsten genannten Störungen. Sie überdecken meist, dass tiefer gehende Konflikte vorliegen, die dann auch zu beruflichen Schwierigkeiten führen.

In meine Praxis kommen häufig Klienten, die vorrangig an ihren Problemen im Job arbeiten möchten. Verblüfft stellen sie dann fest, dass es nicht ihr Job ist, der sie ängstigt. Die Dynamiken zeigen sich zwar unter anderem dort, haben aber andere Ursachen. Doch die

Fixierung auf berufliche Probleme kommt nicht von ungefähr. Ich vermute, dass es allgemein leichter fällt, über belastende berufliche Situationen zu sprechen, da solche Themen leichter akzeptiert werden als existenzielle Verunsicherungen. Deshalb kann die Auseinandersetzung mit dem beruflichen Umfeld ein Einstieg sein, die familiären Lebensthemen zu erforschen.

Die Abspaltung von Angst

Unkontrollierbare Ängste stürzen uns ins Bodenlose. Sie überwältigen die Betroffenen und zeigen sich nicht zuletzt in körperlichen Erkrankungen. Das macht viele wütend. Sie fragen sich: Warum ausgerechnet ich? Warum hat es nicht jemand anderen getroffen? Viele bekämpfen daher ihre Angst wie einen Feind. Sie spalten sie von ihrer Persönlichkeit ab, als gehöre die Angst nicht zu ihrem Selbst. Gleichzeitig fällt es ihnen immer schwerer, den emotionalen Zugang zu sich zu finden.

Deshalb ist es kein Zufall, dass neue äußere Anlässe willkommen sind, um der Angst eine rationale Basis zu geben. Wer sich seiner Ängste schämt, weil er sich durch sie als schwach und defizitär empfindet, wird seine Furcht umso bereitwilliger auf Phänomene richten, deren Angstpotenzial gesellschaftlich akzeptiert ist. Und er wird auch nur dann die Implikationen für sich selbst im Tagesgeschehen wahrnehmen.

Es war beispielsweise aufschlussreich, wie in Deutschland die Reaktorkatastrophe von Fukushima aufgenommen wurde. Der Risikoforscher Ortwin Renn sah in Deutschland wenig Empathie für die japanischen Opfer, dafür viel persönliche Betroffenheit: »International nahmen die Medien das Erdbeben und den Reaktorunfall sehr unterschiedlich auf. Hierzulande dominierte Fukushima tatsächlich schnell die Schlagzeilen. Betrachtete man dagegen BBC,

CNN oder internationale Magazine, so standen dort die Tsunamiopfer im Vordergrund. In Deutschland polarisiert die Atomfrage anscheinend die öffentliche Meinung so stark, dass dies alles andere rasch in den Hintergrund drängt.« Was bedeutet das für mich, war die bange Frage der Deutschen, weniger die Sorge darum, was die Katastrophe für Japan bedeute.

»Freude und Angst sind Vergrößerungsgläser«, schrieb einst der Schweizer Schriftsteller Jeremias Gotthelf. Anlässe für die Projektion eigener Ängste auf reale Vorkommnisse gibt es genug, heißen sie nun Stuttgart 21, EHEC oder atomare Bedrohung. Die persönliche Risikoeinschätzung folgt einem Muster, das gleichsam die Rechtfertigung von Ängsten sucht. Gerade die oft übertriebene Angst vor Großtechnologien zeichnet uns Deutsche aus, und die Gefahren werden tatsächlich wie unter einem Vergrößerungsglas als lebensbedrohlich bewertet. Die Diskrepanz zwischen der Realität und ihrer Bewertung steigert sich infolgedessen unaufhörlich.

Zukunftsangst wird zu einem legitimen Gefühl. Wer dagegen für Mäßigung oder gar Optimismus plädiert, gilt leicht als fahrlässig verharmlosend. Die Mahner haben Konjunktur, die Apokalyptiker und Weltuntergangspropheten. Wer Zukunftsangst hat, darf sich größerer Wertschätzung erfreuen als Menschen, die eher rational und gelassen auf beschworene Katastrophen reagieren.

Perspektiven

Wie können wir unsere Ängste überwinden? Auf dem Therapiemarkt wird eine Fülle verschiedener Angsttherapien angeboten, unter anderem Verhaltenstherapien, die den Klienten Schritt für Schritt an den Gegenstand seiner Angst heranführen. Doch das bleibt in meinen Augen eine schwache Option. Irrationale Ängste mag man anschließend einigermaßen kontrollieren können, die

Gründe dafür bleiben jedoch unbearbeitet. Die Familienaufstellung ist demgegenüber eine große Chance, verborgene Ursachen zu klären – Familiengeheimnisse, Familienaufträge, Identifikationen mit Tätern und Opfern, Pflicht zum Verzicht. Als Träger von Informationen, die frühere Generationen betreffen, kann nur die Beschäftigung mit deren Themen zur Überwindung von Ängsten führen. Am sinnfälligsten erlebe ich das immer wieder bei Bindungsängsten. Ist dem Klienten erst einmal bewusst, dass er möglicherweise mit einer abgewiesenen Verlobten des Großvaters identifiziert ist oder mit der Tante, die ihre große Liebe der Familienräson opfern musste, kann er sich von diesem Schema lösen. Er wird frei für Bindungen, da er nicht länger Stellvertreter übernommener Traumata ist. Er muss nicht mehr vor dem Gelingen fliehen, das ihm die Verstrickung mit Familienschicksalen untersagt.

Diese Bewusstwerdungsprozesse lassen sich auf kollektive Ängste übertragen. Sie sind untrennbar verbunden mit Scham und nicht gelebter Trauer. Zutrauen und Selbstwertgefühl werden die Deutschen nur entwickeln können, wenn sie Opfer und Täter gleichermaßen betrauern und sich von den Schuldgefühlen befreien, die ihre Lebensangst erzeugen.

Es geht um die Heilung einer Nation durch aktive Beschäftigung mit ausgegrenzten Schicksalen. Wer ausgrenzt, macht sich selbst zum Außenseiter. Zeitgeschichtliches Wissen ist für diese Klärung notwendig, Empathie für Einzelschicksale und die Bereitschaft, sich selbst im historischen Kontext zu verorten.

»Ich achte dein Schicksal«, ist ein zentraler Satz in der Familienaufstellung. Und: »Jetzt sehe ich dich. Jetzt sehe ich dich ganz. Jetzt sehe ich dich mit allem, was dazugehört.« Und: »Ich achte dein Schicksal und lasse es ab jetzt bei dir.« Die Voraussetzung dafür ist weniger Wissen als Fühlen. In den Familien wurde aus vielerlei Gründen sehr viel abgespalten. Daher blieb es den meisten Kindern verwehrt, die familiären Lebensthemen auszumachen und das

Schicksal der Vorfahren anzuerkennen, mit allem, was dazugehört. So können sie auch nicht deren Seelenanteile in ihren eigenen Seelen erfassen. Sie verstehen nicht, warum sie Ängste und Schuldgefühle haben, wenn ihnen etwas gelingt, und warum sie unbewusst manchmal alles dafür tun, das Gelungene zu zerstören. »Ich habe das Gefühl, als ob mir das nicht zustünde« ist eine immer wieder gehörte Äußerung von Klienten; sie markiert Blockaden. In der Alltagssprache gibt es eine Fülle von Sprüchen, die in eine ähnliche Richtung zielen: »Das ist jetzt zu schön« oder »Es ist zu schön, um wahr zu sein«. Der Subtext lautet: »Ich traue dem Schönen nicht, weil ich es nicht verdient habe.« Viele können beispielswiese nicht das kleinste Kompliment ertragen. Sagt man etwa einer Frau, sie habe ein hübsches Kleid an, wird sie sich so unwohlfühlen, dass sie antwortet: »Ach, das Kleid ist uralt und aus dem Ausverkauf.«

In der Tat: Schön ist das meiste nicht, was sich im letzten Jahrhundert zugetragen hat. Ein ganzes Volk wollte daran glauben, dass es ihm gut ging, dass es einem starken, überlegenen Deutschland angehörte. Ein ungehemmter Nationalstolz erfüllte im Dritten Reich die meisten Menschen, und auf jeden schien ein wenig von dem Glanz zu fallen, den das Regime verbreitete, den es aber auch mehr und mehr vorgaukelte. Irgendwann, als die Diktatur bereits fest installiert war, stellten viele erst fest, dass sie einer perfiden Propaganda auf den Leim gegangen waren. Der Vater einer Klientin, der den Russlandfeldzug überlebt hatte, sagte seiner Tochter später: »Jetzt weiß ich, wie sich ein Hund fühlt, der einen Igel gebissen hat, weil er ihn für einen Hasen hielt.«

Die Schuldgefühle, die mit dieser Erfahrung einhergingen, sind noch nicht vergangen. Und sie werden von politisch korrekten Meinungsmachern weiter befeuert. Vieles ist uns gelungen in der Bundesrepublik. Man könnte die Zeit von 1945 bis heute als erstaunliche Erfolgsgeschichte erzählen. Stattdessen neigen wir Deutschen dazu, unsere Verdienste herunterzureden. Es darf uns gar nicht gut gehen.

Wir sind durch und durch von Scham erfüllt, und dazu haben wir ja auch einigen Anlass. Es hilft uns allerdings nicht, wenn wir uns für andere schämen, sozusagen fremdschämen. Wenn wir es dennoch tun, hat das mit dem politischen Klima, aber auch mit der Familienzugehörigkeit zu tun. Viele finden es unerhört, dass ihre Familien damals auch gute Stunden erlebten, und geradezu obszön, dass einige in jener Zeit glücklich waren.

Was die eigene Familie mit angerichtet hat, beschädigt den Familienstolz. Deshalb überwiegen Scham und Schuld in der Selbstwahrnehmung, manchmal auch Selbsthass. So entstehen Ängste, die weithin blockierend wirken und nur mit professioneller Hilfe erkannt und aufgelöst werden können.

Was uns lähmt, als Individuen und als Deutsche, ist unser Anspruch auf Vollkommenheit. Dabei sind es unsere eigenen Maßstäbe, die versagt haben. Wir stemmen uns wütend gegen das, was unsere Ahnen, was das Schicksal uns zugemutet hat. Aber wenn wir weiterhin *lediglich* die kollektive Geschichte betrachten, wenn wir unsere Angehörigen weiter ausblenden, wenn wir uns nicht bemühen, sie ganz wahrzunehmen, bleiben wir in Selbsttäuschung und Hass stecken und werden krank. Unterschwellig tragen wir dann die zerstörerischen Traditionen weiter. Dann hätte Hitler, hätte das Böse am Ende doch noch gesiegt.

Der Israeli Avraham Burg schrieb kürzlich: »In der Gefängniszelle der Menschheit ist nur noch ein Häftling aus den finsteren Zeiten übrig geblieben, und das ist Deutschland. Es gibt sicher manche, die das rechtfertigen und behaupten werden, Deutschland habe es für immer verdient.« Nach Meinung von Burg leben Juden und Deutsche jedoch »an einem Meer gemeinsamer Qualen«. Deshalb lautet sein Appell an die Juden: »Hitler besiegen.« Auch wir Deutschen müssen uns von der Fixierung auf den Holocaust lösen. Wie Burg meine ich, wir alle »sollten nicht in der Vergangenheit leben, sondern von ihr geheilt werden«.

In meiner familientherapeutischen Arbeit habe ich immer wieder erlebt, dass übernommene Schuld eine Ursache für defizitäre Lebensgefühle und Ängste sein kann. Es reicht sogar schon aus, dass eine Schuld nur gemutmaßt oder unterstellt wird. Die Nachkommen tragen schwer daran. Sie schämen sich ihrer Bedürfnisse, ihrer Freuden, sie neigen zu Schuldgefühlen, wenn Beziehungen gelingen und der berufliche Erfolg sich einstellt. So ängstigen sie sich vor dem Verlust und stellen alles wieder infrage, riskieren Streitigkeiten, wenden sich von ihren Familien und ihren Partnern ab. Die Gründung einer Familie wird ein unerreichbares Ziel, weil sie sich nichts zutrauen, auch nicht die Erziehung von Kindern. Sie meinen, sie hätten nichts zu geben, verstrickt in die Scham, die sie blockiert. Ich halte es für höchste Zeit, dass wir diese Unwertgefühle überwinden – nicht durch Verdrängen, sondern durch Hinschauen. Sonst verlieren wir jede Zukunftsfähigkeit, im privaten wie im gesellschaftlichen Umfeld.

Fragen

Wer sich ernsthaft mit seiner eigenen Familiengeschichte beschäftigen möchte und mit der Ursache seiner Ängste und Nöte, kann beispielsweise folgenden Fragenkatalog beantworten, den ich in Anlehnung an Bertold Ulsamer formuliert habe. Er erlaubt eine erste Auseinandersetzung mit dem Familienschicksal:

Die Herkunftsfamilie

- Wie haben sich Ihre Eltern kennengelernt?
- Wie alt waren Mutter und Vater damals?
- Wie alt waren sie, als sie geheiratet haben?

- Wenn sie nicht geheiratet oder sich später getrennt haben, was war der Grund?
- Waren die Eltern die ersten Partner füreinander?
- Gab es bei der Mutter frühere wichtige Lieben, Verlobte oder Ehepartner?
- Beim Vater?
- Wie viele Geschwister (auch Halbgeschwister) haben Sie?
- Wie viele Geschwister hat die Mutter?
- Wie viele Geschwister hat der Vater?

Früher Tod in der Familie

- Haben Sie unter Ihren Geschwistern früh Verstorbene, die jünger als dreißig Jahre alt waren? Totgeburten?
- Sind Ihre Mutter oder Ihr Vater gestorben, bevor Sie erwachsen waren?
- Hat eines Ihrer Geschwister ein »besonderes Schicksal«?
- Gibt es früh Verstorbene unter den Geschwistern der Mutter oder des Vaters?
- Gibt es früh Verstorbene unter den Geschwistern der Großeltern?
- Gibt es Väter oder Mütter, die gestorben sind, als ihre Kinder unter 16 Jahren waren?
- Starb eine Frau in der Familie während der Geburt, an deren Folgen, oder trug sie schwere Schäden davon?

Verbrechen, Unrecht, schwere Schuld

- Hat ein Mitglied der Familie Verbrechen wie Mord oder Totschlag begangen? Kam jemand auf diese Weise um?

- War ein Mitglied der Familie Täter oder Opfer von sexuellem Missbrauch?
- War jemand in den Nationalsozialismus verstrickt? In welcher Form?
- Befürchten Sie bei einem Ihrer Familienmitglieder, es könnte sich schuldig gemacht haben, oder unterstellen Sie es?
- Hat jemand unrechtmäßig vererbt oder beerbt?

Ausschluss aus der Familie, Verlust der leiblichen Eltern und der Heimat

- Hat jemand aus der Familie Selbstmord begangen?
- Wurde jemand Opfer eines Verbrechens?
- War jemand körperlich oder geistig behindert?
- Gab es Aufenthalte in der Psychiatrie?
- Gab es Aufenthalte im Gefängnis?
- Ging jemand bankrott?
- War jemand homosexuell?
- Ist jemand auf andere Art und Weise aus der Familie ausgeschlossen worden?
- Ist jemand ausgewandert?
- Gibt es nicht eheliche Geburten?
- Wurde ein Kind früh an Pflegeeltern und Verwandte weggegeben?
- Gibt es Adoptionen?
- Wurde jemand aus seiner Heimat vertrieben oder ist von dort geflohen?
- Gibt es andere tragische Schicksale, die durch den Krieg bedingt sind?
- War jemand Opfer oder Zeuge von Vergewaltigungen?
- Haben Sie Eltern aus zwei Nationalitäten?

- Gab es ein tragisches Schicksal in anderer Form?
- Gibt es diese Schicksale in der Familie der Mutter oder des Vaters?
- Gibt es diese Schicksale in den Familien der Großeltern oder der Urgroßeltern?
- Gab es und gibt es andere schwere Krankheiten oder chronische Leiden, Ängste, Probleme, Beschwerden?

Die Beantwortung dieser Fragen wird vermutlich einige Zeit erfordern. Auch werden Sie bemerken, dass Sie viele Wissenslücken haben, die nur schwer zu schließen sind. Doch die Anstrengung lohnt sich. Schon die Vergegenwärtigung besonderer Schicksale in der Familie wird Ihnen die Augen öffnen, welche Lebensthemen möglicherweise an Sie weitergegeben wurden. Sie können davon ausgehen, dass ein Bild entsteht, das von ihrem bisherigen Familienbild stark abweicht. Die vielen Glättungen, die wir nicht nur an unserer Biografie vornehmen, sondern auch an unserer Familiengeschichte, verstellen oft den Blick für ererbtes Leid und Unrecht. Trauen Sie sich, Geschwister, Eltern, Großeltern, Tanten und Onkel und deren Freunde nach dem zu fragen, was verschwiegen wurde. Was Sie über Lebensbedingungen, Arbeit und Freunde, über soziale und religiöse Einstellungen, über Gesundheit, Krankheit, Ernährung, Sorgen, Hoffnungen und Glaubenssätze Ihrer Vorfahren in Erfahrung bringen können, wird Sie zu Experten Ihrer Familiengeschichte machen. Dieses Wissen verleiht Macht, Macht über sich selbst.

Übernommene Gefühle sind keine unabänderlichen Persönlichkeitsanteile. Finden Sie sich nicht damit ab. Sie haben die Möglichkeit, Ihre Einstellung zum Leben positiv zu verändern. Und Sie werden bemerken, dass an die Stelle der Angst ein Gefühl tritt, das Sie in dieser Intensität vielleicht lange nicht mehr empfunden haben: Liebe. Es mag mittlerweile ein Gemeinplatz sein, dass nur der lieben kann, der sich selbst liebt. Dennoch hat der schlichte Satz nichts von seiner Gültigkeit verloren. Wenn Sie alle Angehörigen Ihrer Herkunftsfamilie wieder achten, vielleicht sogar mögen können, sind Sie auch fähig, Ihren Partner zu lieben, Ihre Kinder, Ihren Beruf, Ihre Freunde. Auf einer weiteren Ebene werden Sie sich dann möglicherweise auch als Angehöriger einer Nation lieben können, deren Schuldgefühle positive Selbstbilder jahrzehntelang verhindert haben. Es wäre mir eine große Freude, wenn dieses Buch dazu beitragen könnte, dass wir aus dem Schatten der Vergangenheit heraustreten – weil wir diese Vergangenheit kennen und akzeptieren.

Nachwort

Ich bin ein sehr unglückliches Kind gewesen. Krankheiten, Ängste und Depressionen begleiteten mich auch über weite Strecken meines Erwachsenenlebens. Das änderte sich erst, als ich begann, meine Familiengeschichte zu ergründen, als ich nach und nach in die Schuhe meiner Vorfahren schlüpfte.

Zunächst kostete mich das große Überwindung. Das Verhältnis zu meinen Eltern war schwierig gewesen. Keinen der beiden kannte ich richtig. Von den anderen Familienangehörigen wusste ich – abgesehen von ein paar nicht besonders großartigen Geschichten – auch eher wenig. Außerdem interessierten sie mich nicht wirklich. In ihrem Leben gab es viel Pflicht und wenig Freude, die Familienhistorie erschien mir Grau in Grau. Vieles lehnte ich ab, erschien mir vermieft, eng, war mir auch peinlich. In Bezug auf die Verbrechen der Nazis hatte ich meiner Familie nicht viel vorzuwerfen. Dennoch spürte ich, dass sie in irgendeiner Weise mit dieser Epoche verbunden war. Ich fühlte mich ihnen gegenüber überlegen, weiter, reifer, besser. Ich meinte zu wissen, was richtig und falsch, gut und böse ist. Ich meinte, smarter, erfolgreicher, weltläufiger zu sein. Das war ein großer Irrtum.

Nicht zuletzt, als ich Mutter wurde, stieß ich mit meiner Haltung an Grenzen. Natürlich wollte ich als Mutter alles anders und besser machen als meine eigene Mutter, wusste aber nicht genau, wie. Dafür war ich zu stark von den traditionellen Erziehungsmethoden geprägt, die ich als Kind hatte ertragen müssen. Nur eines wusste ich: Die althergebrachten Methoden waren in unserer aufgeklärten, demokratischen Lebensweise so gestrig wie das Patriarchat. Ich war ratlos. Was bedeutete das Leben mit jungen Menschen? Was bedeutete Erziehung für mich, wenn ich meine Kinder, anders als früher üblich, als gleichwertige Menschen betrachtete? Wenn ich sie zu einem friedlichen demokratischen Zusammenleben erziehen wollte?

Kopfzerbrechen machten mir zusehends Begriffe wie gegenseitige Achtung und Achtsamkeit. Immer häufiger fiel mir auf, dass ich nicht nur meinen Vorfahren, sondern auch meinem Volk keine Achtung entgegenbrachte. Stattdessen Urteile, Vorurteile und Scham darüber, dass der Nationalsozialismus so erfolgreich in die Köpfe vieler gedrungen war. Auch der Umgang mit mir selber war eher unachtsam und streng. Wie also sollte ausgerechnet ich dieses Vakuum füllen? Wie konnte ich die Mutter werden, die ich gerne sein wollte?

Erst als ich Anfang vierzig war, begann ich zu ahnen, dass meine Probleme in meiner Herkunftsfamilie wie auch in unserer Geschichte zu suchen waren. Ich begriff langsam, dass ich unauflöslich zu dieser Familie gehörte. Dass ich mich nur als Glied in der Kette meiner Familie in diesem Volk würde verstehen und mit mir umzugehen würde lernen können. Dass ich nur dann etwas für die Zukunft meiner Kinder tun konnte, wenn ich mich meinem festgefahrenen Denken und Fühlen stellen würde, bereit, mich zu entwickeln, mich zu verändern und verändern zu lassen.

Also begann ich, so gut wie möglich meine Familiengeschichte kennenzulernen. Mehr und mehr verstand ich die Einzelnen, sogar die, mit denen ich noch in der jüngsten Gegenwart die größten Schwierigkeiten gehabt hatte. Ich war erstaunt, von wie vielen Menschen ich zuvor nichts gewusst hatte, wie viel Verschwiegenes ich entdeckte und wie ich nun von innen her meine Familie begriff.

Während dieses langen Prozesses, den ich aktiv vorantrieb, verschwanden nach und nach die vielen körperlichen Beschwerden, die mich zuvor begleitet hatten. Ich wurde immer gesünder. Meine Ängste wichen Zuversicht, aus Ablehnung, Wut und Überheblichkeit wurden Liebe und Verstehen. Das kostete immer wieder Mut und auch manche Träne.

Doch es hat sich gelohnt. Seit ich weiß, woher ich komme, erkenne ich meine ererbten Seelenanteile. Ich weiß, mit wem ich auf welche Weise verbunden bin, und erlebe das als enorme Quelle der Kraft und der Liebe. Seit ich meine Wurzeln kenne und annehme, fühle ich auch meine Flügel.

Darum möchte ich allen Lesern ans Herz legen:

Berauben wir uns nicht unserer Vorfahren und unserer gemeinsamen Geschichte. Öffnen wir unsere Herzen und gestatten wir unseren Familien und den vergangenen Gesellschaften, so zu sein wie die heutigen auch: ein paar Helden, eine große Anzahl eher unauffälliger Menschen, die über ihre Alltagsbelange hinaus wenig wahrnehmen, einige Schurken, die zu kleineren und großen schlimmen Verbrechen in der Lage sind. Richten wir nicht über sie.

»Unsere Identität und unsere Lebensgestaltung ist – in den Kontinuitäten und selbst in den Brüchen – mit der unserer Großeltern und Eltern verbunden durch vielfältige familiale, regionale, politische und intellektuelle Überlieferungen«, schreibt Christoph J. Schmidt im Vorwort zu Dan Bar-Ons Buch *Die Last des Schweigens: Gespräche mit Kindern von Nazi-Tätern*. Leider haben wir viele Verbindungen gekappt.

Unser ganz persönlicher, privater Blick auf unsere Familien, auf ihre Schicksale, ihr Mitläufertum und ihre Täterschaft darf sich unterscheiden vom historischen Blick auf die große Schuld, die Deutsche während des Dritten Reiches auf sich geladen haben. Dieser persönliche Blick erlaubt uns, ja, er verlangt uns gänzlich andere Gewichtungen ab, als es dem von Deutschen angerichteten Unheil notwendig und angemessen ist.

Wenn wir die Chance ergreifen und weder urteilen noch verurteilen, wenn wir stattdessen zugewandte Fragen stellen, wenn wir alle Ausgeschlossenen ohne Ausnahme wieder dazugehören lassen, können unsere Seelen heil werden.

Wenn ich alle Ausgeschlossenen sage, meine ich auch die, die wir im Heute ausschließen. Diejenigen, die wir verleumden und mit übler Nachrede verfolgen. Diejenigen, die wir nicht wahrnehmen wollen, die wir nicht haben leben lassen. Auch unsere Gegner, denen wir Respekt und Anerkennung verweigern. Sie gehören alle ausnahmslos dazu.

Wie aber ist diese Heilung möglich?

Wenn wir wollen, dass Angst, Krankheit und Depression schwinden, müssen wir dem Schicksal zustimmen. So wie es war, so wie es ist. Wir sollten unsere Familien annehmen. So wie sie waren, so wie sie sind. Unsere Freunde, unsere Gegner, unser Land annehmen.

Es ist an der Zeit.

Danksagung

Aus dem Kreise derer, denen ich hier danken möchte, gehört mein Verleger Christian Strasser an die erste Stelle. Auf seinen Wunsch hin und dank seiner beträchtlichen Beharrlichkeit ist dieses Buch trotz meines anfänglichen Zögerns zustande gekommen. Die Ernsthaftigkeit und Fürsorge, mit der er mich während der Entstehungszeit begleitet hat, ist für mich beispiellos.

Er gehört zu der wachsenden Gruppe von Topmanagern, die erkannt haben, dass es das Gebot der Stunde ist, auch in den Führungsetagen der Global Player mehr als Bilanzen, Aktienkurse, Marktanteile und wirtschaftliches Wachstum in den Blick zu nehmen. Und die bereit sind, die damit verbundenen Konsequenzen zu tragen.

Gemeinsam teilen Christian Strasser und ich den Wunsch, jeder Deutsche möge um die in diesem Buch beschriebenen Zusammenhänge wissen. Vor einem Jahr bekam er den Hinweis von einem gemeinsamen Bekannten, dass ich mich mit den selbstzerstörerischen familiären und gesamtgesellschaftlichen Langzeitwirkungen der beiden Weltkriege, den Begleitumständen und Folgen beschäftige.

Es ist Christian Strassers Verdienst, dass sich ein ganzes Team innerhalb und außerhalb des Verlags mit dem Buchprojekt verbunden habt. In München war Caroline Colsman als Redaktionsleiterin verantwortlich. Meike Frese übernahm die Arrangements für das Hörbuch. Petra Lölsberg unterstützt den Verlag und mich von Berlin aus, Buch und Thema in die Welt zu begleiten. Diesen drei Frauen schulde ich herzlichen Dank. Ebenso Andrea Lux in Berlin, die bei der mühseligen Abfassung der Literaturliste keine Mühe gescheut hat und abends nicht mehr auf die Uhr schaute. Thomas Wendland hat das riesige Genogramm der Familie zu Guttenberg mit viel Mühe für das Buch grafisch bearbeitet. Vielen Dank dafür.

Besonders umarme ich auch diejenigen, die auf keinen Fall genannt werden wollen: innigen Dank!

Mein Mann hat mich während der zehnjährigen Aus- und Weiterbildungen begleitet und gestützt. Auf vieles in diesem Buch Beschriebene hat er sich tief mit eingelassen. Während fünfundzwanzig gemeinsamer Jahre mit endlosen Debatten bin ich die geworden, die ich jetzt bin. Er hat mich mit Anregungen versorgt, vor Irrtümern bewahrt und war mir in vielerlei Hinsicht ein Lehrmeister. Das gilt gleichermaßen für meine Kinder Anna und Moritz, die mich zuverlässig unterstützten.

Den für mich entscheidenden geistigen und intellektuellen Rahmen für meinen Weg bilden die bahnbrechenden Einsichten von Bert Hellinger, die sich aus seiner phänomenologischen Arbeit entwickelt haben. Dazu kommt Helm Stierlin, der Pionier der systemischen Familientherapie und Begründer der Heidelberger Schule. In meiner Blickrichtung endgültig bestätigt wurde ich von Hartmut Radebold. Seine Einladung zu den Treffen der an Deutschlands Universitäten interdisziplinär arbeitenden Forschungsgruppen über die Auswirkungen der Traumatisierungen der Kriegskinder des Zweiten Weltkriegs ermöglichten mir wichtige Informationen und Kontakte. Die drei Genannten zeichnet aus, dass sie integrativ und interdisziplinär fühlen, denken und arbeiten. Ich verdanke ihnen viel.

Ihr Geist ist in der Psychosomatischen Klinik Lahnhöhe zu finden. Manches, was meine Tochter Anna während ihrer Famulatur 2011 von dort tätigen Ärzten und Psychologen lernte, gab sie mir erfüllt weiter und konnte so in diesen Text mit einfließen. Es bestärkte mich und untermauerte eigene Beobachtungen.

Anna gebührt besonderer Dank. Ihr tiefes, ernsthaftes Interesse für Menschen, die stundenlangen Gespräche mit ihr über weite Entfernungen waren mir eine wesentliche und wertvolle Unterstützung. Das gilt auch für meinen Sohn Moritz, auf den ich mich immer verlassen konnte, wenn ich ihn um Hilfe bat. Vertrauensvoll schenken mir Beide Einblicke in das Denken und Fühlen ihrer Generation. In dem von Helm Stierlin angestrebten Sinne gingen wir als Familie einen langen Weg, machten gemeinsam eine lange Entwicklung. Ohne meinen Mann und meine Kinder ist meine Arbeit nicht denkbar. Durch die Fülle und den Reichtum, den sie mir durch ihr Verbundensein schenkten, sind sie die wahre Quelle meines Antriebs und meiner Kraft.

Ich danke meinen Freundinnen, die mich in den letzten Jahren intensiv auf meinem Weg begleitet haben. An erster Stelle möchte ich die Atemtherapeutin Renate Lilge-Stodieck nennen, Voicecoach und Gründerin und Chefredakteurin der *Epoch Times Deutschland*, der Zeitung der Exilchinesen. Auch Gabriele Küssner, Eurythmistin und Architektin, hat mich auf meinem geistigen Weg engagiert begleitet. Das Gleiche gilt für Julia von Grünberg, Historikerin und Buchautorin. Alle drei haben das Buch durch ihre Anregungen bereichert. Antje von Recklinghausen, Feldenkrais-Lehrerin und Sängerin, verdanke ich viele Einblicke in die Welt Rudolf Steiners.

Viele geistige Anregungen verdanke ich auch dem Kreis um Heinke Sudhof, aus dem mittlerweile der Verein Bewusstsein und Noetik e.V. geworden ist. Einer unserer Gäste dort war Günter Haffelder, Begründer und Leiter des Instituts für Kommunikation und

Gehirnforschung in Stuttgart. Er ist Physiker und Psychologe und hat uns den überraschendsten aller Vorträge gehalten. Die spektakulären Ergebnisse seiner Untersuchungen und Messungen zeigen einmal mehr, wie rasant sich die Erkenntnisse der modernen Wissenschaft dem alten Wissen der Menschheit annähern. Ich wünsche ihm weithin Beachtung.

Ich danke den Therapeuten und Lehrtherapeuten, die mir auf meinem Weg begegnet sind: Manfred Hiese hat mir vor fast vierzig Jahren in Hamburg das Leben gerettet, als ich mich nach einem wundervollen Jahr in Paris in Deutschland nicht wieder zurechtfand. Später in Berlin begleitete mich Sybille Weidmann auf meiner Entwicklungsreise. Beide Psychoanalytiker hielten mich und meinen Schmerz über lange Jahre aus.

Die wesentlichsten und ganz neuen Entwicklungen und Erkenntnisse verdanke ich Bert Hellinger und seinen Schülern der ersten Generation wie Gunthard Weber und Laszlo Mattyasovszky. Dank der Hinweise, die eine von Laszlo geleitete Aufstellung mir gab, konnte ich herausfinden, dass ich zwei verschwiegene Großonkel hatte, die durch die Adoptiveltern meiner Mutter zu meinem Familiensystem gehören. Während der Diktatur der Nationalsozialisten wurden sie aus dem heimatlichen Nordstemmen zu Füßen der Liebenburg, wo sie gut integriert in der Großfamilie lebten, weggeschafft. Sie entgingen der Euthanasie durch den Mut der Menschen in der Heilanstalt Bethel. Ohne ihre Entdeckung wäre dieses Buch nicht entstanden. Ich stelle mir bei meiner Arbeit immer vor, sie würden zuhören – oder in diesem Falle mitlesen –, so wie die Millionen durch Krieg und Gewalt im letzten Jahrhundert Umgekommenen auch. Allen gemeinsam ist dieses Buch zugedacht.

Genogramm-Beispiel

Genogramm von Karl-Theodor von und zu Guttenberg

Dieses Genogramm soll beispielhaft zeigen, wie breit gefächert unsere Einflusssysteme sind, und soll zur Nachahmung anregen. Die Beschriftungen zeigen in knappster Form einige systemrelevante Informationen in Bezug auf die Fragestellung: Wie weit könnte das Verhalten Karl Theodor zu Guttenbergs (siehe auch Seite 161ff.) durch die Vorkommnisse, Konstellationen und Art der Beziehungen in seiner Familie bedingt gewesen sein? Die Auswahl der Merkmale zielt nicht auf Wertungen, sondern auf Wirkungen ab und ist höchst subjektiv.

Die Grundlage des Familienstammbaums ist das umfangreiche und sorgfältig recherchierte Buch *Guttenberg* der FAZ-Redakteure Eckhard Lohse und Markus Wehner. Weiteres Material wurde nicht verwendet. Somit erhebt dieses Genogramm keinerlei Anspruch auf Richtigkeit oder Vollständigkeit. Die verwendeten Inhalte wurden allesamt von der Familie selbst veröffentlicht.

Genogramm Freiherr Karl-Theodor von und zu Guttenberg

Teil 1: väterliche Linie (Stand September 2011)

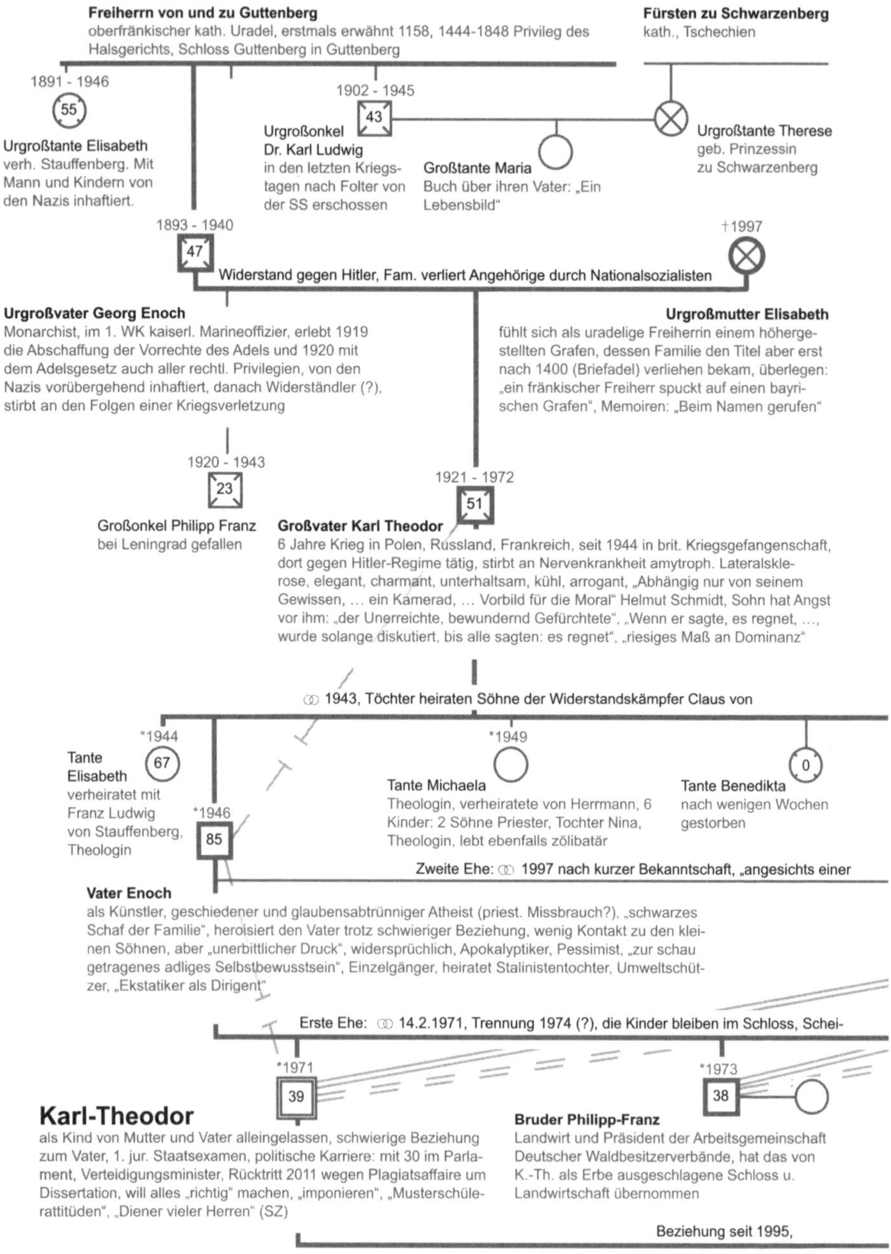

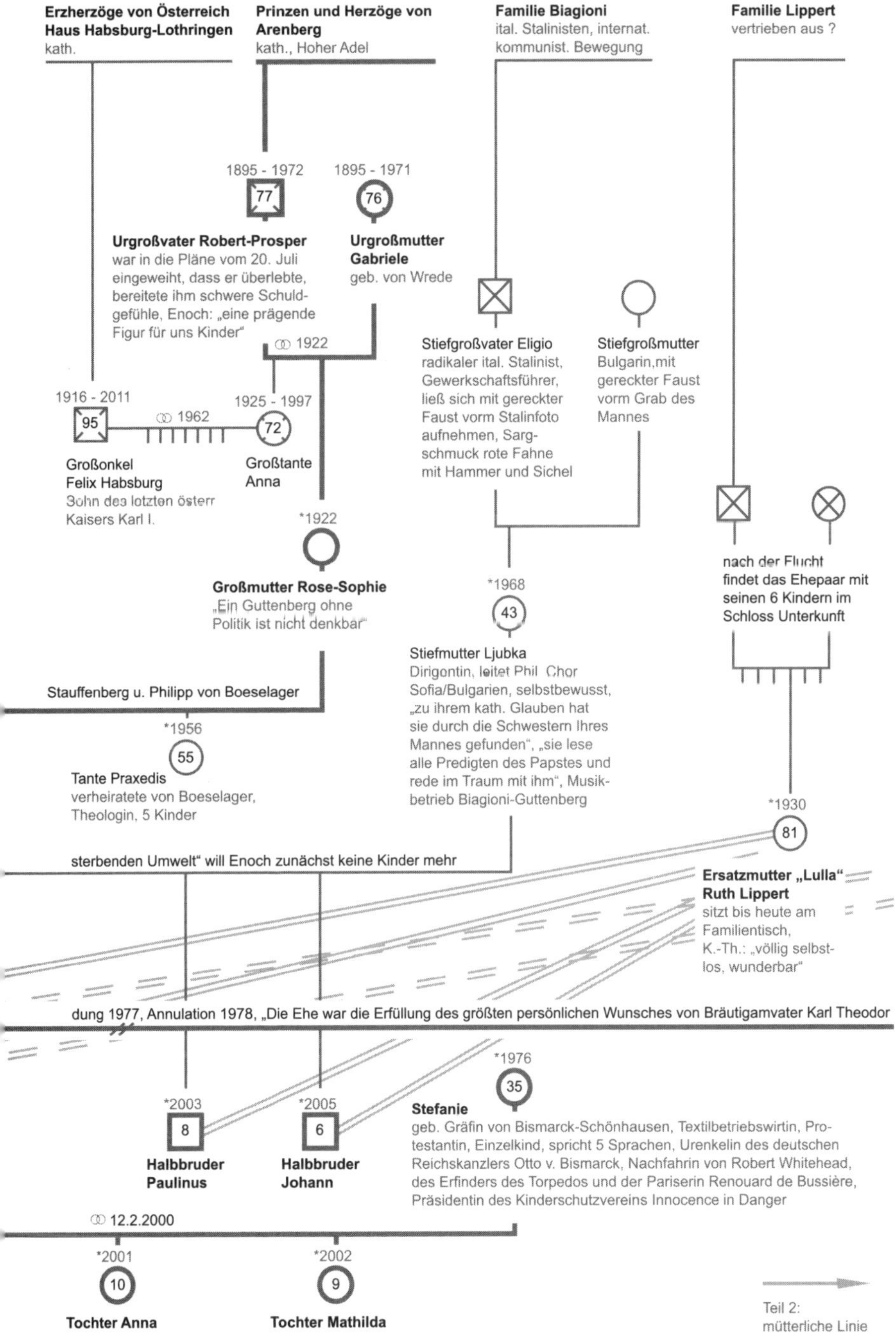
Erzherzöge von Österreich
Haus Habsburg-Lothringen
kath.
Prinzen und Herzöge von
Arenberg
kath., Hoher Adel
Familie Biagioni
ital. Stalinisten, internat.
kommunist. Bewegung
Familie Lippert
vertrieben aus ?
1895 - 1972
77
Urgroßvater Robert-Prosper
war in die Pläne vom 20. Juli
eingeweiht, dass er überlebte,
bereitete ihm schwere Schuld-
gefühle, Enoch: „eine prägende
Figur für uns Kinder“
1895 - 1971
76
Urgroßmutter
Gabriele
geb. von Wrede
Stiefgroßvater Eligio
radikaler ital. Stalinist,
Gewerkschaftsführer,
ließ sich mit gereckter
Faust vorm Stalinfoto
aufnehmen, Sarg-
schmuck rote Fahne
mit Hammer und Sichel
Stiefgroßmutter
Bulgarin,mit
gereckter Faust
vorm Grab des
Mannes
ꝏ 1922
1916 - 2011
95
ꝏ 1962
1925 - 1997
72
Großonkel
Felix Habsburg
Sohn des letzten österr
Kaisers Karl I.
Großtante
Anna
*1922
Großmutter Rose-Sophie
„Ein Guttenberg ohne
Politik ist nicht denkbar“
*1968
43
Stiefmutter Ljubka
Dirigentin, leitet Phil. Chor
Sofia/Bulgarien, selbstbewusst,
„zu ihrem kath. Glauben hat
sie durch die Schwestern Ihres
Mannes gefunden“, „sie lese
alle Predigten des Papstes und
rede im Traum mit ihm“, Musik-
betrieb Biagioni-Guttenberg
nach der Flucht
findet das Ehepaar mit
seinen 6 Kindern im
Schloss Unterkunft
Stauffenberg u. Philipp von Boeselager
*1956
55
Tante Praxedis
verheiratete von Boeselager,
Theologin, 5 Kinder
*1930
81
sterbenden Umwelt“ will Enoch zunächst keine Kinder mehr
Ersatzmutter „Lulla“
Ruth Lippert
sitzt bis heute am
Familientisch,
K.-Th.: „völlig selbst-
los, wunderbar“
dung 1977, Annulation 1978, „Die Ehe war die Erfüllung des größten persönlichen Wunsches von Bräutigamvater Karl Theodor
*1976
35
*2003
8
*2005
6
Stefanie
geb. Gräfin von Bismarck-Schönhausen, Textilbetriebswirtin, Pro-
testantin, Einzelkind, spricht 5 Sprachen, Urenkelin des deutschen
Reichskanzlers Otto v. Bismarck, Nachfahrin von Robert Whitehead,
des Erfinders des Torpedos und der Pariserin Renouard de Bussière,
Präsidentin des Kinderschutzvereins Innocence in Danger
Halbbruder
Paulinus
Halbbruder
Johann
ꝏ 12.2.2000
*2001
10
*2002
9
Tochter Anna
Tochter Mathilda
Teil 2:
mütterliche Linie

Genogramm Freiherr Karl-Theodor von und zu Guttenberg

Teil 2: mütterliche Linie (Stand September 2011)

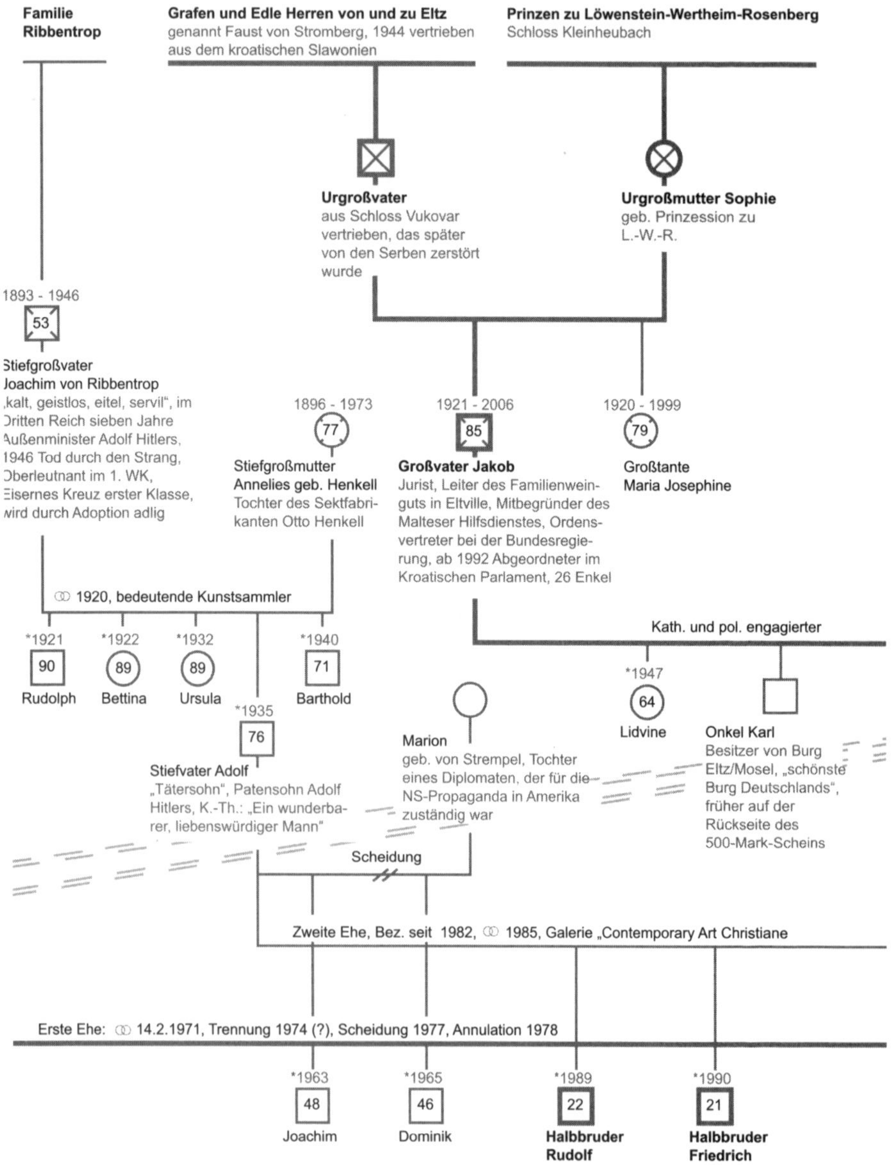

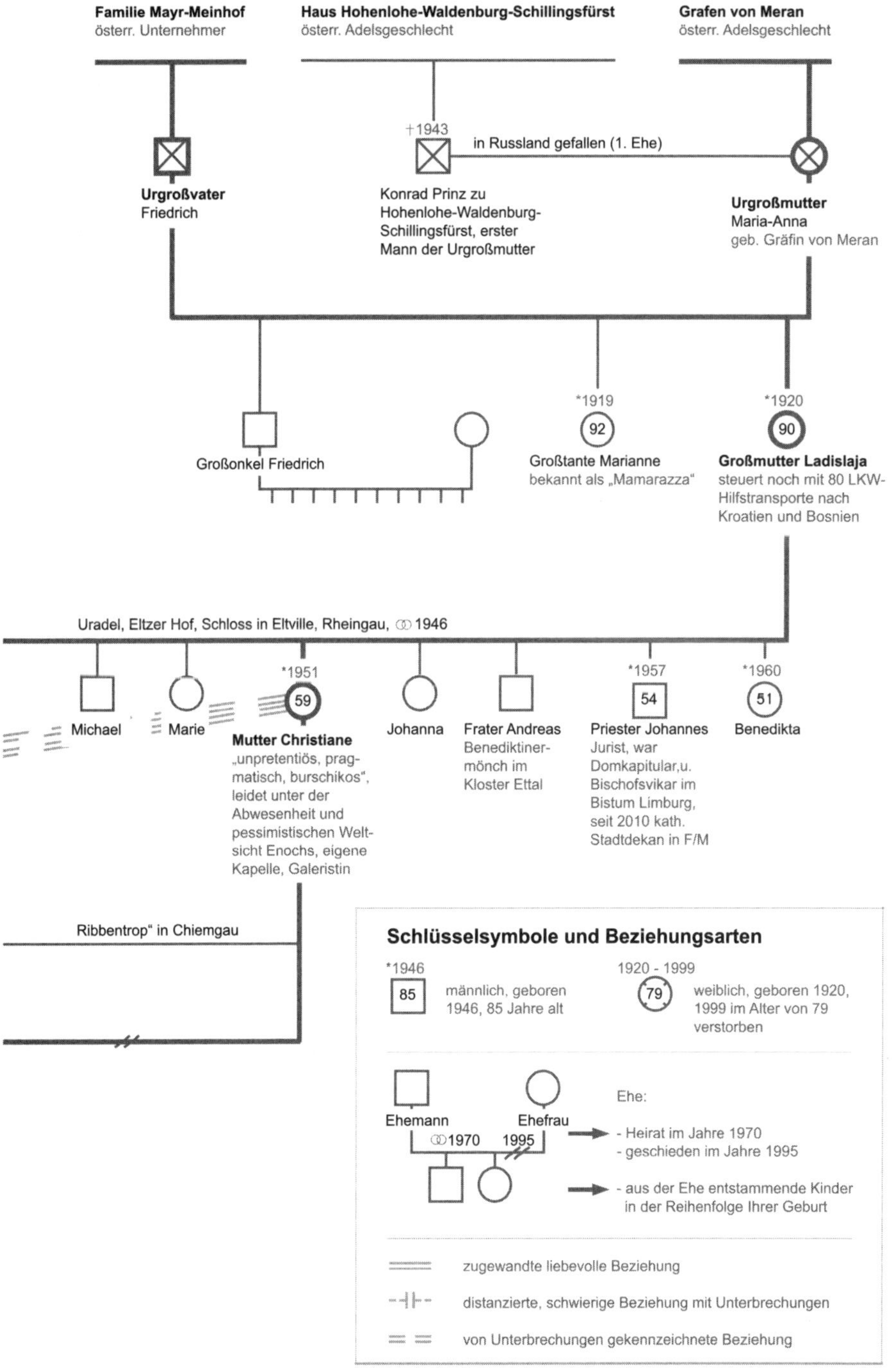
Familie Mayr-Meinhof
österr. Unternehmer
Haus Hohenlohe-Waldenburg-Schillingsfürst
österr. Adelsgeschlecht
Grafen von Meran
österr. Adelsgeschlecht
+1943
in Russland gefallen (1. Ehe)
Urgroßvater
Friedrich
Konrad Prinz zu Hohenlohe-Waldenburg-Schillingsfürst, erster Mann der Urgroßmutter
Urgroßmutter
Maria-Anna
geb. Gräfin von Meran
*1919
92
*1920
90
Großonkel Friedrich
Großtante Marianne
bekannt als „Mamarazza"
Großmutter Ladislaja
steuert noch mit 80 LKW-Hilfstransporte nach Kroatien und Bosnien
Uradel, Eltzer Hof, Schloss in Eltville, Rheingau, ⚭ 1946
*1951
59
*1957
54
*1960
51
Michael
Marie
Mutter Christiane
„unpretentiös, pragmatisch, burschikos", leidet unter der Abwesenheit und pessimistischen Weltsicht Enochs, eigene Kapelle, Galeristin
Johanna
Frater Andreas
Benediktinermönch im Kloster Ettal
Priester Johannes
Jurist, war Domkapitular,u. Bischofsvikar im Bistum Limburg, seit 2010 kath. Stadtdekan in F/M
Benedikta
Ribbentrop" in Chiemgau
Schlüsselsymbole und Beziehungsarten
*1946
85
männlich, geboren 1946, 85 Jahre alt
1920 - 1999
79
weiblich, geboren 1920, 1999 im Alter von 79 verstorben
Ehemann
Ehefrau
⚭1970
1995
Ehe:
- Heirat im Jahre 1970
- geschieden im Jahre 1995
- aus der Ehe entstammende Kinder in der Reihenfolge Ihrer Geburt
zugewandte liebevolle Beziehung
distanzierte, schwierige Beziehung mit Unterbrechungen
von Unterbrechungen gekennzeichnete Beziehung

Schlüsselsymbole und Beziehungsarten in Genogrammen

Den Lesern, die sich durch die Lektüre dieses Buches angeregt fühlen, ein eigenes Genogramm zu erstellen, mögen folgende Symbole auf diesen beiden Seiten hilfreich sein. Selbstklebene Haftnotizen helfen, bis die einzelnen Personen ihren endgültigen Platz gefunden haben.

Lebensdaten von Personen

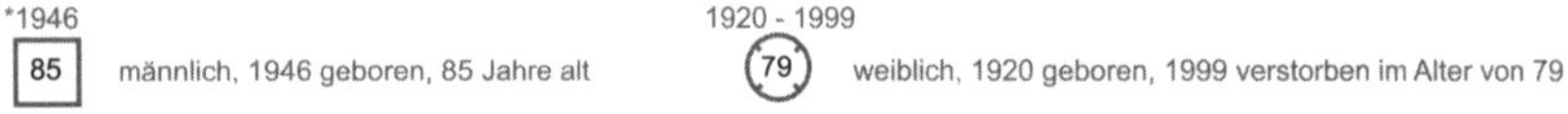

*1946
85
männlich, 1946 geboren, 85 Jahre alt
1920 - 1999
79
weiblich, 1920 geboren, 1999 verstorben im Alter von 79

Ehen und Nachkommen (Eva mit verschiedenen Männern)

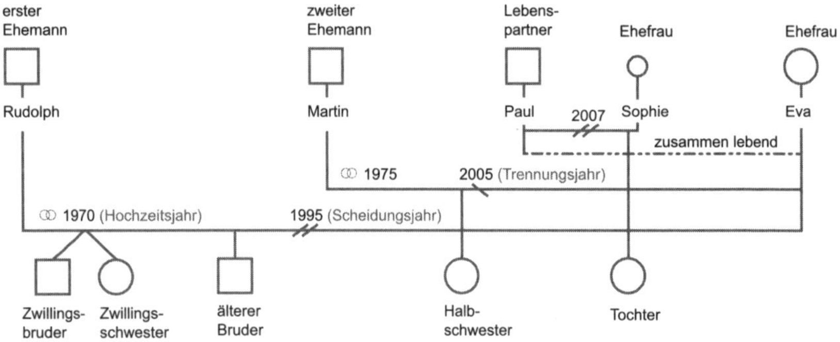

Geburt und Schwangerschaft

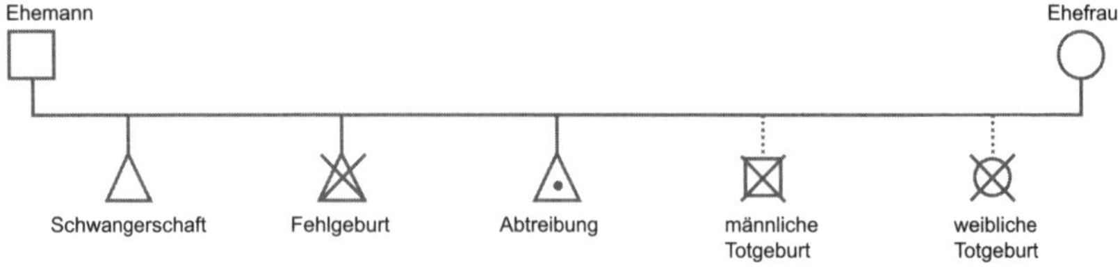

Kinder (in der Reihenfolge ihrer Geburt)

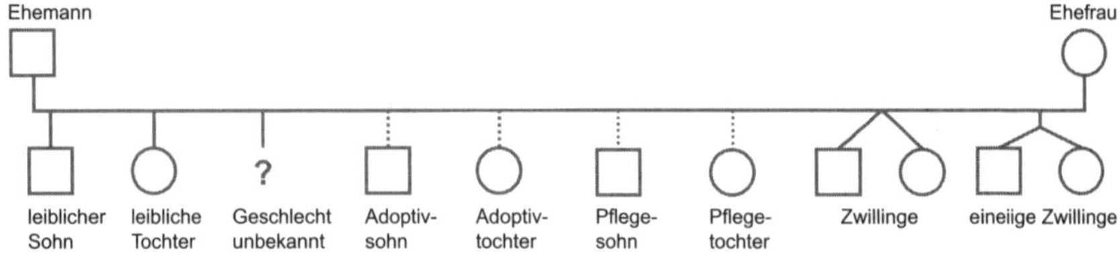

Zur Verdeutlichung können Sie positive Beziehungen mit grüner Farbe sichtbar machen, problematische Beziehungen rot darstellen und für die Kennzeichnung von Beziehungen, in denen es körperliche und seelische Übergriffe gibt oder gab, blaue Farbe wählen.

Beziehungsarten

gleichgültig / teilnahmslos

distanziert / schlecht

unterbrochen / entfremdet

Uneinigkeit / Konflikt

Hass

Harmonie

Freundschaft / enge Beziehung

beste Freunde / sehr enge Beziehung

Liebe

verliebt

verheiratet

verschmolzen

Misstrauen

feindlich

feindlich / entfernt

nah / feindlich

verschmolzen / feindlich

Gewalttätigkeit

Gewalttätigkeit / entfernt

nah / gewalttätig

verschmolzen / gewalttätig

Missbrauch

physischer Missbrauch

emotionaler Mensch

sexueller Missbrauch

Vernachlässigung / Missbrauch

manipulierend

beherrschend

eifersüchtig

Verliebtheit

Literaturverzeichnis

Psychologie

Boszormenyi-Nagy, Ivan u. Geraldine M. Spark (1973): Unsichtbare Bindungen. Die Dynamik familiärer Systeme. Stuttgart (Klett-Cotta), 8. Aufl. 2006. [am. Orig. (1973): Invisible Loyalties. New York (Harper Row).]

Czikszentmihaly, Mihaly (1996): Flow. Das Geheimnis des Glücks. Stuttgart (Klett-Cotta), 15. Aufl. 2010.

Frankl, Viktor E. (1977): Das Leiden am sinnlosen Leben. Psychotherapie für heute. Freiburg i. Br. (Herder), 21. Aufl. 2011.

Froese, Michael J. u. Christoph Seidler (Hrsg.) (2009): Traumatisierungen in (Ost-)Deutschland. Gießen (Psychosozial).

Hellinger, Bert (1994): Ordnungen der Liebe. Ein Kursbuch. Heidelberg (Carl-Auer), 9. Aufl. 2010.

Hellinger, Bert u. Gabriele ten Hövel (1996): Anerkennen, was ist. Gespräche über Verstrickung und Lösung. München (Kösel). [vollst. Taschenbuchausg. (2007): München (Goldmann).]

Höppner, Gert (2001): Heilt Demut – wo Schicksal wirkt? Evaluationsstudie zu Effekten des Familien-Stellens nach Bert Hellinger. München (Profil).

Kast, Verena (1998): Abschied von der Opferrolle. Das eigene Leben leben. Freiburg i. Br. (Herder), 12. Aufl. 2003.

Langs, Robert (1982): Die psychotherapeutische Verschwörung. Frankfurt a. M. (Fischer), ungek. Taschenbuchausg. 1994.

Maaz, Hans-Joachim (1990): Der Gefühlsstau. Ein Psychogramm der DDR. Berlin (Argon). [Neuaufl. (2010): München (C. H. Beck).]

Madelung, Eva (1998): Phänomenologisch, was ist das eigentlich? oder: Gibt es eine »Hybris des Schauens«? In: Praxis der Systemaufstellung 1/98: 11–15.

dies. (2001): Ökologie des Geistes und Ordnungen der Liebe: zwei systemische Sichtweisen im Vergleich. In: Gunthard Weber (Hrsg.): Derselbe Wind lässt viele Drachen steigen – Systemische Lösungen im Einklang. Heidelberg (Carl-Auer), S. 56–67.

McGoldrick, Monica (2003): Wieder heimkommen. Auf Spurensuche in Familiengeschichten. Heidelberg (Carl-Auer). [am. Orig. (1995): You Can Go Home Again. New York, London (W. W. Norton & Company).]

Miller, Alice (1979): Das Drama des begabten Kindes. Frankfurt a. M. (Suhrkamp).

Mitscherlich, Alexander u. Margarete (1967): Die Unfähigkeit zu trauern. Grundlagen kollektiven Verhaltens. Stuttgart (Deutscher Bücherbund). [Neuaufl. (2007): München (Piper).]

Mitscherlich, Margarete (1987): Erinnerungsarbeit. Zur Psychoanalyse der Unfähigkeit zu trauern. Frankfurt a. M. (Fischer), 2., überarb. Aufl. 2006.

Röhr, Heinz-Peter (1999): Narzißmus. Das innere Gefängnis. Ostfildern (Patmos). [Neuaufl. (2009): Ostfildern (Patmos).]

Ruppert, Franz. (2001): Berufliche Beziehungswelten. Das Aufstellen von Arbeitsbeziehungen in Theorie und Praxis. Heidelberg (Carl-Auer), 2., korr. u. erw. Aufl. 2003.

Shapiro, Francine u. Margot Silk Forrest (1998): EMDR in Aktion. Die Behandlung traumatisierter Menschen. Die neue Kurz-zeittherapie in der Praxis. Paderborn (Junfermann), 3. Aufl. Ta-

schenbuchausg. 2007. [am. Orig. (1998): EMDR. The Breakthrough Therapy. New York (Basic Books).]
Sparrer, Insa (2001): Wunder, Lösung und System. Lösungsfokussierte Systemische Strukturaufstellungen für Therapie und Organisationsberatung. Heidelberg (Carl-Auer), 5., überarb. Aufl. 2009.
Sparrer, Insa u. Matthias Varga von Kibéd (2003): Ganz im Gegenteil. Tetralemmaarbeit und andere Grundformen Systemischer Strukturaufstellungen – für Querdenker und solche, die es werden wollen. Heidelberg (Carl-Auer), 5., überarb. Aufl. 2005.
Stein, Bertram von der (2006): Verborgene Traumatisierungen und transgenerationelle Traumaweitergabe bei Nachkommen von Migranten. Psychoanalyse. Texte zur Sozialforschung 2 (19)/2006.
Stierlin, Helm (1978): Delegation und Familie. Frankfurt a. M. (Suhrkamp), 4. Aufl. Taschenbuchausg. 1995.
Varga von Kibéd, Matthias (1995): Ganz im Gegenteil. Querdenken als Quelle der Veränderung. München (Graphic Consult). [6., überarb. Neuaufl. (2009): Heidelberg (Carl-Auer).]
Vogt, Gregor M. u. Stephen T. Sirridge (1993): Söhne ohne Väter. Vom Fehlen des männlichen Vorbilds. Frankfurt a. M. (Fischer). [am. Orig. (1991): Like Son, Like Father – Healing the Father-Son Wound in Men's Lives. New York (Plenum Press).]
Weber, Gunthard, Gunther Schmidt, Fritz B. Simon (2005): Aufstellungsarbeit revisited ... nach Bert Hellinger? Mit einem Metakommentar von Matthias Varga von Kibéd. Heidelberg (Carl-Auer).

Siehe zudem die angeführte Literatur unter dem Stichwort »Die Gegenwart des Vergangenen / Nationalsozialismus als Familienerbe«

Ratgeber/Lebenshilfe

Behary, Wendy (2009): Der Feind an Ihrer Seite. Wie Sie im Umgang mit Egozentrikern überleben und wachsen können. Paderborn (Junfermann).

Dahlke, Ruediger (2007): Krankheit als Symbol. Ein Handbuch der Psychosomatik. Symptome, Be-Deutung, Einlösung. München (C. Bertelsmann).

Daimler, Renate, Matthias Varga von Kibéd, Insa Sparrer (2003): Das unsichtbare Netz. Erfolg im Beruf durch systemisches Wissen. Aufstellungsgeschichten. München (Kösel).

Dethlefsen, Thorwald u. Ruediger Dahlke (1983): Krankheit als Weg. Deutung und Bedeutung der Krankheitsbilder. München (C. Bertelsmann). [Neuaufl. (2008): München (Bassermann).]

Kampenhout, Daan van (2001): Die Heilung kommt von außerhalb. Schamanismus und Familien-Stellen. Heidelberg (Carl-Auer), 3. Aufl. 2008.

ders. (2008): Die Tränen der Ahnen. Opfer und Täter in der kollektiven Seele. Heidelberg (Carl-Auer). [ndl. Orig. (2007): De tranen van de voorouders. Opstellingen en rituelen bij collectieve trauma's. Haarlem (Altamira).]

Kutschera, Ilse Dr. med. u. Christine Schäffler (2002): Was ist nur los mit mir? Krankheitssymptome und Familienstellen. München (Kösel).

Radebold, Hartmut. (2005): Die dunklen Schatten unserer Vergangenheit: Hilfen für Kriegskinder im Alter. Stuttgart (Klett-Cotta), [3., veränd. Neuaufl (2011): Stuttgart (Klett-Cotta).]

Schäfer, Thomas (1997): Was die Seele krank macht und was sie heilt. Die psychotherapeutische Arbeit Bert Hellingers. München (Knaur). [Neuaufl. (2005): Augsburg (Weltbild).]

ders. (2006): Was den Körper krank macht. Wege zur Gesundheit durch Systemische Aufstellungen. München (Knaur).

Steiner, Rudolf (1992): Der Tod, die andere Seite des Lebens. Wie helfen wir den Verstorbenen? Wortlaute und Sprüche. Dornach (Rudolf Steiner), 3. Aufl. Sonderausg.2000.
Ulsamer, Bertold (1999): Ohne Wurzeln keine Flügel. Die systemische Therapie nach Bert Hellinger. München (Wilhelm Goldmann).
Weber, Gunthard (Hrsg.) (1993): Zweierlei Glück. Die systemische Psychotherapie Bert Hellingers. Heidelberg (Carl-Auer), 16. Aufl. 2010.

Erziehung/Kinder

Bettelheim, Bruno (2003): Ein Leben für Kinder: Erziehung in unserer Zeit. Weinheim, Basel, Berlin (Beltz). [am. Orig. (1987): A Good Enough Parent. A Book on Child-Rearing. New York (Alfred A. Knopf).]
Chamberlain, Sigrid (1997): Adolf Hitler, die deutsche Mutter und ihr erstes Kind. Über zwei NS-Erziehungsbücher. Gießen (Psychosozial), 5. Aufl. 2010.
Dreikurs, Rudolf u. Vicki Soltz (1966): Kinder fordern uns heraus. Wie erziehen wir sie zeitgemäß? Stuttgart (Klett-Cotta), 15., überarb. Aufl. 2010. [am. Orig. (1964): Children: The Challenge. New York (Duell, Sloan & Pearce).]
Goebel, Heike (2008): Zwischen Hoffnung und Verzweiflung: Beratung und Seelsorge bei unerfülltem Kinderwunsch. Neukirchen-Vluyn (Neukirchener).
Israel, Agathe u. Ingrid Kerz-Rühling (Hrsg.) (2008): Krippen-Kinder in der DDR. Frühe Kindheitserfahrungen und ihre Folgen für die Persönlichkeitsentwicklung und Gesundheit. Frankfurt a. M. (Brandes & Apsel).
Mahler, Margaret S., Fred Pine, Anni Bergmann (1978): Die psy-

chische Geburt des Menschen. Symbiose und Individuation. Frankfurt a.M. (Fischer), 18. Aufl. 2003. [am. Orig. (1975): The Psychological Birth of the Human Infant. New York (Basic Books).]

Mühl, Melanie (2011): Die Patchwork-Lüge: Eine Streitschrift. München (Hanser).

von Friesen, Astrid (2003): Von Aggression bis Zärtlichkeit. Das Erziehungslexikon. München (Kösel).

Wissenschaft

Dürr, Hans-Peter u. Franz-Theo Gottwald (Hrsg.) (1997): Rupert Sheldrake in der Diskussion: das Wagnis einer neuen Wissenschaft des Lebens. Bern (Scherz). [Neuaufl. (1999): Bern (Scherz).]

Grawe, Klaus (2004): Neuropsychotherapie. Göttingen (Hogrefe).

Hölscher, Thomas (2004): »Wissende Felder« bei Sheldrake und Dawkins. In: Heribert Döring-Meijer (Hrsg.): Systemaufstellungen. Geheimnisse und Verstrickungen in Systemen. Paderborn (Junfermann), S. 39–48.

Kandel, Eric (2006): Auf der Suche nach dem Gedächtnis. Die Entstehung einer neuen Wissenschaft des Geistes. München (Siedler). [am. Orig. (2006): In Search of Memory. The Emergence of a new Science of Mind. New York, London (W. W. Norton & Company).]

Kegel, Bernhard (2009): Epigenetik. Wie Erfahrungen vererbt werden. Köln (DuMont).

Schlötter, Peter (2005): Vertraute Sprache und ihre Entdeckung. Systemaufstellungen sind kein Zufallsprodukt – der empirische Nachweis. Heidelberg (Carl-Auer).

Sheldrake, Rupert (1983): Das schöpferische Universum. Die Theo-

rie des morphogenetischen Feldes. Berlin (Nymphenburger). [akt. u. erw. Neuaufl. (2009): München (Ullstein); engl. Orig. (1981): A New Science of Life. London (Blond & Briggs).]
ders. (1990): Das Gedächtnis der Natur. Das Geheimnis der Entstehung der Formen in der Natur. Bern, München, Wien (Scherz). [akt. u. erw. Neuaufl. (2009): Frankfurt a. M. (Scherz); engl. Orig. (1988): The Presence of the Past: Morphic Resonance and the Habits of Nature. London (Fontana).]

Religion/Philosophie

Gennep, Arnold van (1909): Übergangsriten. Frankfurt a. M. (Campus). [Neuaufl. (1999): Frankfurt a. M. (Campus); frz. Original (1981): Les rites de passage. Paris (Éditions A. Et J. Picard).]
Gershom, Yonassan (1997): Kehren die Opfer des Holocaust wieder? Dornach (Verlag am Goetheanum). [am. Orig. (1992): Beyond the Ashes. Cases of Reincarnation from the Holocaust. Virginia Beach (A.R.E. Press).]
Pfister, Oskar (1944): Das Christentum und die Angst. Erfurt (Artemis). [ungek. Ausg. 1985: Frankfurt a. M. (Ullstein).]

Neuere Geschichte bis 1945

Baring, Arnulf (1975): Die Stunde Null. Der 8. Mai 1945. In: Baring, Arnulf (1999): Es lebe die Republik, es lebe Deutschland! Stationen demokratischer Erneuerung 1949–1999. Stuttgart (DVA).
Baring, Arnulf (1996): Wolfskinder. In: Baring, Arnulf (1999): Es lebe die Republik, es lebe Deutschland! Stationen demokratischer Erneuerung 1949–1999. Stuttgart (DVA).
Dreher, Sybille (Hrsg.) (2008): Treibgut des Krieges – Zeugnisse von

Flucht und Vertreibung der Deutschen. Berlin (Frauenverband im BdV, Volksbund Deutsche Kriegsgräberfürsorge).
Friedrich, Jörg (2002): Der Brand. Deutschland im Bombenkrieg 1940–1945. München (Ullstein Propyläen).
Fritze, Lothar (2007): Die Moral des Bombenterrors. Alliierte Flächenbombardements im Zweiten Weltkrieg. München (Olzog).
Guardini, Romano (1950): Das Ende der Neuzeit. Ein Versuch zur Orientierung. Würzburg (Hess).
Haffner, Sebastian (1978): Anmerkungen zu Hitler. München (Kindler). [ungek. Lizenzausg. (2008): Rheda-Wiedenbrück, Gütersloh (RM-Buch-und-Medien-Vertrieb u. a.).]
Hirsch, Helga (1998): Die Rache der Opfer. Hamburg (Rowohlt).
Hopfer, Ines (2010): Geraubte Identität. Die gewaltsame »Eindeutschung« von polnischen Kindern in der NS-Zeit. Wien (Böhlau).
Kocka, Jürgen (2001): Das lange 19. Jahrhundert (1806–1918). Bd. 13 des Handbuch der deutschen Geschichte in 24 Bänden. Stuttgart (Klett-Cotta).
Köpp, Gabriele (2010): Warum war ich bloß ein Mädchen? Das Trauma einer Flucht 1945. München (Herbig).
Löw, Konrad (2011): Deutsche Schuld 1933–1945? Die ignorierten Antworten der Zeitzeugen. München (Olzog).
Piekalkiewicz, Janusz (1985): Der Zweite Weltkrieg. Berlin (Econ). [Neuaufl. (2008): Köln (Komet).]
Plievier, Theodor (1969): Stalingrad. Darmstadt (Panther). [Neuaufl. (2001): Köln (KiWi).]
Sander, Helke u. Barbara Johr (Hrsg.) (1992): BeFreier und Befreite. Krieg, Vergewaltigungen, Kinder. München (Kunstmann). [Neuaufl. (2005): Frankfurt a. M. (Fischer).]
Snyder, Timothy (2011): Bloodlands. Europa zwischen Hitler und Stalin. München (C. H. Beck). [am. Orig. (2010): Bloodlands. New York (Basic Books).]

Süllwold, Fritz (2001): Deutsche Normalbürger 1933–1945. Erfahrungen, Einstellungen, Reaktionen. München (Herbig).
Zayas, Alfred de (2011): Völkermord als Staatsgeheimnis. Vom Wissen über die »Endlösung der Judenfrage« im Dritten Reich. München (Olzog).

Die Gegenwart des Vergangenen/Nationalsozialismus als Familienerbe

Alberti, Bettina (2010): Seelische Trümmer. Geboren in den 50er- und 60er-Jahren: Die Nachkriegsgeneration im Schatten des Kriegstraumas. München (Kösel).
Bar-On, Dan (1993): Die Last des Schweigens. Gespräche mit Kindern von Nazi-Tätern. Frankfurt a. M. (Campus). [erw. Neuausg. (2003): Hamburg (Ed. Körber-Stiftung); am. Orig. (1989): The Legacy of Silence. Encounters with Children of the Third Reich. Cambridge, Massachusetts (President and Fellows of Harvard College).]
Bergmann, Martin S., Milton E. Jucovy, Judith S. Kestenberg (1995): Kinder der Opfer. Kinder der Täter. Psychoanalyse und Holocaust. Frankfurt a. M. (Fischer). [am. Orig. (1982): Generations of the Holocaust. New York (Basic Books).]
Bode, Sabine (2004): Die vergessene Generation. Die Kriegskinder brechen ihr Schweigen. Stuttgart (Klett-Cotta).
dies. (2009): Kriegsenkel. Die Erben der vergessenen Generation. Stuttgart (Klett-Cotta).
dies. (2011): Nachkriegskinder. Die 1950er Jahrgänge und ihre Soldatenväter. Stuttgart (Klett-Cotta).
Brunner, Claudia u. Uwe von Seltmann (2006): Schweigen die Täter reden die Enkel. Frankfurt a. M. (Fischer).
Brzoska, Ina (2010), »Innerlich alles kaputt«, Forschungsthema Weltkriegstrauma. Hamburg (Spiegel online, 12. Juli 2010).

Drolshagen, Ebba D. (1998): Nicht ungeschoren davonkommen. Das Schicksal der Frauen in den besetzten Ländern, die Wehrmachtssoldaten liebten. Hamburg (Hoffmann und Campe).
dies. (2005): Wehrmachtskinder. Auf der Suche nach dem nie gekannten Vater. München (Knaur).
Glaesmer H., Braehler E., Riedel-Heller S. G., Freyberger H. J., Kuwert P. (2011): The association of traumatic experiences and posttraumatic stress disorder with health care utilization in the elderly – a German population based study. General Hospital Psychiatry, 33, S. 177–184.
Goltermann, Svenja (2009): Die Gesellschaft der Überlebenden. Deutsche Kriegsheimkehrer und ihre Gewalterfahrungen im Zweiten Weltkrieg. München (DVA).
Heinl, Peter (1994): »Maikäfer flieg, dein Vater ist im Krieg …«. München (Kösel).
Madelung, Eva u. Joachim Scholtyseck (2007): Heldenkinder, Verräterkinder. Wenn die Eltern im Widerstand waren. München (C. H. Beck).
Müller-Hohagen, Jürgen (2005): Verleugnet, verdrängt, verschwiegen. Seelische Nachwirkungen der NS-Zeit und Wege zu ihrer Überwindung. München (Kösel).
Picaper, Jean-Paul u. Ludwig Norz (2005): Die Kinder der Schande. Das tragische Schicksal deutscher Besatzungskinder in Frankreich. München, Zürich (Piper). [frz. Orig. (2004): Enfants Maudits. Paris (Éditions des Syrtes).]
Radebold, Hartmut (2000): Abwesende Väter und Kriegskindheit. Fortbestehende Folgen in Psychoanalysen. Göttingen (Vandenhoeck & Ruprecht).
ders. (Hrsg.) (2003): psychosozial. 26. Jahrg./ Nr. 92/Heft II Schwerpunktthema: Kindheit im II. Weltkrieg und ihre Folgen. Gießen (Psychosozial).

ders. (Hrsg.) (2004): Kindheiten im II. Weltkrieg und ihre Folgen. Gießen (Psychosozial).

Radebold, Hartmut, Jürgen Reulecke, Hermann Schulz (Hrsg.) (2004): Söhne ohne Väter. Erfahrungen der Kriegsgeneration. Berlin (Links).

Radebold, Hartmut, Werner Bohleber, Jürgen Zinnecker (Hrsg.) (2008): Transgenerationale Weitergabe kriegsbelasteter Kindheiten. Interdisziplinäre Studien zur Nachhaltigkeit historischer Erfahrungen über vier Generationen. Weinheim und München (Juventa).

Stambolis, Barbara (2010): Traumata aus Sicht der Kriegskinderforschung: Kriegstöchter, vaterlose Töchter. In: Stadt Frankfurt am Main (Hrsg.): Lebenslagen älterer Menschen. Ein Rückblick auf die Aktionswochen »Älter werden in Frankfurt«. Frankfurt a. M. (Societäts-Verlag), S. 130–139.

dies. (geplant 2012): Töchter ohne Väter. Frauen der Kriegsgeneration und ihre lebenslange Sehnsucht. Stuttgart (Klett Cotta).

Staudacher, Cornelia (2006): Vaterlose Töchter: Kriegskinder zwischen Freiheit und Anpassung. Porträts. Hamburg (Arche).

dies. (2009): Die vaterlosen Töchter. Emma 3/09. Online im Internet unter http://www.emma.de/hefte/ausgaben-2009/emma-das-heft-2009-3/vaterlose-toechter-2009-3/

von Friesen, Astrid (2006): Der lange Abschied. Psychische Spätfolgen für die 2. Generation deutscher Vertriebener. Gießen (Psychosozial).

Politik und Zeitgeschichte

Baring, Arnulf (2003): Der Fall Hohmann und die Krise des Parteiensystems. Interview. In: Die Welt vom 18.11.2003.

Baring, Arnulf (1996): Scheitert Deutschland? Abschied von unseren Wunschwelten. München (DVA).

Bode, Sabine (2006): Die deutsche Krankheit – German Angst. Stuttgart (Klett-Cotta).

Bredow, Wilfried von (2011): Vom Verschwinden. In: Merkur. Deutsche Zeitschrift für europäisches Denken 4/2011: S. 328–337.

Diekmann, Kai (2009): Der große Selbstbetrug. Wie wir um unsere Zukunft gebracht werden. München (Piper).

Giordano, Ralph (2000): Die zweite Schuld oder von der Last Deutscher zu sein. Köln (KiWi).

Götz, Irene (2011): Deutsche Identitäten. Die Wiederentdeckung des Nationalen nach 1989. Köln, Weimar, Wien (Böhlau).

Häusler, Martin (2010): Die wahren Visionäre unserer Zeit. Berlin, München (Scorpio).

ders. (2011): Fürchtet euch nicht! Die Vertreibung der deutschen Angst. Berlin, München (Scorpio). Gespräche mit Prominenten aus Politik, Wirtschaft, Kultur etc. über ihre Ängste und die Angst im Allgemeinen.

Hessel, Stéphane (2011): Empört Euch! Berlin (Ullstein). [frz. Orig. (2010): Indignez-vous! Roubaix (Indigène éditions).]

Jünger, Ernst (1970): Annäherungen. Drogen und Rausch. Stuttgart (Klett). [Neuaufl. (2008): Stuttgart (Klett-Cotta).]

Moser, Tilmann (1993): Politik und seelischer Untergrund. Frankfurt a. M. (Suhrkamp).

ders. (1996): Dämonische Figuren. Die Wiederkehr des Dritten Reiches in der Psychotherapie. Frankfurt a. M. (Suhrkamp). [vollst. Taschenbuchausg. (2001): Frankfurt a. M. (Suhrkamp).]

Renn, Ortwin, Pia J. Schweizer, Marion Dreyer und Andreas Klinke

(2007): Risiko: Über den gesellschaftlichen Umgang mit Unsicherheit. München (oekom verlag).
Rupps, Martin (2010): Ich will nicht mehr zwanzig sein. Das Weltwissen der Babyboomer. Freiburg i. Br. (Herder).
Schlink, Bernhard (2007): Vergangenheitsschuld. Beiträge zu einem deutschen Thema. Zürich (Diogenes).
Schwan, Gesine (1997): Politik und Schuld. Die zerstörerische Macht des Schweigens. Frankfurt a. M. (Fischer).
Steingart, Gabor (2011): Das Ende der Normalität. Nachruf auf unser Leben, wie es bisher war. München (Piper).
Strasser, Christian (2010): Das erwachende Bewusstsein. Aufbruch in die neue Zeit. München (Scorpio).
von Friesen, Astrid (2006): Schuld sind immer die anderen! Die Nachwehen des Feminismus. Frustrierte Frauen und schweigende Männer. Hamburg (Ellert und Richter).

Autobiografische Literatur

Baring, Arnulf (1995): Im Dresdner Höllensturm. In: Baring, Arnulf (1999): Es lebe die Republik, es lebe Deutschland! Stationen demokratischer Erneuerung 1949–1999. Stuttgart (DVA).
Dönhoff, Marion Gräfin (1964): Namen, die keiner mehr nennt. Ostpreußen – Menschen und Geschichte. München (dtv). [Neuaufl. (2009): Reinbek (Rowohlt).]
Frankl, Viktor E. (1982): ... trotzdem Ja zum Leben sagen. Ein Psychologe erlebt das Konzentrationslager. München (dtv). [Neuaufl. (2009): München (Kösel).]
Freud, Sophie (1989): Meine drei Mütter und andere Leidenschaften. Düsseldorf (Claasen). [Neuaufl. (1997): Düsseldorf, München (Econ).]

Gauck, Joachim (2009): Winter im Sommer – Frühling im Herbst. Erinnerungen. München (Siedler).
Green, Hannah (1978): Ich hab dir nie einen Rosengarten versprochen: Bericht einer Heilung. Reinbek (Rowohlt). [Neuaufl. (2000): Reinbek (Rowohlt); am. Orig. (1964): I Never Promised You a Rosegarden. New York (Holt, Rinehart & Winston).]
Haffner, Sebastian (2002): Geschichte eines Deutschen. Die Erinnerungen 1914–1933. München (dtv).
Kennan, George F. (1968): Memoiren eines Diplomaten. Memoirs 1925–1950. Stuttgart (Henry Groverts). [Neuaufl. (1990): München (dtv); am. Orig. (1967): Memoirs 1925–1950. Boston (Little Brown and Company).]
Kiesewetter-Giese, Edith (2008): Erinnerung an Mähren.Von Neutitschein nach Berlin. Bad Schussenried (Gerhard-Hess).
Kohl, Walter (2011): Leben oder gelebt werden: Schritte auf dem Weg zur Versöhnung. München (Integral).
Krause Landt, Andreas (2010): Mein jüdisches Viertel, meine deutsche Angst. Schnellroda (Edition Antaios).
Ustorf, Anne-Ev (2008): Wir Kinder der Kriegskinder. Die Generation im Schatten des Zweiten Weltkriegs. Freiburg i. Br. (Herder).
Saur, Karl-Otto u. Michael (2007): Er stand in Hitlers Testament. Ein deutsches Familienschicksal. Berlin (Econ).
Schacht, Ulrich (2011): Vereister Sommer: Auf der Suche nach meinem russischen Vater. Berlin (Aufbau).
Schubert, Jürgen (1999): Mundtot. Nachkriegs-Biographie eines nicht gewollten Besatzerkindes. Frankfurt a. M. (VAS).
Thimm, Katja (2011): Vatertage: Eine deutsche Geschichte. Frankfurt (Fischer).

Biographien

Elstermann, Knut (2006): Gerdas Schweigen. Berlin (Be.bra).

Jacobs, Ingeborg (2010): Wolfskind. Die unglaubliche Lebensgeschichte des ostpreußischen Mädchens Liesabeth Otto. Berlin (Ullstein Propyläen).

Krockow, Christian Graf von (1988): Die Stunde der Frauen. Bericht aus Pommern 1944–1947. München (DVA).

Lachauer, Ulla (1996): Paradiesstraße. Lebenserinnerungen der ostpreußischen Bäuerin Lena Grigoleit. Reinbek (Rowohlt). [Neuaufl. (2007): Reinbek (Rowohlt).]

Lohse, Eckart u. Markus Wehner (2011): Guttenberg: Biographie. München (Droemer).

Rotzoll, Christa (1987): Frauen und Zeiten. Stuttgart (Engelhorn). [Neuaufl. (1995): München (dtv).]

Schwan, Heribert (2011): Die Frau an seiner Seite. Leben und Leiden der Hannelore Kohl. München (Heyne).

von Bayern, Anna (2010): Karl-Theodor zu Guttenberg. Aristokrat, Politstar, Minister. Köln (Fackelträger).

Vorträge

Baring, Gabriele (2010): Das Drama der Kriegsenkel. In: Dreher, Sibylle u. Joachim Süss (Hrsg.) (2011): Vertreibung, Verständigung, Versöhnung. Beiträge der verständigungspolitischen Tagung. Bad Schussenried (Hess).

Ermann, Michael (2009): Kriegskinder in Psychoanalyse. Abschiedsvorlesung anl. der Entpflichtung als Professor der Ludwig-Maximilians-Universität München. München: 20.03.2009. Online im Internet unter http://www.m-ermann. de/httpm-ermann-de-aktuell-html.html.

Froese, Michael J. (2009): Das Amfortas-Syndrom in Psychotherapien Ostdeutscher. Entstehung und Arbeitsweise einer psychohistorischen Arbeitsgruppe. Vortrag auf dem Jahrestreffen der Forschungsgruppe Weltkrieg2Kindheiten. Hofgeismar.

Kiesewetter-Giese, Edith (2010): »Frau komm!« Vortrag in der Sudetendeutschen Gesellschaft.

Prokropp-Hippen, Angelika (2008): Diagnostik und Therapie des Post-Abortion-Syndroms. Vortrag am Weltgebetskongress für das Leben. Lourdes.

Satjukow, Silke (2009): »Benkerte!« Verschwiegene Kinder des Krieges. In: Materialien zum Workshop in Voronež. Bulletin 3, Moskau (DHI Moskau), S. 57–69. Online im Internet unter http://www.dhi-moskau.org/seiten/publikationen/bulletin/DHIM-Bulletin3.pdf.

Seidler, Christoph u. Michael J. Froese (Hrsg.) (2001–2004): Leben im Übergang/DDR-Psychotherapie. Zwischen Subversion und Anpassung/ Biographie als Ressource. Beiträge der 1.–3. Arbeitstagung der Arbeitsgemeinschaft für Psychotherapie und Psychoanalyse in Berlin APB. Drei Bände (1–3) der Reihe Psychoanalyse in Ostberlin. Berlin (Bodoni).

Stambolis, Barbara (Hrsg.) (geplant 2011): Vaterlosigkeit in vaterarmen Zeiten. Facetten eines gegenwärtigen und historischen Schlüsselthemas. Sammelband mit den Beiträgen der gleichnamigen Tagung im Sept. 2011. (N. N.).

Süss, Joachim (2010): Noch immer auf der Flucht. In: Dreher, Sibylle u. Joachim Süss (Hrsg.) (2011): Vertreibung, Verständigung, Versöhnung. Beiträge der verständigungspolitischen Tagung. Bad Schussenried (Hess).

Filme und digitale Medien

Der Hamburger Feuersturm 1943 (2007). Zweiteiliger Dokumentarfilm von Andreas Fischer/Moraki Film. Produktion des NDR. 2 x 60 Min., erhältlich als DVD im Internet unter www.moraki.de.

Gerdas Schweigen (2008). Kino-Dokumentarfilm, 95 Min., von Britta Wauer. Erzählt wird die Geschichte von Knut Elstermanns jüdischer Tante Gerda aus Amerika, siehe auch unter Biographien. Verleih: Piffl Medien. www.gerdas-schweigen.de

Söhne ohne Väter (2007). Dokumentarfilm von Andreas Fischer/ Moraki Film. Auftragsproduktion von ZDF/3sat i. Z. m. SWR. 80 Min., erhältlich als DVD im Internet unter www.moraki.de.

Ergänzend empfehle ich die ausführliche Literaturliste über Kriegskinder des Zweiten Weltkriegs von Kriegskind.de, einem Kieler Projekt zur Therapie Kriegstraumatisierter.

Personenregister

Sachregister

Was uns Angst macht – wie wir uns befreien

Atomarer GAU, Klimawandel, internationaler Terror, Armut, drohender Euro-Crash, Lebensmittelskandale: Das alles macht uns Deutschen so viel Angst wie noch nie. Fatal, denn Angst lähmt, macht unkreativ – und lässt uns zu Opfern werden.

Martin Häusler reiste durch die Republik, um unsere Ängste zu ergründen und Auswege daraus anzubieten. Die ebenso ehrlichen wie berührenden Antworten erhielt er von Experten und prominenten Angstkronzeugen aus Politik, Kultur, Medien, Glaube, Wissenschaft, Wirtschaft und Sport.

Eine kleine Auswahl: Esther Schweins berichtet, wie sie und ihre Mutter im verheerenden Tsunami von 2004 dem Tod entgegenblickten und doch gerettet wurden. Was hilft in Situationen, in denen alles verloren scheint? Christoph Daum erlebt als Trainer, wie nicht fehlendes Talent zum größten Hindernis eines Profifußballers wird, sondern die Angst zu versagen. Wie schafft es Daum, seine Spieler über sich selbst hinauswachsen zu lassen? Roland Koch gibt überraschende Einblicke ins politische Leben: »Ich glaube sehr daran, dass es eine Welt gibt, in der nicht alles in der Macht des Menschen liegt. Es gibt ein Stück Fügung.« Welche Kraft versöhnt ihn da? Wer gibt ihm seine Zuversicht?